Michael Huppertz
Achtsamkeit. Befreiung zur Gegenwart
Achtsamkeit, Spiritualität und Vernunft in Psychotherapie und Lebenskunst

Ausführliche Informationen zu jedem unserer lieferbaren und geplanten Bücher finden Sie im Internet unter www.junfermann.de. Dort können Sie auch unseren kostenlosen Mail-**Newsletter** abonnieren und sicherstellen, dass Sie alles Wissenswerte über das **JUNFERMANN**-Programm regelmäßig und aktuell erfahren.

Besuchen Sie auch unsere e-Publishing-Plattform www.active-books.de – sämtliche angebotenen Titel jetzt kostenlos.

Michael Huppertz

Achtsamkeit.
Befreiung zur Gegenwart

Achtsamkeit, Spiritualität und Vernunft
in Psychotherapie und Lebenskunst

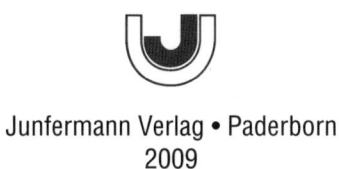

Junfermann Verlag • Paderborn
2009

Satz: JUNFERMANN Druck & Service, Paderborn

Bibliografische Information der Deutschen Bibliothek

Die Deutsche Bibliothek verzeichnet diese Publikation in der Deutschen Nationalbibliografie; detaillierte bibliografische Daten sind im Internet über http://dnb.ddb.de abrufbar.

ISBN 978-3-87387-727-6

Inhalt

Einleitung 9

1.	**Achtsamkeit**	21
1.1	Definition	23
1.2	Bewusstheit	24
1.3	Absichtslosigkeit	26
1.4	Nicht-Bewerten	28
1.5	Das gegenwärtige Geschehen	32
1.6	Fokussierte und weite Achtsamkeit	35
1.7	Innere, relationale und äußere Achtsamkeit	38
1.8	Beobachtende und begleitende Achtsamkeit	42

2.	**Kontexte der Achtsamkeit**	45

3.	**Vernunft**	51
3.1	Vernünftigkeit	51
3.2	Rationalitäten	54
3.3	Voraussetzungen und Grenzen der Vernunft	57
3.3.1	Können	57
3.3.2	Wahrnehmungen und Kenntnisse	58
3.3.3	Subjektivität	60
3.3.4	Die Reflexivität der Vernunft	63
3.4	Arationalität, minimale Rationalität, Irrationalität und Irrationalismus	64

4.	**Ist eine rationale Spiritualität möglich?**	69

5. Achtsamkeitsorientierte Spiritualität 79
5.1 Spiritualität... 79
5.2 Achtsamkeit und Spiritualität 81
5.3 Formen der Meditation.................................... 82
5.4 Elemente achtsamkeitsorientierter Spiritualität 88
5.4.1 Offenheit 89
5.4.2 Verbundenheit 91
5.4.3 Gegenwärtigkeit 92
5.4.4 Daseinsfreude.. 96
5.4.5 Qualitative Unendlichkeit und Begegnung 98
5.4.6 Akzeptanz der Abgründigkeit 101
5.5 Der Transfer in den Alltag 105

6. Achtsamkeit und achtsamkeitsorientierte Spiritualität in der Lebenskunst 109
6.1 Glück 111
6.2 Zwischenmenschlichkeit 113
6.3 Gefühle.. 117
6.3.1 Freude... 119
6.3.2 Dankbarkeit 121
6.3.3 Vertrauen 122
6.3.4 Trauer... 124
6.3.5 Liebe.. 125
       Exkurs: Neotantra 128
6.4 Begehren... 131
6.5 Handlungsweisen und Weisheit 134
6.6 Identität, Selbsterfahrung und Authentizität 139
6.7 Kreativität... 143
6.8 Freiheit.. 145

7. Achtsamkeit und achtsamkeitsorientierte Spiritualität in der Psychotherapie 147
7.1 Achtsamkeit in der Psychotherapie 149
7.1.1 Allgemeine psychotherapeutische Wirkungen der Achtsamkeit 150
7.1.2 Achtsamkeitsbasierte Psychotherapien...................... 152
7.1.3 Achtsamkeitsorientierte Körpertherapie.................... 157
7.1.4 Die Achtsamkeit der Therapeuten.......................... 157
7.1.5 Fokussierte Achtsamkeit in der Psychotherapie 161
7.1.6 Weite Achtsamkeit 162
7.1.7 Äußere Achtsamkeit 165

7.1.8 Relationale Achtsamkeit 166
7.1.9 Innere Achtsamkeit. 167
       Exkurs: Mentalisierung und Achtsamkeit. 168
7.1.10 Beobachtende Achtsamkeit. 170
7.1.11 Begleitende Achtsamkeit. 171
7.1.12 Zusammenfassung: Formen der Achtsamkeit und ihre
       Anwendung in der Psychotherapie 174
7.2 Achtsamkeitsorientierte Spiritualität und Psychotherapie 177
7.2.1 Zur Legitimität der Verbindung von Psychotherapie und Spiritualität. . 177
7.2.2 Chancen der Verbindung von Psychotherapie und Spiritualität. 180
7.2.3 Gefahren der Spiritualität 184
7.3 Überlegungen an den Grenzen der Psychotherapie 188

Danksagung 192

Anmerkungen 194

Literatur 201

Für Mania, Arkadi, Alina und Sharon

Einleitung

> „Unser Leben war auf diesen einen überragenden Moment
> hingesteuert – eine mehr als fünftausend Jahre alte heilige
> Stätte, unsere Liebe füreinander, das Licht, die große Erdspalte
> vor uns –, und dennoch waren wir außerstande, ihn
> festzuhalten, vermochten ihn nicht in uns aufzunehmen.
> Wir konnten uns nicht zur Gegenwart befreien."
> – *Ian McEwan*[1]

Anfang der 60er Jahre war ich ein katholischer Junge. Ich ging morgens vor der Schule in die Kirche, um in der Messe zu dienen, und verbrachte viel Zeit im Garten des Klosters, dem unsere Pfarrei angegliedert war. In der Abgeschiedenheit der Kirchen, beim Gesang der Mönche und der Gemeinde und beim Anblick des „ewigen Lichts" erlebte ich einige der glücklichsten Momente meines Lebens. Geborgenheit, Liebe – ich müsste lügen, wenn ich diese Gefühle nüchterner beschreiben wollte. Die Schattenseite dieser Erlebnisse waren Ängste und Alpträume. Ende des Jahrzehnts rebellierte mein frisch erwachter Verstand erfolgreich gegen die Thesen, die der Katholizismus ihm zumutete. Aber es blieb eine Lücke. Ich beschäftigte mich mit „Siddharta" und dem Buddhismus – viel versprechend, aber irgendwie auch fremd und politisch suspekt. Mitte der 70er Jahre lernte ich in Berlin Aikido, bei Lehrern, denen der „Spirit" wichtig war – ohne dass sie viel darüber sprachen. Für mich war es eine Offenbarung. Aikido zu sehen und zu üben hieß, die Welt mit anderen Augen zu sehen: Erkenntnis in und durch Bewegung. Ich gehe in diesem Buch im Abschnitt 6.5 näher darauf ein. Etwa zu dieser Zeit lernte ich auch die Gestalttherapie kennen. Gestalttherapeuten konnten wie gute Aikidokämpfer in einer Situation etwas hervortreten lassen, zum Ausdruck und wieder zur Ruhe kommen lassen. Sie taten eigentlich nicht viel, sie ahnten, dass etwas ans Tageslicht drängte und halfen nach. Es zählte nur, was hier und jetzt geschah und erlebbar war. Die Gefühle legten die Spur. Sie wurden sichtbar und lösten sich auf, andere Gefühle und Wünsche erschienen und lösten sich ebenfalls wieder auf. Es wirkte ein wenig zauberhaft. Oft legte sich nach einer therapeutischen Arbeit Heiterkeit über die Gruppe. Im Aikido wie in der Gestalttherapie erlebte ich die alten Glücksgefühle wieder. Es ging um Sport und um Therapie, aber auch die Lebenseinstellung schien zum Einsatz zu gehören.

Und überall spukte der Zen-Buddhismus herum. Das Lieblingsbuch eines meiner Aikidolehrer war das „Buch von der smaragdenen Felswand" – ein von der Entstehungsgeschichte bis zur Übersetzung faszinierendes Buch.[2] Ich meditierte, las Bücher über Zen. Ich hatte das Gefühl zu verstehen, was die Zen-Meister mitteilen wollen. Aber mich störte, dass sie so ein Geheimnis um ihre Erkenntnisse machten, dass sie nicht wie alle anderen diskutierten und argumentierten. Ich empfand diese Haltung als elitär und resignativ. Wenn man seine Erkenntnisse nicht in Aussagen fassen kann, o.k., das machen Künstler auch nicht. Aber auch darüber kann man reden. Die Geheimnistuerei passte nicht zu meinem Studium der Philosophie und Soziologie. Bis heute scheint es mir falsch und verdächtig, wenn jemand es für eine Auszeichnung einer Erkenntnis hält, dass man sie nicht mitteilen kann.

Die Zen-Tradition schien sich auch nicht zwischen Drill und Anarchie entscheiden zu können. Die Anarchie war mir deutlich sympathischer. Als ich an Zen-Sesshins teilnahm, genoss ich zwar die Stille, das Schweigen und die schlichte Schönheit des Ambiente, fand aber die Organisation künstlich und von verdecktem und ungedecktem Pathos. Noch zweifelhafter aber war die Erfahrung, dass diese Art der Meditation meinem Körper nicht guttat. Mein Geist genoss die Ruhe und Leere, mein Körper litt. Hatte ich in Aikido und Gestalttherapie nicht die Weisheit des Körpers kennen gelernt? Warum sollte ich ihn nun so malträtieren? Warum zurückfallen in die Leib- und Lustfeindlichkeit meiner Kindheit, der ich einigermaßen entronnen war. Zudem waren die Ansprachen, die ich zu hören bekam, deutlich schwächer als das, was jeder einigermaßen gebildete Philosoph mir hätte sagen können. Und es handelte sich um die gleichen Themen! Und kritische Fragen waren unerwünscht! Ich erinnere mich, dass wir einmal laut einen Text rezitieren sollten, in dem sich das „große Ungeborene", der „innerste Geist", die „uranfängliche Leere", die „freundliche Unendlichkeit", die „unbegrenzte Freiheit", die „Bewusstheit, die alles wahrnimmt", „das wahre Selbst" und „der reine Geist" aneinanderreihten.[3] Das hatte für mich nicht nur wenig mit dem zu tun, was ich über Zen gelesen hatte, ich wollte überhaupt meinen Verstand nicht weiter solchen intellektuellen Grausamkeiten und meinen Körper nicht weiter solcher Missachtung aussetzen.

Anfang dieses Jahrzehnts nahm ich noch einmal an ritualisierten Gruppenmeditationen teil – im Rahmen des „Tantra", besser des Neotantra, also dem, was im Westen aus dem ursprünglichen vorbuddhistischen und buddhistischen Tantra entwickelt wurde. Die Meditationsformen in diesen Gruppen waren bunt, sinnlich, körper- und lustfreundlich und schlossen zwischenmenschlichen Kontakt ein. Ich empfand und empfinde sie als große Bereicherung der Meditationspraxis. Die Atmosphäre dieser Seminare war offen und liberal, Diskussionen waren möglich, die Weisheit des Körpers und das Erleben der Teilnehmer wurden gewürdigt. Aber was war „Tantra"? Es ist schwierig, etwas über die Ideenwelt und die Praktiken des insgesamt sehr alten Tantra in Erfahrung zu bringen, das sich in seiner Geschichte meist als Geheimlehre verstanden hat. Wenn westliche Tantralehrer ihre Erfahrungen interpretieren oder über ihre Erkenntnisse schreiben, so greifen sie in die Kisten des Hinduismus, des

Buddhismus, des Schamanismus, der westlichen Esoterik, der Psychotherapie und des Biologismus. Das Ergebnis ist eine Mischung, die durch ein Desinteresse an Wissenschaft und Philosophie, aber auch am gesunden Menschenverstand zusammengehalten wird. Da viele Teilnehmer ohnehin wenig von diesem „linkshirnigen" Treiben halten, stört das kaum jemanden, und die, die es stören würde, gehen nicht in solche Seminare.

Immer wieder zwischen den Stühlen zu sitzen, ist unangenehm, man kann sich nie fallenlassen. Angenehm und nützlich ist es, einer Gruppe zuzugehören. Aber nach meiner Erfahrung ist es unmöglich, einer der neueren spirituellen Gemeinschaft anzugehören und gleichzeitig der „scientific community". Das geht schon eher im Bereich der traditionellen Religionen, die über eine vielfältige Tradition der Diskussion um Glauben und Wissen verfügen. Ich werde mich manchmal in diesem Buch der Religionsphilosophie bedienen, aber ich interessiere mich im Wesentlichen nicht für religiöse Inhalte und Traditionen. Ich möchte von der *Praxis der Achtsamkeit* ausgehen. Sie ist der Kern des Zen, des Aikido, des Neotantra und vieler anderer tendenziell spiritueller Praktiken, von denen ich etwas (Judo, Karate, Yoga) oder gar nichts verstehe (andere „Budo"-Künste wie Kyudo / Bogenschießen, „Kendo" / Stockkampf, Teezeremonie, aber auch Tai Chi und viele andere).

Ende der 90er Jahre erfuhr ich von einem Psychotherapieverfahren, das sich auf den Zen-Buddhismus bezieht und mit „Mindfulness", übersetzt als „Achtsamkeit", arbeitet: die „Dialektisch-behaviorale Therapie" (DBT), ein Verfahren speziell für Patientinnen mit Borderline-Persönlichkeitsstörungen. Ich arbeitete inzwischen als Psychiater und Psychotherapeut in einer Praxisgemeinschaft. Wir begannen in einem Team das Verfahren zu lernen und einzusetzen.[4] Es war in der Lage, eine wichtige praktische Lücke zu schließen, war vielseitig, kreativ und machte die Arbeit mit schwierigen Patientinnen wesentlich leichter. Die DBT hat mit Dialektik wenig, aber mit Zen-Buddhismus tatsächlich viel zu tun.[5] Genau das faszinierte mich. Ich kannte die früheren Versuche im Rahmen der Psychoanalyse und der Gestalttherapie, Psychotherapie mit Zen in Verbindung zu bringen. Aber dieser neue Versuch war konkreter und zielgerichteter. Es ist in der DBT zwar wenig von Zen die Rede, aber das tut der Sache eher gut. Die DBT fühlt sich für die schwierigsten Patienten zuständig und macht ihnen Achtsamkeit zugänglich. Sie ist am Alltag, an Fertigkeiten und der konkreten Lebensgestaltung orientiert. Und sie ist egalitär, d.h. sie sieht in Patienten und Therapeuten gleichermaßen Übende.

Aber für mich warf das Konzept der Achtsamkeit auch viele Fragen auf, Fragen der Theorie und der Praxis. Nachdem ich auch die anderen „achtsamkeitsbasierten Therapien" („Mindfulness based Therapies") kennengelernt hatte, wurde alles noch unklarer. Und nachdem ich jetzt viele Diskussionen über diese Themen geführt und sehr viel dazu gelesen habe, komme ich zu dem Schluss, dass reichlich Verwirrung herrscht.

Es finden sich unterschiedliche Definitionen und Darstellungen der Achtsamkeit, die ganz verschiedene Schwerpunkte setzen. Manchmal wird Achtsamkeit beispielsweise nur als Achtsamkeit auf mentale Prozesse („innere Achtsamkeit") verstanden, manchmal bezieht sie sich auch auf äußere Vorgänge, manchmal wird sie eng, manchmal weit verstanden, manchmal als Einladung, Gefühle zuzulassen, mal als Versuch, sich von ihnen zu distanzieren. Bisweilen gilt auch alles zusammen. Selbst elementare Begriffe wie das „Nicht-Bewerten" oder das „reine Wahrnehmen" sind problematisch und unklar. In Therapiegruppen, Supervisionen und Workshops, die ich zu diesem Thema durchgeführt habe, wurden immer wieder interessante und schwierige Fragen zu diesen Problemen gestellt. Ich freue mich, dass ich hier endlich die Gelegenheit habe, sie ausführlich zu beantworten.

Ich bin überzeugt, dass die Idee der Achtsamkeit eine wirklich neue Perspektive für die Psychotherapie eröffnet. Bei allen Unterschieden gibt es einige feste Elemente des Konzepts, die von allen, die es vertreten, geteilt werden. Dazu gehört, dass es bei der Übung der Achtsamkeit um den Erwerb einer Haltung, nicht um die Veränderung seelischer Inhalte geht. Es geht nicht um das Verstehen oder das Verändern psychischer Prozesse, sondern um den Umgang mit ihnen. Die Haltung der Achtsamkeit hat zwar Folgen für die Gefühle, Gedanken, Handlungen, aber die therapeutische Arbeit mit Achtsamkeit setzt nicht an diesen seelischen Prozessen selbst an. Eine zweite gemeinsame Annahme ist: Achtsamkeit kann geübt und gelernt werden, und zwar in vielen verschiedenen Situationen. Das Üben findet vorwiegend außerhalb eines therapeutischen Settings statt und nicht vorrangig in Situationen, in denen die Probleme und Symptome aktualisiert werden.

Sich nicht primär für Änderungen des Verhaltens und des Denkens zu engagieren ist für Verhaltenstherapeuten revolutionärer als für psychoanalytisch oder humanistisch geschulte Psychotherapeuten. Dieses neue Interesse an der Erfahrung und an dem Umgang mit der Erfahrung wird daher häufig als „Dritte Welle der Verhaltenstherapie" bezeichnet. (In früheren Phasen galt das Interesse der Verhaltenstherapie konzeptuell vorrangig der Veränderung des Verhaltens und der Denkmuster.) Für die psychoanalytischen und humanistischen Therapeuten ist dies nicht der Punkt. Für sie ist es aber revolutionär, dass Psychotherapie im Wesentlichen durch Übung im Alltag stattfindet. Für alle Psychotherapeuten ist es eine neue Idee, dass Achtsamkeit eine eigenständige und spezifische Wirkung entfalten soll, die nicht davon abhängig ist, dass sie zu einem besseren Selbstverständnis, zu Verhaltensänderungen, Beziehungs- oder Wachstumsprozessen führt. All dies sind psychotherapeutisch sehr erwünschte Umsetzungen. Aber das neue Achtsamkeits-Paradigma in der Psychotherapie besteht darin, dass der Erwerb einer neuen Haltung gegenüber Ereignissen verschiedenster Art – soweit er für therapeutische Zwecke notwendig ist – entscheidend ist. Andere Aspekte von Psychotherapie werden deshalb nicht überflüssig, aber das ist neu. Es erinnerte mich an Aikido, die Gestalttherapie und die anthropologische Psychiatrie, der ich mich inzwischen verbunden fühlte. Mir schien und scheint es klar, dass es bei schwerwiegenderen psychischen Problemen immer auch um die Lebenseinstellung geht, um die Art und Weise, wie wir die Welt und uns selbst sehen, dass die Lebenseinstellung in der psychiatrischen und psychotherapeutischen Arbeit eben zum Einsatz gehört, vielleicht nur ein wenig, aber immerhin.

Achtsamkeit ist nach meiner Erfahrung weder altbekannt noch selbstverständlich. Viele Menschen berichten immer wieder, wie grundlegend und manchmal sogar rasch sich ihre Sicht auf ihre Probleme geändert hat, wenn sie eines der wesentlichen Prinzipien der Achtsamkeit verstanden haben. Sie erleben dies oft als Befreiung. Dieses Erlebnis der Befreiung kann auf leisen Sohlen kommen oder dramatisch auftreten. Letzteres ist seltener, aber natürlich eindrucksvoller. Menschen befreien sich von Erwartungen, die nicht mehr erfüllbar sind, von Bewertungen und Emotionen, die ihnen den Blick auf die Wirklichkeit und sich selbst verstellen, von Plänen und Verpflichtungen, die sie fesseln, von Bindungen, die sie nicht brauchen, von unproduktiven Gedanken. Sie finden heraus, dass alle ihre Gefühle und Wünsche ungefährlich und in Ordnung sind, einfach weil sie keine Handlungen sind, sondern eben Gefühle und Wünsche. Sie erleben, dass sich die Vergangenheit von der Gegenwart trennen lässt und die Zukunft nicht so wichtig ist, wie sie glauben. Sie fühlen, dass es oft genügt, einfach da zu sein. Sie entdecken, dass jede gegenwärtige Situation neue und unerwartete Aspekte hat und dass sie dann, wenn diese Aspekte belastend und schrecklich sind, darauf vertrauen können, dass sie sich auch verändern, wenn sie nicht eingreifen. Sie sehen, dass sie sich und anderen das Leben unnötig schwer machen und dass sie dann erschöpft sind, wenn es darauf ankommt, Entscheidungen zu treffen und zu handeln. Das Erlebnis, freier zu sein, geht mit dem Erlebnis einher, in der Gegenwart angekommen zu sein und dort bleiben zu können – etwas länger, etwas leichter wenigstens, jedenfalls lange und leicht genug, um ein anderes Lebensgefühl zu spüren.

Im 1. Kapitel werde ich verschiedene Formen der Achtsamkeit darstellen und diskutieren. Die Differenzierung verschiedener Formen der Achtsamkeit ist aus meiner Sicht notwendig, um den Nutzen der Achtsamkeit in der Lebenskunst (Kap. 6) und der achtsamkeitsorientierten Psychotherapie (Kap. 7) diskutieren zu können. Die Achtsamkeit in der Psychotherapie hat ein großes praktisches Potential, das gerade, vor allem in den USA, mit Energie und Kreativität ausgelotet wird. Es entstehen ständig neue Anwendungen und Programme. Ich werde die wesentlichen Entwicklungen vorstellen, zeigen, welche Probleme sich aktuell stellen, und eigene Überlegungen zum Potential der Idee vortragen.

In Kapitel 6 möchte ich untersuchen, welche Rolle Achtsamkeit und achtsamkeitsorientierte Spiritualität in der Lebenskunst spielen können. So wie sich mit Achtsamkeit alleine keine Therapie gestalten lässt, so genügt sie auch nicht für ein selbstverantwortliches, glückliches oder moralisch gelungenes Leben. Die Befreiung zur Gegenwart ist auch eine Befreiung zu Abhängigkeiten. Achtsamkeit ist rezeptiv und akzeptierend. Sie akzeptiert auch die Zufälligkeiten und Bedingungen der menschlichen Existenz – ihre kontingente und pathische Seite –, die wir am stärksten in unseren Gefühlen, unserem Körper, unserer Endlichkeit und unserer Begegnung mit anderen Menschen erfahren. Damit akzeptiert sie aber auch die Notwendigkeit zu handeln, sich zu schützen, vorzusorgen, aus der Vergangenheit zu lernen und Verpflichtungen einzugehen. Diese nicht minder wichtigen Lebensformen folgen eigenen Prinzipien. Ich möchte zeigen, wie die Haltung der Achtsamkeit z.B. die Suche nach dem Glück, Handlungsweisen, Gefühle und zwischenmenschliche Beziehungen beeinflussen kann. Auf diesem Weg nimmt sie als Teil der Psychotherapie und der Prävention wiederum Einfluss auf die seelische Gesundheit.

In diesem Buch sind Praxis und Theorie eng miteinander verbunden. Im Falle der achtsamkeitsbasierten Psychotherapien ist es sinnvoll, sich ausreichend mit den spirituellen Hintergründen des Konzepts zu beschäftigen, wenn man es bearbeiten und verbessern will. Ich möchte mich in diesem Buch mit diesen spirituellen Hintergründen auseinandersetzen, aber gleichzeitig die Auseinandersetzung mit anderen Positionen auf das Notwendigste beschränken. Im Wesentlichen werde ich sie auf den folgenden Seiten dieser Einleitung und in einigen Passagen des ersten und vierten Kapitels führen und ansonsten eigene Lösungen für die Probleme vorschlagen, die aus meiner Sicht im Raum stehen.

Wie fast alle Kollegen, mit denen ich arbeite, bewege ich mich im Rahmen der wissenschaftlichen Psychotherapie. Damit legen wir uns auf bestimmte Standards fest, die wir zwar bei Weitem nicht erreichen, um die wir uns aber immer wieder bemühen. Wissenschaftlichkeit in der Psychotherapie ist vor allem eine Selbstverpflichtung zur Berücksichtigung der Forschung und zu einer kritischen Grundhaltung gegenüber der eigenen Arbeit. Die Beschäftigung mit der achtsamkeitsorientierten Spiritualität als Hintergrund oder Bestandteil von Psychotherapie führt daher zu der Frage: Ist es möglich, spirituelle Erkenntnisse in einen wissenschaftlichen und philosophischen Diskurs einzuschließen?

Diese Frage stellt sich praktisch wie theoretisch. Praktisch stellt sie sich, weil es immer wieder Bestrebungen gibt, Spiritualität in die psychotherapeutische Arbeit einzubeziehen. Das Thema „Spiritualität und Psychotherapie" ist besonders schwierig, weil nicht nur zu diskutieren ist, was die Spiritualität der Gesundheit nutzt oder schadet und wie sie in der Psychotherapie eingesetzt werden kann, sondern auch, ob dieses Unternehmen überhaupt mit den ethischen Prinzipien der psychotherapeutischen Profession vereinbar ist. Ein Teil des Kapitels 7 ist diesen Themen gewidmet.

Theoretisch lässt sich die Frage so formulieren: Kann man spirituelle Erfahrungen und Auslegungen überhaupt mit rationalen Standards konfrontieren? Diese Fragestellung ist inzwischen durch die postmoderne Vernunftkritik noch komplexer geworden: Warum sollten sie überhaupt mit Vernunft vereinbar sein? Welche Berechtigung hat Vernunft und welche Grenzen? Ist eine Verbindung von Spiritualität und Vernünftigkeit überhaupt notwendig oder auch nur sinnvoll?

Spiritualität wird oft mit der Idee verbunden, man müsse wenigstens vorübergehend seine wissenschaftlich oder philosophisch geprägte Skepsis gegenüber einer Art Glaube, einem andersartigem Wissen zurücknehmen, weil sich diese Einstellungen nicht miteinander vertragen oder weil sonst bestimmte spirituelle Erfahrungen gar nicht zu machen seien. Es wird eine Alternative zwischen Rationalität und Spiritualität aufgebaut. Spirituelle Lehrer und Autoren übersehen in der Regel dabei nicht die Bedeutung der Rationalität für das alltägliche Leben, aber sie halten sie für ein Hindernis auf dem spirituellen Weg – oft allerdings ohne deutlich zu machen, was sie eigentlich unter Rationalität oder Vernunft verstehen. Versucht man Spiritualität und Vernunft miteinander zu verbinden, so steht man vor der Aufgabe, Vernunft, die – philosophisch gesprochen – heute vorwiegend „nicht-essentialistisch" verstanden wird, mit Spiritualität zu verbinden, die immer noch vorwiegend „essentialistisch" interpretiert wird. Mit „essentialistisch" ist der Glaube an so etwas wie ein verborgenes Wesen der Welt oder des menschlichen Daseins gemeint: ein wahres Sein, ein wahres Selbst, ein Geheimnis, eine Energie, ein Entwicklungsgesetz, eine Essenz – die Varianten sind zahlreich, aber es sind nur Varianten desselben Denkmusters. Das Essentielle ist immer etwas, das man aufdecken, finden oder wenigstens suchen kann, irgendetwas Erreichbares oder unerreichbar Wesentliches – eine „natürliche Harmonie und Ordnung"[6] oder ein übernatürlicher nichtdualer „GEIST" (eine Ganzheit, die Materie, Körper, Seele, Geist umfasst).[7] Essentialistische Spiritualität beruht auf der Logik der Eigentlichkeit und einer bestimmten Form spekulativen Denkens. Die Wahrheit und meist auch „das Gute" werden einer Welt der Phänomene gegenübergestellt, die illusionär ist. So steht dem illusionären Ego ein eigentliches wahres Selbst, dem offensichtlich egoistischen Verhalten der Menschen das eigentliche Mitgefühl, der Stabilität die eigentliche Prozesshaftigkeit der Welt, der Vielfalt die Einheit gegenüber. Die eigentliche Struktur (sei es „Bewusstsein", „Kosmos" oder „Urgrund") wird in der Regel ganzheitlich – „holistisch" – verstanden: Das Wahre und Gute ist das Ganze, Trennungen, Differenzen und Widersprüche sind nur scheinbar oder prinzipiell auflösbar.

In dieser essentialistischen Denkweise sind sich die meisten in Deutschland bekannten spirituellen Lehrer einig, auch wenn sie verschiedene Traditionen und Praktiken vertreten: beispielsweise D.T. Suzuki, Osho, J. Kornfield, C. Trungpa[8], W. Jäger, K. Wilber, Almaas. Sie ist aber auch in der sog. Transpersonalen Psychologie vertreten. Im Grunde wird hier die altindische Metaphysik, die sich aus den frühindischen Schriften, den Veden (daher „Vedanta") ableitet, fortgeführt. Manchmal wird diese Denkweise als „Philosophia perennis" (meist übersetzt als „ewige Philosophie")[9] bezeichnet. Diese Tradition beruft sich auf zahlreiche philosophische, spirituelle und religiöse Lehrer und Autoren, denen eine gemeinsame elementare Einsicht zugeschrieben wird.

Es gibt auch Autoren, die sich mit Achtsamkeit beschäftigen und sie nicht essentialistisch auslegen, weil sie entweder gar keinen spirituellen Hintergrund beanspruchen wie E. Langer (1989) oder eine solche Auslegung des buddhistischen Hintergrundes explizit ablehnen wie M. Epstein (1998) oder C.K. Germer (2005). Aber die essentialistische Denkweise ist weit verbreitet und hat eine erhebliche Bedeutung für die Praxis und das Verständnis der Achtsamkeit und der achtsamkeitsorientierten Spiritualität. Da sie die empirische Welt als unüberschaubar, ungeordnet und schwer kontrollierbar ansieht, sucht sie den Zugang zu der *eigentlichen* Wahrheit nicht über die – ansonsten durchaus gewürdigte – fortschreitende Erforschung der Realität oder die philosophische Reflexion. Es gibt „eine natürliche Harmonie und Ordnung in dieser Welt", die man „nicht wissenschaftlich untersuchen oder mathematisch erfassen" kann, sondern erst auf dem spirituellen Weg „entdecken" und „fühlen" muss (C. Trungpa[10]). Die Erkenntnis der eigentlichen Beschaffenheit der Welt und die spirituelle Erfahrung fallen aus essentialistischer Sicht zusammen. Dies ist aber nur dann erreichbar, wenn spirituelle Erfahrungen nicht als fortschreitende Auseinandersetzung in und mit der Welt, sondern als eine Erforschung und eine Veränderung des menschlichen Bewusstseins verstanden werden.[11]

Diese Vorstellung zwei grundsätzlich verschiedener Erkenntniswege, von denen der tiefgründigere nach innen führt, folgt der vorbuddhistischen indischen Spiritualität. Wer aber heute auf die Geschichte der Achtsamkeit eingeht, bezieht sich in der Regel auf die buddhistische Tradition. Die Rede von „dem Buddhismus" ist aber fast so problematisch wie die Rede von „dem Hinduismus". Letztere wird allgemein als eine Verlegenheitslösung angesehen. Der „Hinduismus" umfasst alles an indischer Spiritualität, was dem Buddhismus vorausgegangen ist und ihm später nicht gefolgt ist. Aber auch der „Buddhismus" schillert in allen Farben. Dies ist einerseits eine Folge der Tatsache, dass kaum zu rekonstruieren ist, was Buddha selbst gesagt hat. Zwischen seinem Tod und der von ihm abgelehnten Verschriftlichung seiner Lehre – er bestand auf einer mündlichen Überlieferung in den verschiedenen Dialekten – liegen etwa 300 Jahre. Zum Anderen ist es eine Eigenart der Wirkungsgeschichte dieser Lehre, dass sie sich in grundverschiedenen Kulturkreisen entfaltete. Die Vipassana-Meditation ist z.B. eine indische, der Zen-Buddhismus im Wesentlichen eine chinesische Kulturleistung. Die indische Kultur neigte eher der Introspektion[12], Spekulation und der Metaphysik zu, die chinesisch(-koreanisch-japanische) eher einer extrovertierten, pragmatischen Lebenseinstellung. Diese komplexe Geschichte macht es möglich, sowohl eine rein introspektive als auch eine pluralistische – und dabei auch extrovertierte – Auffassung von Achtsamkeit als „buddhistisch" zu bezeichnen. In der heutigen Achtsamkeitsliteratur, sei sie spirituell oder therapeutisch, dominiert der Mahayana-Buddhismus, der etwa 400 Jahre nach Buddhas Tod entstanden ist und bei uns vor allem in der Form des tibetischen und des Zen-Buddhismus vertreten ist. In ihm haben sich unter dem Einfluss der traditionellen indischen und wahrscheinlich auch der hel-

lenistischen Ideenwelt wieder essentialistische Denkweisen durchgesetzt. Diese Rück-
kehr des Mahayana-Buddhismus zu einem spekulativen Essentialismus, von dem sich
Buddha möglicherweise abwenden wollte, macht es möglich, dass sich z.B. Autoren
der „transpersonalen Psychologie" gleichermaßen an buddhistischen wie hinduistischen Lehrern orientieren.[13] Der Zen-Buddhismus wiederum ist eine vielgestaltige
Bewegung. Essentialistische Interpretationen sind häufig, aber vielen Texten des Zen
kann man auch eine pragmatisch-skeptische Haltung entnehmen. Zen-Meister betonen häufig das Können gegenüber dem Wissen, die Praxis gegenüber der Selbstreflexion, die Unsicherheit des Nichts gegenüber der Sicherheit des Seins und sie halten
„muddy water"[14] und nicht destilliertes Wasser für ein Lebenselixier.

In der essentialistischen Tradition wird die Existenz eines begrenzten, in die Welt verwi-
ckelten, eines sozusagen weltlichen Bewusstseins ohne weiteres zugestanden. Es wird
ihm aber noch eine andere Bewusstseinform zur Seite gestellt. Dieses andere Bewusstsein ist unveränderlich, frei, rein, unschuldig, eventuell sogar unsterblich. Es ist ein Bewusstsein, das aber immer schon vorhanden ist und in der Meditation freigelegt wird.
Dieses Bewusstsein ist nicht nur rein, es ist auch ethisch wertvoll, nämlich überindividu-
ell und mitfühlend. Es stellt mit anderen Menschen eine unmittelbare empathische Verbindung her. Da es nicht der Trennung von Subjekt und Objekt unterliegt, kann es sogar die Wirklichkeit unmittelbar – ohne Handlungen – beeinflussen, entwickelt geradezu magische Fähigkeiten. Bewusstseinsveränderung ist bei manchen Autoren schon
Weltveränderung, und dies nicht mittelbar, sondern unmittelbar. Dadurch wird die
Möglichkeit zur Spiritualität gleichsam in der Wirklichkeit verwurzelt, die Möglichkeit
wird zu einer latenten Wirklichkeit erklärt. Der Mensch hat *immer schon* ein reines, freies Bewusstsein, so wie er *eigentlich* mitfühlend ist.[15] Er muss nur wahrnehmen, dass es so
ist. Auch wenn in der Regel geschildert wird, dass die gesellschaftliche Entwicklung in
eine ganz andere Richtung läuft und die Menschen sich eher in Richtung Egozentrik,
Konkurrenzdenken, Verhaftung und Konsumismus entwickeln, wird daran festgehalten, dass sie eigentlich zu etwas anderem bestimmt sind, zur Realisierung ihrer
„Buddha-Natur". Dies führt zu einer Weichzeichnung des Menschenbildes[16], macht
die Praxis der Achtsamkeit durch die Beimischung suggestiver Techniken unklar und
verschleiert den Blick auf berechtigte andere Lebenswelten und Rationalitäten.

Ich versuche in diesem Buch, die Achtsamkeit von essentialistischen Denkweisen ab-
zulösen, gleich ob sie im Kontext der „Vipassana-Meditation", des „Buddhismus", des
„Zen" oder der „Transpersonalen Psychologie" gepflegt werden. Ich denke, man kann
zeigen, dass achtsamkeitsorientierte Spiritualität in erster Linie aus konkreten körperlichen und sozialen Praktiken, aus Emotionen, aus Erlebnissen von Zeit und Raum
und nicht zuletzt aus historischen, soziokulturellen und individuellen Interpretationen besteht. Das Bewusstsein ist Teil unserer Persönlichkeit und unserer Lebenssituation. Es ist in unsere praktischen, emotionalen sowie körperlichen und mentalen Prozesse einbezogen. Es entwickelt sich mit seinen Aufgaben und Inhalten, durch Kom-

munikation und Praxis unter mehr oder weniger geeigneten Bedingungen, nicht dadurch, dass ein „reines Bewusstsein" zu sich selbst findet. Wir müssen Möglichkeiten auch nicht ihres Möglichkeitscharakters berauben und sie zu einer latenten Wirklichkeit uminterpretieren. Empathie muss z.B. gelernt werden und das gelingt – wie wir dank empirischer Forschung wissen – je nach Sozialisationsbedingungen unterschiedlich gut und manchmal gar nicht.

Es ist leicht zu sehen, dass die Idee, wir könnten die Wahrheit und das Gute in uns finden, etwas Faszinierendes und Erhebendes hat. Sie eröffnet uns die Chance, uns von Abhängigkeiten und äußeren Einflussnahmen zu befreien, indem wir sie in ein umfassendes Bewusstsein integrieren. Diese Sichtweise wird unterstützt, wenn Achtsamkeit nach dem Modell der Beobachtung konzipiert wird. Der innere Beobachter, manchmal auch „Zeuge" genannt, kann in eine neutrale, überirdische, gottähnliche Position gehoben werden. In dieser Faszination trifft sich die Tradition des Wegs nach innen mit dem Zeitgeist, der dem subjektiven Erleben sehr viel moralische und praktische Autorität anvertraut. So hält sich der Traum von einem übermenschlichen („holistischen", „supramentalen", „transrationalen") Bewusstsein, einer „außergewöhnlichen Reise vom Staub zur Gottheit".[17] Was dieser Interpretation entgeht, ist das *unauflöslich* Tragische des menschlichen Lebens. Die unauflösliche Begrenztheit des Handelns, Bewusstseins, des Denkens, der Sprache und die Tragik der menschlichen Existenz sind aber gerade wesentliche Elemente moderner Philosophie. Die meisten Philosophen gehen heute davon aus, dass der „GEIST" für den Menschen etwas zu groß ist und dass die „Philosophia perennis" nun doch in die Jahre gekommen ist. Die Philosophie hat heutzutage weitgehend akzeptiert, dass unser Denken in vielerlei situativen, praktischen und sozialen Abhängigkeiten steht und dass erst die Vielfalt der Perspektiven und Herangehensweisen einen sinnvollen Begriff von Wahrheit ermöglicht. Es ist nicht möglich, zwischen Perspektiven und Rationalitäten eine Hierarchie zu bilden. Man kann sie nicht einmal widerspruchsfrei gestalten. Deshalb ist die spirituelle Metaphorik von Höhe und Tiefe, von Pyramiden und Aufstiegen, von Eigentlichkeit und Ganzheitlichkeit und die Idee, etwas über „das Ganze" auszusagen, nicht mit der Polypragmatik und der skeptischen Bescheidenheit zu vereinbaren, die uns im Alltag, in der Wissenschaft und auch in der Psychotherapie geboten erscheinen.[18]

Das Verständnis von Vernunft und Rationalität, das ich vertrete, ist multiperspektivisch. Es ist außerdem prozessorientiert, d.h. es orientiert sich an Vorgehensweisen und hält alle Ergebnisse für vorläufig und begrenzt. Es ist kontextuell, weil es die Umsetzbarkeit ihrer Ansprüche auf die jeweiligen Bedingungen begrenzt, unter denen Menschen arbeiten, kooperieren und sprechen, und es ist skeptisch gegenüber allen Annahmen, auch gegenüber den Ansprüchen und Möglichkeiten der Vernunft selbst. All dies sind Eigenschaften, die Vernunft und Achtsamkeit miteinander teilen. Es gibt wesentliche Unterschiede zwischen Vernunft und Achtsamkeit, aber sie ergänzen und unterstützen sich auch.

Ich versuche in diesem Buch zwar, die Entwicklung der Geistes- und Humanwissenschaften zu berücksichtigen, aber es geht mir nicht um das Verhältnis von Spiritualität und Wissenschaft.[19] „Wissenschaft" wird heute im Zusammenhang mit Spiritualität meist als Naturwissenschaft, Psychophysiologie oder Neurobiologie verstanden und auch „westliche Psychologie" wird methodisch oft sehr eng ausgelegt. Es klingt manchmal so, als hätte sich die „westliche" Psychologie nie für das subjektive Erleben interessiert und als brauche man dafür eine „buddhistische Psychologie". Hermeneutische und phänomenologische Methoden in der Psychoanalyse und Philosophie, qualitative Forschung in der Psychologie oder den Sozialwissenschaften werden kaum gewürdigt. Aber naturwissenschaftliche bzw. quantitativ-empirische Forschung ist nur eine Form wissenschaftlicher Rationalität und wissenschaftliche Rationalität überhaupt nur eine Form von Rationalität. Ich möchte zeigen, dass es auch für Achtsamkeit in spirituellem Kontext gilt, angemessene rationale Kriterien zu formulieren. Die Verbindung von Spiritualität und Vernunft wäre unmöglich, würde man sie auf der Ebene von Aussagen über die Welt, das Leben oder dergleichen suchen. Nicht selten trifft man auf die Darstellung, Vernunft solle sich nicht über Religion erheben, weil sie doch selbst auf Glauben beruhe. Sie setze Unbewiesenes voraus und auch der Atheismus sei ja ein unbeweisbarer Glaube.[20] Das mag sein, aber das Argument taugt allenfalls dazu, den Unterschied und die Gemeinsamkeiten zwischen Vernunft und Spiritualität zu verwischen. Begreifen lassen sie sich aus meiner Sicht nicht auf der Ebene von Aussagen, sondern auf der Ebene der Praxis.

Dem philosophisch Gebildeten wird die Vorstellung, man könne von der Achtsamkeitspraxis selbst ausgehen, als phänomenologische Naivität erscheinen. Gibt es eine Praxis, die nicht bereits kulturell praktiziert und interpretiert wird?[21] Ich denke, diese Frage ist nur am jeweiligen Thema zu klären, stellt sich aber allerorts. Die Menschen essen, gehen, lieben, trauern auf kulturell und individuell ganz verschiedene Weise, aber in jeder Kultur und jeder Subkultur stellen sich die Probleme der Nahrungsaufnahme, der Fortbewegung, der Sexualität und des Umgangs mit dem Verlust Angehöriger. Was ist gemeinsam, was ist unterschiedlich? Die Praxis der Achtsamkeit legt bestimmte Erfahrungen und Schlüsse nahe – so wie die Nahrungsaufnahme Sättigung und Vorratshaltung nahelegt, auch wenn dies in vielen Formen geschehen kann. Aber nicht in allen. In keiner Kultur stehen unpräparierte Igel auf der Speisekarte. Die Gemeinsamkeiten oder Ähnlichkeiten können genauso interessant sein wie die Unterschiede – es kommt auf die Fragestellung an.

Spirituelle Praktiken sind mit Ritualen, Erfahrungen und Gefühlen – eben doch mit einer Art religiöser Musikalität – verbunden. Sie sind kreativ und schaffen ihre eigene Form von Erkenntnissen. Die meisten spirituellen und religionswissenschaftlichen Autoren sind sich einig, dass Spiritualität nicht nur mit Erlebnissen, sondern auch mit Erkenntnissen verbunden ist. Warum sollte man beten, meditieren, glauben, wenn man doch nur zu der Art von Erkenntnissen kommt, die man viel leichter, besser und zuverlässiger durch Handeln, Forschen, Diskutieren gewinnen kann? Gleich was man sich unter spirituellen Erfahrungen oder Erkenntnissen vorstellt, sie müssen von anderer Art sein als wissenschaftliche oder alltagspraktische Erkenntnisse, sonst würde sich der ganze Aufwand spiritueller Übungen nicht lohnen. Mit Blick auf die Wand kann man nicht herausfinden, was die Welt im Innersten zusammenhält, aber vielleicht etwas Anderes. Spirituelle Erfahrungen beruhen auf einer veränderten Daseinsweise, nicht auf einer Vermehrung von Wissen.

Wir können auf Achtsamkeit nicht einfach zurückgreifen. Sie ist in bestimmten Varianten einfach, in anderen schwierig. Um sie zu üben, brauchen wir günstige Bedingungen. Spirituell Suchende schaffen sich Bedingungen, die für diese Suche günstig sind, oder sie nutzen sie dort, wo sie einfach vorhanden sind. Sie verhalten sich nicht anders als Wissenschaftler, Techniker und wir alle, wenn wir unsere Umgebung so gestalten, dass wir Ziele verfolgen und (weiter-)entwickeln können. Als ich vor vielen Jahren Zen-Klöster in Japan besichtigte, war ich von der Schönheit der Anlagen überwältigt. Eine stille und unaufdringliche Pracht der Bauten und Gärten trat mir entgegen, keine asketische Umgebung. Künstliche, aber traumhaft schöne Paradiese, die mit viel Aufwand und Geld gepflegt wurden. Unter den Bäumen hockten Gartenarbeiter und zupften in endloser Geduld jedes kleinste Unkraut aus dem Moos. Alle Übungsräume, die ich je betreten habe, hatten eine spezielle, gestaltete Atmosphäre. Übungen pflegen Rituale, die aus speziellen Abgrenzungen, Zeitstrukturen und Interaktionsmustern bestehen. Achtsamkeit scheint mir generell so wenig selbstverständlich wie Wissenschaft, Jazz oder ein Sinn für Ironie. Sie ist eine kulturelle Leistung. Wenn man sie zu einer gewissen Kunst entfalten will, muss man sie kultivieren und je nach Talent mehr oder weniger üben. Spiritualität spielt sich nicht in uns ab, sondern sie ist praktisch, experimentell und konstruktiv.

Die Frage, ob eine rationale Spiritualität möglich ist, behandle ich im 4. Kapitel, die philosophischen Hintergründe im 3. Kapitel. Spezielle philosophische Vorkenntnisse sind zwar nicht notwendig, um diese Kapitel zu verstehen, aber dennoch sind sie etwas schwerer zu lesen als die übrigen. Ich habe mir viel Mühe gegeben, so verständlich wie möglich zu schreiben und hoffe, dass die verbliebenen Schwierigkeiten in der Sache und nicht in meiner Darstellungsweise liegen. Für die Argumentation des ganzen Buches sind diese Kapitel wichtig, weil sie eine Art Röntgenblick auf die methodischen Grundlagen dieses Textes ermöglichen. Die gute Nachricht für die Leser, die sich vor allem für die Anwendung des Achtsamkeitskonzepts interessieren, ist, dass man diese Kapitel überspringen kann. Zum Glück ist es so, dass man auf vielen Wegen nach Rom kommt und dass deshalb die praktischen Überlegungen dieses Buches auch hilfreich sein können, wenn man nicht weiß, wie jemand auf sie gekommen ist, oder wenn man die methodischen Grundlagen nicht akzeptiert. Ich würde mich freuen, wenn dieses Buch Lesern mit unterschiedlichen Interessen und Fragen nützlich ist.

1. Achtsamkeit

„Aufs Ganze gesehen findet die Aufmerksamkeit ihren Platz nicht im geistigen oder seelischen Innenraum eines Bewusstseins, sondern in einem unabschließbaren Prozess des Bewusstwerdens ... Der aufmerkende Geist registriert nicht lediglich, was in ihm vorgeht, sondern er entdeckt sich selbst inmitten einer Welt der Erfahrung ...“
„Wer einen Blick erwidert, antwortet auf das, wovon er getroffen ist, ohne dass dieses Wovon sich in das Was einer eigenen Antwort verwandeln lässt ... Eine Erfahrung, die nicht aus dem Pathos kommt, durchläuft nur Wissensschleifen.“
– *Bernhard Waldenfels*[22]

„Achtsamkeit“ wird als Übersetzung von „mindfulness“ verwendet und ist als solche eher ein Kunstwort. Es greift zwar die traditionelle sprachliche Bedeutung von „Achtsamkeit“ auf, erweitert sie aber doch in Richtung einer Lebenshaltung und lädt sie mit Bedeutungen wie Bewusstheit und Einsicht auf. „Achtsamkeit“ hat daher wie „mindfulness“ die Bedeutung einer Haltung, die wir uns, anderen Menschen und unserer nicht-menschlichen Umwelt gegenüber einnehmen können und die erhebliche Konsequenzen für unser Leben haben kann. „Achtsamkeit“ klingt gutartig und vielversprechend, aber auch ein wenig betulich und verschwommen. Die ursprüngliche einfache Bedeutung bleibt in diesem inzwischen spirituell klingenden Wort durchaus erhalten. Ein wenig altmodisch wirkt der Begriff: „Achte auf deine Kleider, die Tischdecke, deine kleine Schwester, die rote Ampel, auf das, was die Lehrer sagen!“ Sei behutsam und respektvoll, aber auch: „Achte auf deine Finger beim Schnitzen, das heranziehende Gewitter, den Gegenspieler!“ Man musste und muss das nicht mögen, auf das man achtet, aber man gibt ihm eine Bedeutung. Achtsam sein heißt Aufmerksamkeit schenken und Bedeutung zumessen. Das Gegenteil sind die Späne, die fallen, wenn man hobelt, der grobe Umgang mit den Dingen, der entsteht, wenn man zu viel Kraft hat, Dösen und Tagträumen, impulsiv, zerstreut und nachlässig sein.

Aber ist nicht auch der zerstreute Professor achtsam, nur eben auf das Problem, das er lösen muss? Heißt achtsam sein nicht auch, auswählen und ausblenden? Oder ist man nur achtsam, wenn man alles beachtet und würdigt, was der Wahrnehmung zugänglich ist? Heißt achtsam sein, alles mit Abstand zu betrachten? Ist also achtsam, wer es schafft, sich Elend und Freude vom Leib zu halten, indem er seine Reaktionen nur sachte registriert? Oder ist der achtsam, der Menschen und Dinge auf sich wirken lässt und auch diese Wirkung wahrnimmt, ohne sie zu mildern? Gilt die Achtsamkeit nur Bewusstseinsprozessen oder gilt sie auch der Umwelt und der Beziehung, die wir zu ihr haben? Oder sind diese Unterscheidungen sinnlos?

Ich möchte eine umfassende Definition von Achtsamkeit vorschlagen, die Antworten auf diese Fragen ermöglichen soll:

1.1 Definition

Achtsamkeit ist eine möglichst bewusste, absichtslose, nicht-bewertende Haltung zum gegenwärtigen Geschehen.

Sie hat drei Dimensionen:
1. fokussiert – weit
2. innen – relational – außen
3. beobachtend – begleitend

1. fokussiert – weit: Sie kann sich auf einzelne (fokussierte Achtsamkeit) oder alle erfahrbaren Aspekte der Situation beziehen (weite Achtsamkeit).

2. innen – relational – außen: Achtsamkeit kann mentalen Ereignissen und den subjektiven Aspekten des Erlebens gelten sowie den Aspekten, die „von außen" auf uns einwirken („Wirklichkeit"), und schließlich den Prozessen, die sich zwischen uns und der Umgebung entwickeln.

3. Beobachtend – begleitend: Achtsamkeit kann zu einer distanzierten Selbstbeobachtung entwickelt werden, aber auch darin bestehen, dass wir an dem, was wir tun, fühlen und denken, bewusst teilnehmen.

Diese Dimensionen bilden jeweils ein Kontinuum, auf dem wir uns hin und her bewegen können.

Versuche, die negativen Formulierungen „nicht-bewertend" und „absichtslos" durch positive wie „akzeptierend", „annehmend" oder „rezeptiv" zu ersetzen, kann ich gut nachvollziehen, weil es in einer Begriffsbestimmung sinnvoll ist, positiv zu formulieren. Ich folge ihnen dennoch nicht. Zum einen deswegen nicht, weil „absichtslos" und „nicht-bewertend" gut das beschreiben, was in der Praxis der Achtsamkeit geschieht: Wir lassen Gewohnheiten los. Und zum Zweiten bergen erfahrungsgemäß alle diese positiven Formulierungen die Gefahr, als „Gutheißen" missverstanden zu werden. Ohne dieses Missverständnis sind sie allerdings hilfreich und ich werde sie auch verwenden.

1.2 Bewusstheit

Die meisten Menschen, die sich mit Achtsamkeit beschäftigen, werden sagen, dass sie ihnen nicht in den Schoß fällt. Achtsamkeit ist ein Bemühen, das mehr oder weniger gut, oft und lange gelingt. Dieses Bemühen kann spielerisch, leicht, freundlich und humorvoll sein, aber es braucht „Bewusstheit".[23] Dies unterscheidet Achtsamkeit z.B. von Trance und Achtsamkeitsübungen von Entspannungsübungen wie dem Autogenen Training, bei denen die Bewusstseinshelligkeit ohne weiteres eingeschränkt sein kann. Eine klare Definition von „Bewusstsein" ist schwierig und Gegenstand komplexer Diskussionen. Für unsere Zwecke genügt der Minimalkonsens, dass „Bewusstheit" eine Qualität des Handelns, Wahrnehmens, Verhaltens beschreibt. Sie besteht darin, dass wir diese Prozesse oder etwas an diesen Prozessen (z.B. die Zielorientierung des Handelns) uns selbst in irgendeiner Weise zuschreiben. Etwas von diesen Prozessen ist für uns spürbar, erinnerbar und unter Umständen beeinflussbar. Außerdem beinhaltet Bewusstheit Wachheit. Beides ist graduell, wir können mehr oder weniger bewusst und wach sein. In Bezug auf die Achtsamkeit bedeutet dies auch, dass wir uns in jedem Moment für oder gegen Achtsamkeit entscheiden können, dass wir also stets die Verantwortung für diese Haltung übernehmen können.

„Bewusstheit" drückt stärker als Bewusstsein eine Haltung zu etwas aus. „Bewusstsein" ist gebräuchlicher, kann aber zu der Idee einer unabhängigen Instanz verführen. Bewusstsein existiert aber nicht unabhängig von Wahrnehmungen, Handlungen etc., es ist immer Bewusstsein von etwas, es ist eine Art und Weise, etwas zu erfahren, es als meine Erfahrung transparent zu machen. Dadurch ermöglicht Bewusstsein die Möglichkeit zur „Defusion". Ich übernehme diesen Begriff aus der „Acceptance and Commitment Therapy"[24]: *„Defusion"* ist die Erkenntnis, dass eine Erfahrung immer auch eine Konstruktion ist.[25] Für diesen Vorgang gibt es in der amerikanischen Literatur zahlreiche andere Bezeichnungen (wie „detachment", „decentering", „meta-awareness"), aber „Defusion" ist gebräuchlich und scheint mir geeigneter als andere Vorschläge. Der Begriff erfasst gut, dass wir normalerweise unsere Wahrnehmungs- und Deutungsmuster nicht als solche wahrnehmen und Achtsamkeit hier eine Differenz schafft. Wir gewinnen so die Freiheit, bei diesen Mustern zu bleiben, sie durch ein anderes Muster zu ersetzen oder auch zu versuchen, sie nicht zu ersetzen. Der Begriff der „Defusion" beinhaltet für mich nicht, dass alles nur subjektiv ist oder dass der Begriff einer objektiven Wahrheit sinnlos ist. Er lässt Raum für den Einfluss nicht-subjektiver Prozesse und intersubjektiver Verständigung.

Achtsamkeit erfordert also immer auch ein Selbsterleben und verträgt sich auch nicht mit mystischen Erfahrungen, falls darunter so etwas wie „Aufgabe des Selbst", „Verschmelzung" usw. verstanden wird. „Mystik" ist ein vieldeutiger Begriff. In einem ganz weiten Sinne wird darunter manchmal eine unaussprechliche spirituelle Erfahrung verstanden, manchmal einfach nur Spiritualität, meist aber das spezifische Erlebnis einer sog. „unio mystica", d.h. einer Vereinigung mit Gott oder einem großen Ganzen. Dies ist die engere und häufigste Interpretation von „Mystik". Die „unio mystica" lässt sich manchmal als eine missverständliche Interpretation der Erfahrung der Verbundenheit verstehen. Missverständlich, weil Verbundenheit nicht Aufhebung von Differenz und Vereinigung bedeutet, sondern die Verbindung von Verschiedenem. Oft handelt es sich bei der „unio mystica" um eine Form von Trance.[26] Dafür sprechen viele Schilderungen von Mystikern. Meditationen und spirituelle Rituale arbeiten mit vielen Tranceelementen: Beleuchtung, Wiederholungen, Atmungsregulation und andere. Manche mystischen Erfahrungen werden durch extrem lange und intensive Tranceinduktionen durch Isolation, Reizentzug, endlose Wiederholungen von Handlungen und Formeln, aber auch durch asketische und masochistische Praktiken, sexuelle Entbehrung, Hunger, Übernächtigung usw. erzeugt.[27] Dies alles führt zu eingeschränkter Selbstwahrnehmung und Selbststeuerung. Die Wahrnehmung der Subjekt-Objekt- oder Subjekt-Subjekt-Differenz wird eingeschränkt, im Extremfall aufgehoben. „Mystische" Erfahrungen in diesem Sinne passen nicht zu Achtsamkeit. Achtsamkeit ist in keiner Weise an veränderten oder besonderen Bewusstseinszuständen interessiert. Daher ist auch der Gebrauch von Drogen störend. Ganz normale Bewusstheit genügt.

1.3 Absichtslosigkeit

Eine längere Achtsamkeitsübung und schon beginnt für viele Menschen der Kampf mit der Müdigkeit. Wir kennen vor allem zwei Zustände: Aktivität/Wachheit und Passivität/Müdigkeit. Wachheit setzen wir mit Aktivität gleich. Solange wir wach sind, nutzen wir die Zeit, um zu arbeiten, etwas zu erledigen oder die Freizeit zu gestalten. Auch die Freizeit soll unterhaltsam, erholsam, lehrreich, gesund, jedenfalls irgendwie angenehm oder sinnvoll verbracht werden. Wenn wir die Aktivitäten einstellen, werden wir müde und schlafen ein. Achtsamkeit kann in einen dritten Zustand führen: Bewusstes, waches, absichtsloses Dasein.

Die „Absichtslosigkeit" der Achtsamkeit führt regelmäßig zu Diskussionen. Schließlich ist Achtsamkeit ein absichtsvolles Bemühen. Wie kann man dann gleichzeitig absichtslos sein? Das Problem lässt sich relativ leicht lösen, wenn man sich klarmacht, dass man unterschiedliche Perspektiven in einer Situation einnehmen kann. Wenn man sich entscheidet, spazieren zu gehen und dies anschließend umsetzt, so muss man während des Spaziergangs nicht unentwegt absichtsvoll sein. Wir führen die Absicht nicht in unserer Jackentasche mit uns, sondern wir wechseln ggf. in diese Perspektive und entscheiden uns erneut für oder gegen die Fortsetzung unseres Weges. Nur aus gegebenem Anlass erneuern wir unsere Absicht oder eben nicht. Dennoch gehen wir natürlich absichtlich spazieren, weil wir uns einmal dazu entschieden haben. „Absichtlich spazieren gehen" besteht nicht aus zwei parallelen Vorgängen, sondern „absichtlich" ist eine Qualität des Spazierengehens, die wir ihm zuschreiben, weil wir uns zuvor dazu entschlossen haben und diese Entscheidung weder geändert haben noch die Handlung beendet ist.

Noch leichter einsehbar wird die Vereinbarkeit von Absichtlichkeit und Absichtslosigkeit der Achtsamkeit, wenn wir den negativen Begriff der Absichtslosigkeit durch den der „Rezeptivität" ersetzen. Rezeptivität können wir viel besser erläutern: „Nimm das, was dir begegnet oder was du tust, so an, wie es auf dich wirkt. Nimm es wahr, nimm es zur Kenntnis. Spanne dich nicht unnötig an, versuche einen ‚weichen Blick', starre nicht, beobachte nicht, lass die Dinge auf dich zukommen, nimm sie zur Kenntnis. Was immer du anschließend tust, es gibt im Augenblick nichts zu beeinflussen, nichts zu verändern, nichts abzuwehren."

Rezeptivität ist allerdings auch ein Tun. Man sieht, dass unser gewohntes Begriffspaar „aktiv – passiv" hier in die Irre führt. Sich zu öffnen und wahrzunehmen ist durchaus eine Aktivität, aber keine solche, die etwas sichtbar verändert. In einem grundsätzlichen Sinne gibt es im organischen Leben gar keine Passivität.[28] Will man an dem Begriffspaar festhalten, muss man es auf die Ebene der Handlungen begrenzen. Da wir gewohnt sind, die Dinge zu beeinflussen und zu verändern, müssen wir in der Regel erst einmal unsere Gewohnheiten erkennen und uns entscheiden, sie diesmal nicht beizubehalten. Solche Gewohnheiten können mentaler Art sein wie „Warum"-Fragen stellen, Zusammenhänge finden, phantasieren usw. oder praktischer Art wie die Situation verändern, etwas abzuwenden, herbeizuführen etc. Wer sich in Rezeptivität versucht, wird merken, dass es nicht leicht ist, Aktivitätsimpulse vorbeiziehen zu lassen und sie nicht umzusetzen.

1.4 Nicht-Bewerten

Unsere alltägliche Handlungsorientierung führt dazu, dass wir rasch eine bewertende Haltung einnehmen. Bewerten ist unvermeidlich, wenn wir Entscheidungen treffen und zielgerichtet handeln wollen. Ohne Bewertung würden wir morgens gar nicht erst aufstehen. Selbst oder gerade achtsamkeitsorientierte Meditationen folgen strengen Vorschriften. Das ist nicht das Problem. Das Problem ist eher, dass wir in einer Gesellschaft leben, in der ständig bewertet wird: Menschen, Gegenstände, Geselligkeiten, das Wetter. Viele Menschen bewerten sich selbst ständig, fühlen sich verpflichtet, ihre Selbstdarstellung oder ihre Persönlichkeit zu verbessern. Die Inflation an Bewertungen ist wohl unvermeidlich, wenn alle möglichen Abläufe optimiert und stets die Lebensqualität maximiert werden soll. Nach meiner Erfahrung bewerten Menschen mit psychischen Problemen noch mehr als andere.[29] Diese Gewohnheit ist anstrengend und die Betroffenen machen sich das Leben damit schwer.

Aber Bewertungen geben auch Orientierung und suggerieren Kontrolle. Wenn ich etwas bewerte, so bin ich zumindest mental in einer überlegenen Position. Selbst dann, wenn ich es nicht ändern kann oder will. Der Wunsch nach Orientierung und Kontrolle ist ausgesprochen mächtig, viele andere Wünsche werden ihnen geopfert. Aus den Bewertungen werden oft keine Konsequenzen gezogen. Viele Bewertungen (vor allem Selbstentwertungen) rauben gerade die Kraft, dies zu tun. Oft stehen sie sich alleine schon durch ihre Vielzahl im Weg. Für viele Menschen ist es eine erhellende Erfahrung, wie viel, wie stark und wie unnötig sie bewerten und wie erleichternd es ist, es zu lassen.

Leider ist es nicht ganz leicht zu erklären, was denn überhaupt eine Bewertung ist. In Workshops und Gruppentherapien machen wir bisweilen folgende Übung: Wir hören uns gemeinsam fünf verschiedene Musikstücke von jeweils vier Minuten Länge an. Die Teilnehmer stehen und es wird ihnen nahegelegt, sich auf die Musik zu bewegen. Die Vorgabe ist, achtsam zuzuhören, also die Musik auf sich wirken zu lassen und die eigene Resonanz zu spüren. Die Übung ist angelehnt an die bekannte „5-Rhythmen"-Tanzmeditation von Gabrielle Roth. Die Musikauswahl besteht aus emotional sehr unterschiedlich wirkenden Musikstücken, z.B. einem lauten chaotischen Stück von Miles Davis und einem sehr melodischen Klavierstück von Didier Squiban. Es ist generell erstaunlich, wie schnell Musikstücke eine emotionale und auch bewertende Reaktion hervorrufen und wie unterschiedlich diese Reaktionen sind. Von daher eignet sich die Arbeit mit Musik sehr gut für das Thema „Umgang mit Gefühlen".[30] In der „Sharing"-Runde, also im Austausch über das eigene Erleben, sagte eine Teilnehmerin: „Es ist mir doch sehr schwergefallen, neutral zu bleiben." Sie wirkte erschöpft und enttäuscht. Damit brachte sie das klassische Problem des Nicht-Bewertens auf den Punkt.

Nicht-Bewerten wird oft so verstanden als müssten wir die Wirklichkeit oder unsere Erlebnisse auf emotional bedeutungslose Daten reduzieren, auf physikalische oder irgendwie sonst „objektive" Fakten. Dazu wird empfohlen, die eigene Reaktion auf diese „Fakten" gesondert wahrzunehmen und diese wiederum „neutral" zu beobachten, also etwa: „Diese Musik ist schnell, laut, dissonant, hat kein erkennbares Thema, wechselt ständig den Rhythmus und das wirkt auf mich so, dass ich unruhig und angespannt werde, sie nicht mag und sie am liebsten abstellen würde." Viele Psychotherapeuten erläutern „Nicht-Bewerten" gerne so, denn es entspricht der klassischen Verhaltenstheorie, in der unser Erleben in die Reihenfolge Reiz – Interpretation – Reaktion gebracht wird. Der entscheidende Punkt ist nicht, dass eine solche Zerlegung nicht möglich ist, sondern dass sie reduktiv ist und entscheidende Aspekte unseres Erlebens übergeht. Die Reduktion der Wirklichkeit auf physikalische Daten (raumzeitliche Koordinaten etc.) ist ein Kunstgriff, der in bestimmten Versuchsanordnungen und zu bestimmten Zwecken seine Berechtigung hat, aber sich von unserem subjektiven Erleben entfernt.

Wir erleben nämlich durchaus keine „objektiven" (besser: physikalisch formulierbaren) Fakten, sondern Dinge, Menschen und Ereignisse, die etwas für uns bedeuten, die einen Ausdruck haben, eine Anmutung.[31] Ein Mensch hat auf uns eine Ausstrahlung, eine Situation eine Atmosphäre. Etwas kann „gemütlich", „bedrohlich" oder „langweilig" wirken, ein Mensch kann anziehend sein oder auch nicht. Wir nehmen dies an den Menschen und Situationen wahr, nicht an uns, wir erleben Orgelmusik als mächtig, nicht uns, das Meer selbst als beruhigend oder bedrohlich, einen Schmerz als stechend. „Angenehm", „freundlich", „verführerisch", „finster", „abschreckend", „hässlich" oder „elegant", „bezaubernd" usw. – all diese Wörter beinhalten durchaus Bewertungen. Wenn wir etwas als „zu kalt" oder „zu heiß" wahrnehmen – und das geht in Bruchteilen einer Sekunde –, so bewerten wir die Erfahrung als schädlich oder unangenehm. Das Gleiche gilt für „hässlich" oder „grausam".[32] Auch ästhetische oder moralische Urteile sind spontane emotionale Resonanzen, die oft auf langfristigen Orientierungen beruhen.[33] Sie helfen, Situationen zu differenzieren, zu strukturieren und uns ihnen gegenüber zu positionieren.

Dabei erleben wir die Gesamtwirkung viel rascher als die Einzelheiten, auf die wir sie dann ggf. zurückführen. Und dies ist natürlich auch sinnvoll, denn in unserem alltäglichen Erleben interessieren uns nicht Größe und Kopfumfang eines Hundes, sondern welche Folgen die Begegnung mit ihm für uns haben kann. Die Ausstrahlung des Hundes und unsere emotionale Reaktion helfen uns, uns zu orientieren und leiten unsere Handlungen. Wir wären ohne sie aber nicht nur hilflos, sondern würden uns auch völlig unlebendig fühlen. Ein anderer Teilnehmer einer Gruppe antwortete einmal auf eine traditionell verhaltenstherapeutische Darlegung des Nicht-Bewertens mit den Worten: „Wenn ich so unterwegs sein soll, kann ich mich ja gleich umbringen." Unsere Lebendigkeit beruht tatsächlich auf unserer Sensibilität für die Ausstrahlungen der Welt, wir organisieren sie in emotionalen Bedeutungen.

Nun könnte man sagen, die Kunst der Achtsamkeit bestehe nun gerade darin, dass wir uns von unserer alltäglichen, „natürlichen" Wahrnehmung entfernen, sie umbauen, bearbeiten, etwa so zerlegen, wie dies auch in psychologischen Experimenten und Theorien geschieht – in eine Sequenz von Reizen, Interpretationen, Emotionen und Reaktionen. Gegen diese Auffassung von Achtsamkeit kann man Folgendes einwenden:

···> Wenn man diese Zerlegung im Moment des Geschehens versucht, wird man feststellen, dass es so nicht geht. Unsere spontane Form der Wahrnehmung, die wir über Jahrmillionen erworben haben, können wir vielleicht im Nachhinein zerlegen, aber nicht im Moment des Erlebens – und darauf kommt es bei der Achtsamkeit an. Wir kommen immer schon zu spät. Es wird uns so gehen wie der anfangs zitierten Teilnehmerin des Workshops. Wir werden enttäuscht sein.

···> Wir sind nicht achtsam, wenn wir unsere Wahrnehmungen nicht lassen, wie sie sind. Es geht nicht darum, sie kognitiv oder wie auch immer zu bearbeiten, sondern sie erst einmal anzunehmen. Dazu gehört auch, dass wir Situationen bedrohlich, angenehm oder wie auch immer finden.

···> Es ist in keinem Kontext sinnvoll, dass wir uns selbst zu Zombies machen. Ohne spontane Bewertungen verlieren wir unseren gefühlsmäßigen Zugang zur Welt und zu uns selbst. Unsere Gefühle beinhalten in der Regel Bewertungen. Weder im Rahmen der Psychotherapie noch im Rahmen der Lebenskunst oder der Spiritualität ist es sinnvoll, gefühllos zu werden. Darauf werde ich in den entsprechenden Kapiteln zu sprechen kommen.

Wieso dennoch „Nicht-Bewerten" als bestimmender Aspekt von Achtsamkeit? Achtsamkeit heißt, bei der gegenwärtigen Wahrnehmung (und d.h. immer auch unserer Reaktion) zu bleiben, sich in dieser Weise zunächst auf die Wirklichkeit einzulassen und bei der gegenwärtigen Erfahrung und ihren Veränderungen zu bleiben. Das beinhaltet, sich weder in die Bewertungen hineinzusteigern noch sie zu „verwerten". Sie werden nicht betont und sie werden nicht festgehalten, d.h. weiterbearbeitet. Es werden keine praktischen oder theoretischen Schlüsse aus ihnen gezogen. Achtsamkeit ist keine Frage der einzelnen Wahrnehmungen, sondern eine Frage der Haltung, die wir einnehmen. Das heißt, wir gehen nicht durch das Tor, das sich durch unsere Resonanz und unsere spontane Bewertung öffnet. Wir schauen stattdessen noch einmal oder genauer hin oder wenden uns anderen Aspekten der gegenwärtigen Situation zu.

Wie die Beispiele „zu kalt" oder „bedrohlich" zeigen, ist eine solche Haltung der Achtsamkeit keineswegs immer sinnvoll. Wann sie sinnvoll ist und wann nicht, kann nicht einmal in jeder Situation sofort entschieden werden. Oft brauchen Menschen andere Meinungen, um z.B. zu erkennen, dass Angst vor Wasser, Spinnen oder Panikattacken unbegründet ist und es deswegen auch nicht sinnvoll ist, entsprechend zu reagieren. Aber häufig sind Reaktionen weder sinnvoll noch notwendig, und das sind gute Gelegenheiten, um in der Haltung der Achtsamkeit zu bleiben. In diesem Falle spüren wir die Anmutungen und unsere Resonanz und lassen es dabei. Wir schließen unsere Erfahrungen und die Bewertungen, die sie implizieren, in eine achtsame Haltung ein.

Dies ist weniger abstrakt, als es vielleicht gerade klingt. Wir können sehen und spüren, ob wir in einer aktiven Haltung sind und nach Veränderungsmöglichkeiten suchen oder ob wir bei der Wahrnehmung bleiben, so wie sie nun mal ist. Wir bemerken auch bei Anderen an den Worten, die sie verwenden, an der Art, wie sie sie verwenden, an dem Tonfall, der Mimik, dem körperlichen Ausdruck, ob sie nach Veränderung streben.

Der Weg von der unmittelbaren emotionalen Bewertung zu einer reflektierten, also im Kontext von Werten und Argumenten haltbaren und bekräftigten Einstellung erfordert eine symbolisch strukturierte Aktivität und einen Wechsel der Zeitlichkeit von der spontanen Resonanz zu einer mehr oder weniger dauerhaften Meinung oder Einstellung, eine entsprechende „*Artikulation*"[34] der Erfahrung. Solche Artikulationen können z.B. im Sinne der Ästhetik, der Moral, der Effizienz, der Annehmlichkeit oder der Schädlichkeit erfolgen.

„Nicht-Bewerten" bedeutet demgegenüber eine Haltung, die das moralische, ästhetische, leistungsbezogene oder hedonistische Potential der Erfahrungen nicht entwickelt und keine Konsequenzen aus ihnen zieht, sondern in der rezeptiven Haltung bleibt. Es geht in der Haltung der Achtsamkeit darum, die Dinge, Gefühle wahrzunehmen und eventuell zu beschreiben, so wie sind und wie sie auf uns wirken. Eine der einfachsten Übungen der Achtsamkeit besteht darin, Objekte einfach mit Worten zu beschreiben, ausführlich und in Ruhe. Die schwierigere Übung besteht darin, sie einfach wahrzunehmen, ohne sie verbal zu beschreiben. Das gelingt uns am ehesten bei Wahrnehmungen, für die uns nicht so einfach Worte zur Verfügung stehen, also Gerüche, Geschmäcker, Tastempfindungen, Atmosphären. Wahrnehmen ist besonders wertvoll für die Übung der Achtsamkeit, weil es weniger zu einer aktiv bewertenden Haltung verführt als das verbale Beschreiben. Wahrzunehmen, ohne zu verbalisieren, ist schwer, aber man kann es üben.

1.5 Das gegenwärtige Geschehen

Eine meiner Lieblings-Zen-Geschichten ist folgende: Ein Mann ist auf der Suche nach einem berühmten Zen-Meister. Er wandert übers Land und fragt einen alten Mann, der gerade auf dem Feld arbeitet, nach dem Weg. Der alte Mann hebt die Sichel, mit der er arbeitet, schweigt und lächelt. Der Wanderer reagiert ungehalten: „Alter, ich hab dich nach dem Weg gefragt, was soll der Quatsch mit der Sichel?" Der alte Mann hebt erneut die Sichel und lächelt.

Ob diese Reaktion ausgereicht hat, um den Wanderer zu erleuchten, weiß ich nicht, aber die Geschichte ist reichhaltig. Zum einen verweist der alte Mann den Sucher auf die Gegenwart. Er versucht ihn aus der Zukunft zurückzuholen. Zum Zweiten verweist er auf ein Objekt außerhalb seiner Vorstellungen, Erwartungen etc., also auf etwas, das sie beide sehen können und das unabhängig von ihnen existiert. Zum Dritten verweist er auf eine Praxis, denn die Sichel steht für seine Arbeit. Viertens ist diese Arbeit alltäglich und unspektakulär. Fünftens spricht er nicht, aber er bleibt freundlich, geduldig, im Kontakt, aber auch unbeirrbar. Wiederholungen stören ihn nicht. Sechstens konfrontiert er den Frager mit seiner Ungeduld, seinem Wollen, seiner aktuellen Unachtsamkeit, ohne dass er sie ansprechen müsste. Siebtens durchbricht er die Erwartungen des Suchers und verwirrt ihn, indem er sein Anliegen weder in Frage stellt noch es beantwortet. Achtens ist die Sichel auch ein wunderbares Symbol des Verbindens und Trennens: In der Tätigkeit des Sichelns ist man in Interaktion mit der Umwelt, die Sichel verbindet Mensch und Natur und gleichzeitig ist die Sichel ein Symbol des Trennens und Veränderns.

Warum spricht der alte Mann nicht? Weil er dem Frager sofort zeigen möchte, wonach er sucht. Dazu braucht es keinen „Zen-Meister", keinen „Schüler", keine „Suche", keine „Erleuchtung". All das stört nur, lenkt ab, bedeutet einen Umweg. Der Sucher kann sofort verstehen und bleiben, wo er ist. Mehr ist nirgendwo. Er sucht die Erfahrung der Achtsamkeit und die kann er sofort und überall machen. Und wenn er sie jetzt nicht macht, macht er sie eben nicht. Man kann sie erläutern, aber damit macht man sie nicht. Erläutern schadet nicht, aber es ist ein Umweg. Und es ist ein Umweg, der die Haltung der Ungeduld, des absichtsvollen Strebens und damit der Unachtsamkeit fördert. Der alte Mann konfrontiert den Suchenden auch damit. Aber er ist freundlich, er traut ihm viel zu.

Der Suchende ist sichtlich anders unterwegs. Er orientiert sich auf die Zukunft (das Ziel seines Wegs) und dann auch auf die Vergangenheit (die unmögliche Antwort des Gesprächspartners). Er verhält sich ganz normal, er bewegt sich in der Zeit von Gegenwart, Vergangenheit und Zukunft. Die Hinwendung zu Vergangenheit oder Zukunft geschieht mittels innerer Bilder und symbolischer Prozesse und erfordert eine aktive Strukturierung der Situation durch Handeln, mentales Probehandeln (Planen etc.), Phantasieren (Zukunft) oder Erinnern (Vergangenheit). Ohne diese menschlichen Aktivitäten gibt es keine Zeit im Sinne von Vergangenheit, Gegenwart und Zukunft.

Der alte Mann dagegen lebt „Gegenwärtigkeit". In dieser Form von Zeitlichkeit gibt es Prozesse und Ereignisse, mehr nicht. Wenn wir achtsam bei dem bleiben, was gerade geschieht, und uns nicht damit beschäftigen, was daraus werden kann oder wie es sich entwickelt hat, so messen wir in der Regel sinnlichen Erfahrungen eine größere Bedeutung bei als unseren symbolischen Aktivitäten. Sie spielen in der Achtsamkeit eine größere Rolle als sonst in unserer Alltagserfahrung. In der Bewältigung unseres Alltags sind wir darauf angewiesen, einerseits unsere Erfahrungen zu nutzen und andererseits unsere Zukunft zu planen. Damit sind wir oft so beschäftigt, dass die Gegenwart unbemerkt verrinnt und unsere sinnliche Wirklichkeits- und Selbsterfahrung vermindert ist. In der Achtsamkeit kehrt sich das Verhältnis um.

Die sinnliche Wahrnehmung als solche ist nicht-symbolisch. Die Einschränkung „als solche" ist deswegen so wichtig, weil sie durchaus wieder Teil komplexer Prozesse sein kann, in denen symbolische Prozesse eine erhebliche Rolle spielen. Jeder Museumsbesucher, der einen Audioguide benutzt, macht die Erfahrung, dass Hinweise und Erläuterungen für Wahrnehmungen sensibilisieren können. Aber erst wenn wir sinnliche Wahrnehmungen uns oder anderen mitteilen wollen, müssen wir diese Wahrnehmungen in irgendeiner symbolischen Weise transformieren. Auch wenn unsere Wahrnehmungen sicher nicht „natürlich" oder „unmittelbar", sondern von kulturellen Einflüssen geprägt sind, so sind sie doch selbst zunächst einmal nicht-symbolischer Natur und ihre Symbolisierung durch Sprache oft mühsam und am ehesten über Analogien und Vergleiche möglich („Der Riesling schmeckt nach Schiefer") oder sie bleibt gegenüber der Erfahrung grob („bunt", „rot").

Nun sind mit dieser Betonung der Gegenwärtigkeit und der Sinnlichkeit leider nicht alle Fragen gelöst. Wir könnten nämlich auch folgendermaßen argumentieren: „Warum soll ich mich ausgerechnet auf meine sinnlichen Wahrnehmungen konzentrieren? Ebenso gut kann ich doch auch meine Träume, Gedanken, Pläne oder Sorgen achtsam wahrnehmen. Schließlich spielen sie sich doch genauso in der Gegenwart ab wie meine Atmung oder mein Sehen. Dass sie darüber hinaus auch auf andere Zeiten Bezug nehmen, tut doch ihrer Gegenwärtigkeit keinen Abbruch." Dieser Einwand ist berechtigt. Auch die Fähigkeit, unsere mentalen Prozesse – als etwas, das gerade geschieht – bewusst wahrzunehmen, führt uns immer wieder in die Gegenwart zurück. Der Respekt vor diesem Argument zeigt aber, dass es in der Achtsamkeit einen weitergehenden Anspruch gibt: den Anspruch auf Offenheit und Flexibilität. Wenn wir rezeptiv bleiben, lassen wir nämlich diese mentalen Aktivitäten wie alles Andere los und kehren zu dem zurück, was ohne unser Zutun auf uns einwirkt. Dies ist aber nur dann ein Argument, wenn wir Achtsamkeit nicht mehr als fokussierte Achtsamkeit, sondern als Öffnung für die Situation verstehen. Um dieses und andere Probleme lösen zu können, habe ich in meiner Definition zu Anfang des Kapitels eine dreidimensionale Betrachtung der Achtsamkeit vorgeschlagen. Diese drei Dimensionen möchte ich in den folgenden Abschnitten erläutern.

1.6 Fokussierte und weite Achtsamkeit

Die Unterscheidung zwischen „fokussierter" und „weiter" Achtsamkeit scheint mir für nahezu alle Anwendungen des Konzepts hilfreich.

Fokussierte Achtsamkeit ... weite Achtsamkeit
(Konzentration .... Öffnung)

Beispiel: **Atemübung ... Kontemplation ... Kreativität ... gegenstandsfreie Meditation**

Abb. 1: fokussierte vs. weite Achtsamkeit

Achtsamkeit kann mehr oder weniger fokussiert sein, zwischen verschiedenen Fokussen wechseln oder auf jeden Fokus verzichten. Ein Fokus ist ein mehr oder weniger umschriebenes Objekt. Auch fokussierte Achtsamkeit ist Achtsamkeit, d.h. wer sich achtsam auf einen Gegenstand bezieht, bleibt in einer bewussten und absichtslosen Haltung. Er weiß also, was er gerade tut, und kann es jederzeit ändern. Die Absichtslosigkeit dieser Form der Achtsamkeit ist aber begrenzt. Was den Umgang mit einem bestimmten Objekt betrifft, mag sie weitgehend oder vollständig sein, aber die Fokussierung selbst verlangt eine gewisse Absicht, nämlich Konzentration, eine absichtliche Lenkung der Aufmerksamkeit. Deshalb finden die meisten Menschen fokussierte Achtsamkeit doch irgendwie anstrengend, nicht nur weil die achtsame Haltung selbst ungewohnt ist und man sich deshalb immer wieder zu ihr motivieren und zurückführen muss, sondern auch, weil sie diese Form die Anstrengung der Fokussierung beinhaltet. Erst in weiter Achtsamkeit verschwindet auch diese Anstrengung. Wer die Haltung der Achtsamkeit gewohnt ist, empfindet daher die weite Achtsamkeit als leichter, entspannter, als wirklich absichtslos. In ihr kann man verweilen und einfach da sein.

Fokussierende Achtsamkeit ist frei in der Wahl des Gegenstandes und kann sich auf äußere Objekte, ein Beziehungsgeschehen oder mentale Prozesse beziehen. Auch die Fokussierung einer Tätigkeit ist gut möglich, wenn man das kann, was man tut. Wer erst noch Skifahren lernt, hat hier keine Chance, weil er sich anstrengen muss nicht hinzufallen, und ständig etwas verbessert. Einfacher ist es beim Gehen oder dem in meditativen Kontexten beliebten Gemüseputzen oder Laubfegen. Routinierte, einfache Tätigkeiten werden zur Fokussierung genutzt, weil sie eben jeder kann.

Fokussierte Achtsamkeit lässt sich mit folgender Empfehlung umsetzen:

„Es ist völlig normal, dass Sie den Fokus ihrer Achtsamkeit immer wieder verlieren. Solange Sie dies bemerken, sind Sie weiter achtsam. Wenn Sie merken, dass Sie Ihre achtsame Haltung verlieren (Tagträumen, Einschlafen, Planen, Absichten verfolgen etc.), nehmen Sie dies wahr, sagen Sie einfach zu sich ‚Gedanke' oder ‚Denken', kehren Sie dann mit einem mentalen ‚und' zu Ihrem Fokus zurück und lassen Sie das, was Sie beschäftigt, los. Loslassen ist wie Ausatmen, ein durchaus körperlicher Vorgang, das können Sie spüren. Mit einem ‚und' geht es leicht."

Weite Achtsamkeit ist ungewohnter und experimenteller. Das macht sie spirituell relevant. Mit der Öffnung der Achtsamkeit kommt etwas Neues, existentiell Relevantes ins Spiel. Mit dieser Öffnung wird sie aber auch für die meisten Menschen seltsamer. Der Pol der „weiten Achtsamkeit" teilt mit der fokussierten Achtsamkeit die Grundbestimmungen der Bewusstheit, der Absichtslosigkeit, des Nicht-Bewertens und der Gegenwärtigkeit, widerspricht aber der Fokussierung: „Konzentriere dich nicht auf einen bestimmten Aspekt der Situation, lass alles zu, öffne dich, weite deine Aufmerksamkeit, nimm alles an, halte nichts fest. Vor allem halte nicht an deinen Wahrnehmungs- und Denkmustern fest. Sei bereit, alles neu und anders zu sehen, so als hättest du eben zum ersten Mal die Augen aufgemacht."

Stärker als in der fokussierten Achtsamkeit kann diese Erfahrung mit einem Gefühl der Befreiung, der Entlastung und der Freude verbunden sein. Dem möglicherweise beglückenden Gefühl der Befreiung von Aufgaben und Gewohnheiten steht aber der Verlust gewohnter kognitiver und emotionaler Sicherheiten gegenüber. Dieser Verlust an Orientierung ist etwas, was wir normalerweise vermeiden, weil es uns Angst macht. Diese Angst ist eine existenzielle oder eine primäre, weil sie sich nicht auf eine bestimmte Gefahr oder Bedrohung bezieht, sondern gerade dadurch entsteht, dass man sich auf nichts beziehen kann.[35] Wenn wir spüren, dass wir uns in diese Richtung bewegen, treten wir meist den Rückzug an, suchen vertrauten oder neuen Halt in Form von Erklärungen, Begriffen, Handlungen oder Projekten.

Dass die weite Achtsamkeit in der Regel dennoch nicht in Angstzuständen mündet, liegt daran, dass für die notwendige Sicherheit gesorgt wird. Achtsamkeit wird nicht irgendwann und irgendwo geübt, sondern sozusagen unter kontrollierten Bedingungen. Diese bestehen aus rituellen Abläufen, einer bestimmten Atmosphäre, einer kognitiven Rahmung, einer therapeutischen Beziehung oder der Präsenz eines Lehrers und oft einer gewichtigen Tradition. Rituale sind – was immer sie noch sind – organisierte Situationen, in denen Erfahrungen ermöglicht und wiederholbar gemacht werden. Das verbindet sie mit Experimenten aller Art.[36] Dennoch kann es trotz aller dieser Absicherungen zu Gefühlen des Schwindelns, des Verlorenseins, der Sinnlosigkeit, des Grauens angesichts des Verlusts vertrauter Bedeutungen (unter anderem der eigenen Identität) kommen. Dabei spielen natürlich die Erfahrung und die persönlichen Dispositionen der Übenden eine wichtige Rolle.

Zwischen den beiden Polen der fokussierten und der weiten Achtsamkeit liegt ein Kontinuum, in das sich die verschiedenen Praktiken der Achtsamkeit einordnen lassen. Relativ nahe an dem Pol der weiten Achtsamkeit kann man die Erfahrung der Kreativität oder eine offene zwischenmenschliche Begegnung einordnen, näher an der fokussierten achtsame Körperübungen oder die Aufforderung: „Achte auf alle deine Gedanken und inneren Bilder". Religiöse Kontemplation kann je nach der Bestimmtheit ihres Gegenstandes zwischen beiden Polen angesiedelt werden. Meditationen bewegen sich oft von einem Pol zum andern.

Überblendungen der Pole sind ebenso möglich wie ein rasches Oszillieren. Die beiden Pole der Achtsamkeit können gleichzeitig realisiert werden. Überblendungsphänomene sind uns vertraut: Ein Gemälde hat eine Grundierung, auf die andere Farbschichten aufgetragen sind, ein Musikstück eine Grundtonart, die moduliert wird, eine Beziehung zu einem Menschen eine Atmosphäre, die uns Auseinandersetzungen, Fragen oder Feedbacks erlaubt, die eine andere Beziehung ruinieren würden. In der Regel bildet weite Achtsamkeit den Hintergrund, vor dem die fokussierte einen neuen Charakter bekommt. Bildliche Darstellungen dieser Gleichzeitigkeit finden wir in der fernöstlichen Kunst: In Bildern erscheinen Zweige, Blüten, Tiere, Wanderer oder einsame Hütten vor einem leeren Hintergrund oder in eine weite Landschaft eingebettet.[37] Flötentöne erklingen vor einem Hintergrund der Stille oder weniger Naturgeräusche. Haikus sind ein besonders schönes Beispiel für diese Überblendung: Sie demonstrieren nicht nur durch ihren Formalismus und Minimalismus der 17 Silben das Zusammenspiel von Weite und Nähe, sie bewegen sich auch inhaltlich von weit nach nah:

> „Der Herbst beginnt schon
> auf meiner Binsenmatte
> die Kiefernadel."
> > (Getto)

oder:

> „Dem großen Buddha
> schon aus der Nase schilpen
> die Spatzenkinder!"
> > (Issa)[38]

Viele Zen-Geschichten spielen mit der Gleichzeitigkeit von weiter und fokussierter Achtsamkeit, indem sie zuerst einen weiten Horizont aufspannen (durch die Leeremeditation, eine tiefgründige Frage, z.B. nach dem Sinn des Zen) und diesen dann durch eine konkrete Geste (der erhobene Finger) oder einen Hinweis auf ein konkretes Objekt (die Zypresse im Garten, die Sichel) scheinbar wieder schließen. Ein Koan (ein logisch nicht lösbares Rätsel) geht umgekehrt vor, aber eigentlich ist es auch eine Überblendung. Die Lösung besteht darin, das Koan zu lösen (fokussiert), indem man es nicht löst, weil es unlösbar ist (weit).

1.7 Innere, relationale und äußere Achtsamkeit

Die zweite Dimension der Achtsamkeit besteht in der Unterscheidung zwischen „innerer" und „äußerer" Achtsamkeit sowie der Achtsamkeit auf die Beziehungen zwischen uns und unserer menschlichen, aber auch nicht-menschlichen Umwelt.[39] Bei dieser Unterscheidung geht es wieder um die Frage: Was ist denn das, was gerade geschieht? Ich schlage eine pluralistische Interpretation vor, weil ich glaube, dass sie unserem Erleben gerecht wird. Wir können sowohl subjektive Prozesse wahrnehmen (also innere Bilder, Phantasien, Träume, Gedanken, Erinnerungen, Körperempfindungen) als auch Dinge und Prozesse, die in unserem Erleben unabhängig von uns existieren, auf uns einwirken, nicht vollständig von uns kontrollierbar sind und auch anderen Menschen zugänglich sind. Darüber hinaus können wir uns bewusst machen, dass wir vielfältig mit der Umwelt verbunden sind – durch unsere Wahrnehmungen, unser Handeln und unsere Kommunikation, unseren Körper (die Atmung, die Haut, den Tastsinn, seine Schwere/die Schwerkraft usw.). Diese Ebene entgeht uns leicht, weil wir im Alltag stark damit beschäftigt sind, die Trennung zwischen uns und der Umwelt zu betonen. Das liegt daran, dass uns diese Trennung erst die vielfältigen Handlungsmöglichkeiten eröffnet, die wir zur Bewältigung alltäglicher Probleme benötigen.

Die Metaphorik des „innen" – „außen" ist philosophisch oft in Frage gestellt worden[40], aber sie hat durchaus ihren Sinn. Sie beschreibt einen Unterschied der Qualität und der Verfügbarkeit unserer Erlebnisse. Es gibt Erlebnisse, die ihren Ursprung in uns haben und nicht oder nur sehr vermittelt durch die Außenwelt bewirkt wurden – etwa Träume, Phantasien, Erinnerungen. Wir wissen und erleben, dass wir solche Prozesse unmittelbar beeinflussen können und definieren es als pathologisch, wenn uns das nicht gelingt wie bei Zwangsgedanken. Subjekte Erfahrungen haben zudem die Eigenschaft, dass sie anderen nicht ohne weiteres zugänglich sind, was ein Hauptgrund für die räumliche Metaphorik ist. Andere Menschen können sich nicht auf sie beziehen, wenn wir sie ihnen nicht in irgendeiner Weise mitteilen. Das gilt für alles, was wir fühlen und spüren. Es fühlt sich auf eine bestimmte Weise an, bestimmte Erfahrungen zu machen[41], etwas zu erleben, etwas zu wollen und zu tun. Es gibt ein Gefühl des je eigenen Wollens und der eigenen Aktivität[42], das anderen Menschen prinzipiell als Erfahrung nicht zugänglich ist.

Aber was ist „außen"? Wir schreiben, wie bereits gesagt, jedes bewusste Erlebnis immer auch uns zu, sonst wäre es nicht unser Erlebnis und nicht bewusst. Aber bei vielen Erlebnissen wissen wir sofort, dass sie dadurch zustande kommen, dass die Umgebung auf uns einwirkt und dass wir die Umwelt berücksichtigen müssen, wenn wir sie verändern oder vermeiden wollen. Wir spüren eine *Wirkung*, d.h. es ist Teil unseres Erlebens, dass etwas auf uns wirkt und unabhängig von uns existiert: ein Objekt, eine Temperatur, ein Mensch. Wir sind beeindruckt, bewegt von etwas, lassen es zu oder lehnen es ab. Wir kämpfen gegen etwas, versuchen es zu verändern. Auf diese Außenwelt können auch andere Menschen Bezug nehmen. Wir können die Betrachtung einer Pflanze so erleben, dass wir unsere Aufmerksamkeit auf die Prozesse lenken, die wir uns selbst zuschreiben: die Wahrnehmung als Teil einer bewussten Aktivität, die Gefühle und Assoziationen, die sie bei uns auslöst. Und wir können die Pflanze dort sehen, außerhalb von uns. Vielleicht sehen wir einen Baum, der schon länger als wir selbst existiert, solide, beständig, eindrucksvoll. Dabei kann es geschehen, dass wir völlig von uns absehen, ganz „dort" sind, bei der Pflanze, „versunken" in ihren Anblick, ohne Zweifel, dass sie „wirklich" ist, wirkend in ihrer Erscheinung, aber auch ihrer Widerständigkeit, ihren weichen Blättern, ihrem Duft. Diese Pflanze existiert auch dann noch für uns, wenn wir die Augen schließen, und das wissen wir so intuitiv, wie wir einschätzen können, ob es möglich ist, sie zu entwurzeln und davonzutragen, und wie wir wissen, dass uns andere Menschen dabei helfen können oder nicht. Diese Gewissheit findet ihre Bestätigung, wenn wir es versuchen, aber wir brauchen als erwachsene Menschen, die sich im Alltag auskennen, diese Bestätigung nicht unbedingt. Wir leben stets mit Gewissheiten, an denen zu zweifeln in jeweils bestimmten Situationen sinnlos ist.[43]

Diese beiden Welten des „Innen" und „Außen" existieren nicht unabhängig voneinander. Was wir fühlen und subjektiv erleben, entsteht oder ist entstanden aus den Formen, in denen wir in die Welt eingebunden waren und sind. Dies betrifft sowohl unsere Gedanken und unsere Erinnerungen als auch unsere Gefühle und unsere Beziehungen. Sie alle werden nicht einfach von uns gemacht. Wir orientieren uns in unseren Gedanken an Objekten, Markierungen, Texten und Kommunikationsgemeinschaften und verwenden vorliegende Sprachen und andere symbolische Medien. Wir erinnern uns über Markierungen, Notizbücher und Computer. Wir verlagern unser Gedächtnis nach außen und konstruieren die Gegenstände so, dass sie wiederum unsere Handlungen strukturieren.[44] Unsere Gefühle entstehen durch Ereignisse und Atmosphären und wir befinden uns stets in Beziehungen und Dialogen mit Anwesenden und Nichtanwesenden. Unsere Ohren sind Ohren, weil sie hören, d.h. weil sie mitschwingen und uns Geräusche vermitteln. Und wir hören nicht nur mit den Ohren, sondern auch mit den Knochen. Tiefe Bässe fahren uns in den Bauch. Unser Körper ist ein Resonanzkörper, der mitschwingt und sich auf Musik zu bewegen weiß, ohne dass wir ihm sagen wie. Wir stellen mit dem Tastsinn Kontakt her und unsere Haut macht Kälte und Wärme zu gefühlter Temperatur. Diesen Beziehungen und Interaktionen gilt die relationale Achtsamkeit.

Das komplexeste Beispiel für dieses Interagieren ist vermutlich die Kommunikation mit anderen Menschen. Wenn wir kommunizieren, verwenden wir verschiedenste Medien gleichzeitig.[45] Das situative Zusammenspiel geschieht zum großen Teil unwillkürlich und unbewusst, aber es ist möglich, unsere Aufmerksamkeit auf dieses Geschehen zu lenken. Wir können uns achtsam als Teil eines umfassenden Prozesses – eines Tanzes, eines Gesprächs – wahrnehmen, in den wir eingreifen können, aber häufig nicht müssen, weil er sich von selbst entwickelt. Relationale Achtsamkeit schärft unsere Wahrnehmung der nicht-verbalen Aspekte der Kommunikation, der Aspekte des Könnens, der Gewohnheiten, all der Prozesse, die unserer Aufmerksamkeit normalerweise entgehen, weil sie nicht eigens intendiert sind. Da Achtsamkeit in der Gegenwart bleibt, interessiert sie sich weniger für die Ergebnisse als für die Prozesse.[46] Achtsam schauen wir darauf wie etwas geschieht, nicht auf das, was dabei herauskommt. Wir spekulieren nicht über die Ursachen und verfolgen keine Absicht und so haben wir Zeit und Energie zu schauen, was gerade geschieht und was sich zwischen uns und den Dingen und zwischen uns und anderen Menschen abspielt.

Die alltagspraktische Subjekt-Objekt-Aufteilung oder Innen-Außen-Metaphorik verdeckt nicht nur diese Zusammenhänge, sie lässt auch vieles als objektiv erscheinen, was nur durch unsere Beteiligung zu dem wird, was es ist. Schon in unseren Wahrnehmungen filtern wir den Anteil, den wir selbst daran haben, heraus: Unsere Augenbewegungen im Sehen, unsere Position und Körperhaltung in der Raumerfahrung, unsere Tastbewegungen bei der Erfahrung der Oberflächenbeschaffenheit usw. Ebenso natürlich all die kulturellen Prägungen, die unsere Wahrnehmung beeinflussen: die Einteilung der Farben[47], das Erkennen einer Bewegung als Gruß, die Organisation von Lauten als Sprache usw. Ist uns der subjektive Anteil an diesen scheinbar objektiven Gegebenheiten bewusst, können wir auch ein weiteres, sozusagen „objektivistisches" Missverständnis von Achtsamkeit vermeiden. Achtsamkeit wird manchmal auch als trockener Realismus missverstanden: „Sieh nur das, was ist!" Ist folgende Erfahrung achtsam?

> „Heute gehen die Linden durch die Stadt. Man wollte sie zurückhalten. Hatte ihre Stämme rundherum mit Gittern umgeben. Aber sie bewegen sich trotzdem weiter (...) Die Dächer funkeln wie schräge, von Sonnenlicht geblendete Spiegel. Eine geflügelte Frau steht auf dem Fensterbrett und putzt die Scheiben. Sie bückt sich, schürzt die Lippen und streicht sich eine Strähne schimmernden Haares aus dem Gesicht (...) Die Zeitungen ragen in wildem Durcheinander aus dem Sack. Ihre großen Lettern erinnern mich an fliegende Zebras (...) Dort, mitten auf dem Platz, ist eine Frau stehen geblieben, hat den Kopf zurückgeworfen und zu singen begonnen; um sie herum drängen sich Menschen, weichen zurück: Ein leeres Kleid liegt auf dem Asphalt, und am Himmel hängt ein durchsichtiges Wölkchen." (V. Nabokov)[48]

Sicher seltsam, darin einen Ausdruck von Achtsamkeit zu sehen, aber ich finde, wir sollten es tun.

Manche Erklärungen der Achtsamkeit lassen aber auch umgekehrt vieles als Teil unserer Subjektivität erscheinen, was es nicht ist. Dies geschieht dann, wenn Achtsamkeit ausschließlich auf mentale Prozesse bezogen wird. Oft geschieht dies durch eine kleine, aber gewichtige Verschiebung: „Eine Arbeitsdefinition des Begriffs Achtsamkeit lautet: das Bewusstsein, das entsteht, indem man der sich entfaltenden Erfahrung von einem Moment zum anderen bewusst seine Aufmerksamkeit widmet ..." (J. Kabat-Zinn)[49] Die Achtsamkeit wird auf diese Weise als eine Form aufgefasst, mit Erfahrungen umzugehen. In der vorbuddhistischen Praxis des Vipassana, der „Einsichts-Meditation", auf die dieses Verständnis von Achtsamkeit zurückgeht, beschäftigt sich der Meditierende vor allem mit seinem Atem und mit seinen mentalen Prozessen.[50] Die Achtsamkeit gilt in dieser Version nicht dem Apfel, sondern der Wahrnehmung des Apfels, nicht unseren Tätigkeiten, sondern der Wahrnehmung unserer Tätigkeiten, sie gilt nur „geistigen Ereignissen und Prozessen" (P. Grossman).[51]

Diese Auffassung wird manchmal folgendermaßen begründet: Wir können nichts anderes erleben als eben unsere Erlebnisse oder – neurophysiologisch gesprochen: alles, was wir erleben, ist reduzierbar auf sensorische Inputs und deren Weiterverarbeitung. Die Tücke dieser Mitteilung ist ihre vordergründige Selbstverständlichkeit. Wird sie nämlich so verstanden, dass unsere Wahrnehmungen auch aus sensorischen Inputs und Weiterverarbeitungen bestehen, so ist sie schlicht richtig. Meist aber wird sie in reduktiver Form verstanden: Unsere Wahrnehmungen und alles, was wir daraus machen, sind *nichts als* sensorische Inputs und ihre Weiterverarbeitung. Damit wird sie erkenntnistheoretisch relevant und gleichzeitig falsch, weil diese Position die Frage eliminiert, wie diese Inputs zustande kommen, und weil sie unterschlägt, dass bereits die Rede von Reizen, Sinnesorganen, Neuronen usw. voraussetzt, dass wir etwas *über die Welt und uns als Teil der Welt* in Erfahrung bringen können und müssen. Wir alle kennen den Unterschied zwischen Wunsch und Wirklichkeit, Phantasie und Realität und setzen ihn bei jeder Wissenschaft oder Philosophie voraus. Wir gehen immer von unserer alltäglichen Erfahrung aus, dass die Umwelt auch unabhängig von uns existiert und dass wir als Menschen Teil derselben sind.

> „Der Lehrer: Si Fu, nenne uns die Hauptfragen der Philosophie!
> Si Fu: Sind die Dinge außer uns, für sich, auch ohne uns, oder sind die Dinge in uns, für uns, nicht ohne uns?
> Der Lehrer: Welche Meinung ist die richtige?
> Si Fu: Es ist keine Entscheidung gefallen.
> Der Lehrer: Zu welcher Meinung neigte zuletzt die Mehrheit unserer Philosophen?
> Si Fu: Die Dinge sind außer uns, für sich, auch ohne uns.
> Der Lehrer: Warum blieb die Frage ungelöst?
> Si Fu: Der Kongress, der die Entscheidung bringen sollte, fand, wie seit zweihundert Jahren, im Kloster Mi Sang statt, welches am Ufer des Gelben Flusses liegt. Die Frage hieß: Ist der Gelbe Fluss wirklich, oder existiert er nur in den Köpfen? Während des Kongresses aber gab es eine Schneeschmelze im Gebirge, und der Gelbe Fluss stieg über seine Ufer und schwemmte das Kloster Mi Sang mit allen Kongressteilnehmern weg. So ist der Beweis, dass die Dinge außer uns, für sich, auch ohne uns sind, nicht erbracht worden." (Bertolt Brecht)[52]

Wenn wir auf die Erfahrung eines Apfels als Erfahrung eines Apfels achten, so ist das nur möglich, wenn wir auch auf den Apfel achten, und das bedeutet, in einen Kontakt mit dem Apfel zu gehen, sich ihm auszusetzen. Bei Äpfeln mag dies seltsam klingen, aber nicht seltsam klingt es bei Menschen, oder all den Prozessen, denen wir einfach ausgesetzt sind, ob wir wollen oder nicht: Naturphänomenen, Alter, Tod, Gefühlen und Überraschungen aller Art.

1.8 Beobachtende und begleitende Achtsamkeit

Achtsamkeit wird bisweilen so verstanden, als würden wir uns dabei selbst so betrachten, wie wir Dinge in unserer Umgebung oder unseren Körper betrachten können. Achtsames Wahrnehmen, Handeln, Spüren scheint dann wie eine Art Objektivierung unserer selbst, wie ein Betrachten aus der Distanz. Das Modell des „inneren Beobachters" ist hilfreich in vielen Alltagssituationen, z.B. wenn wir über unsere Handlungen oder unsere Fähigkeiten nachdenken und Entscheidungen treffen wollen. Fraglos ist es in gewissem Maße möglich, diese Position einzunehmen, aber es ist nur begrenzt möglich.

Eine Begrenzung liegt darin, dass wir auch als Beobachter unserer selbst nicht im leeren Raum schweben. Auch dem Beobachten setzt die Situation Grenzen. Es ist nicht leicht, sich selbst zu beobachten, wenn wir abgelenkt werden, und es ist manchmal schwer, nicht auf etwas Anderes zu achten, das sich uns aufdrängt. Ein dramatisches, überraschendes Erlebnis zieht die Aufmerksamkeit des Beobachters auf sich, Angst macht ihn überbewusst und vertraute Routine kann ihn einschläfern. Diese Abhängigkeit hat auch einen zeitlichen Aspekt: Auch der Beobachter kommt immer zu spät. Er kann sich zwar etwas zu oder von etwas abwenden, aber auch dafür muss er sich erst einmal anziehen oder abstoßen lassen.[53]

Eine zweite Begrenzung liegt darin, dass wir auch uns selbst immer von einem bestimmten Gesichtspunkt aus beobachten, mit bestimmten Interessen, Gewichtungen, Vorerfahrungen und Vorannahmen. Wenn wir Achtsamkeit als Beobachtung gestalten wollen, so müssen wir auch immer wieder entscheiden und gestalten, was uns denn eigentlich an dem, was wir achtsam beobachten wollen, interessiert. Auch für die „gleichschwebende Aufmerksamkeit" Freuds, die teilweise dem Modell der Selbstbeobachtung folgt, gibt es klare Vorgaben des Settings und des Interesses (z.B. eher auf die Bedeutung der Sätze zu achten als auf ihre linguistische Struktur).

Zum Dritten können auch wir als Beobachter nur so funktionieren, wie es unsere körperliche und seelische Verfassung, unsere Motivation etc. zulassen. Der Beobachter ist eine Rolle, die wir einnehmen, aber die *wir* mit Leib und Seele einnehmen. Der Beobachter wird leicht „entleibt" verstanden, als eine Form körperlosen Geistes. Aber auch er hat einen Körper, denn es fühlt sich „irgendwie an" zu beobachten. Diese mentale Rolle ist attraktiv, weil wir uns in ihr sicher, gelassen, distanziert, nicht bedroht fühlen. „Zeuge" zu sein ist deshalb reizvoll, weil wir es genießen, nicht betroffen zu sein, sondern souverän.

Zwei weitere Begrenzungen kann ich erst weiter unten erläutern, weil ich dazu zunächst die Variante der „begleitenden Achtsamkeit" darstellen muss. Diese eher noch vertrautere und deswegen vielleicht weniger beachtete Form alltäglicher Achtsamkeit sieht folgendermaßen aus: Nehmen wir an, wir gehen wach und aufmerksam spazieren, so sehen wir uns nicht in einer Landschaft umhergehen, sondern wir begleiten mit unserer Aufmerksamkeit unsere Eindrücke, die Wolken am Himmel ebenso wie den kühlen Luftzug an unserer Nase, die Arbeit oder die Müdigkeit unserer Muskeln. Wir spüren dies alles bewusst, aber im Sinne einer Begleitung und Verstärkung unserer Wahrnehmungen und unseres Spürens, nicht einer objektivierenden Beobachtung. Mit dieser Form der Achtsamkeit ist eine intensivere Selbsterfahrung verbunden. Wir spüren uns als Teil der Situation, betroffen, aktiv, beteiligt, lebendig. C.K. Germer spricht von „participant observation" als einer Komponente von „mindfulness moments": „Participant observation. Mindfulness is not detached witnessing. It is experiencing the mind and body *more* intimately"[54] (kursiv von Germer). Begleitende Achtsamkeit ist ein wesentlicher Bestandteil von Empathie und damit wiederum von relationaler Achtsamkeit. Wir können nicht emotional nachvollziehen, was in einem anderen Menschen vor sich geht, wenn wir es nicht selbst mehr oder weniger spüren, und wenn wir dies nicht tun, können wir nicht verstehen, was sich zwischen uns abspielt. Das Gleiche gilt auch umgekehrt. Genau genommen erleben wir Szenen und in diesen Szenen übernehmen wir verschiedene Rollen. Distanzierung und Beobachtung in Beziehungen können klug sein, aber auch schlicht eine Form von Abwehr.

Unsere Wahrnehmungen sind durchaus beeinflusst davon, ob sie achtsam oder unachtsam geschehen. Begleitende Achtsamkeit (und auch die beobachtende) ist nicht etwas, was nur hinzutritt wie ein unsichtbarer Beobachter und sich dann spurlos wieder zurückzieht. Gerade ein begleitendes achtsames Erleben ist genauer, differenzierter, intensiver, ein- und nachdrücklicher. In dieser Form der Achtsamkeit spalten wir uns nicht auf, sondern gestalten bewusst unsere Wahrnehmung und unser Verhalten. Wenn wir uns nicht aufspalten und uns nicht analysieren, stören wir auch nicht solche Prozesse, die nur reibungslos ablaufen, wenn wir sie nicht beobachten. Wir können durchaus achtsam sprechen oder Klavier spielen, aber wenn wir uns dabei beobachten, geht es meistens schief – das berühmte Tausendfüßlerproblem. Das liegt daran, dass wir es nicht gleichzeitig schaffen, etwas zu tun und dieses Tun zu beobachten. Wir können aber problemlos unser Tun achtsam begleiten, ohne es zu stören.

Für die beobachtende wie die begleitende Achtsamkeit gilt das Gleiche wie bei den anderen Dimensionen der Achtsamkeit: Es handelt sich um ein Kontinuum und wir können uns auf diesem Kontinuum hin und her bewegen. Wir können uns mehr oder weniger von den Wirkungen der Dinge, unserer Teilnahme an den Situationen und unseren subjektiven Erlebnissen distanzieren. Wir können z.B. zu einem Gefühl eine mittlere Distanz wählen, uns gerade so weit darauf einlassen, wie es für uns zuträglich ist. Bei Mitgefühl z.B. müssen wir ständig entscheiden, wie weit wir mitgehen können, ohne uns selbst zu lähmen. In psychotherapeutischen Situationen ist der Wechsel zwischen begleitender und beobachtender Achtsamkeit ausgesprochen sinnvoll.

Dabei hat meines Erachtens die begleitende Achtsamkeit aus zwei Gründen eine gewisse Priorität. Einmal beschafft sie dem inneren Beobachter die Erlebnisse, die er beobachten will. Schließlich kann sich der innere Beobachter nicht mit ganz und gar unbewussten und nicht gespürten Erfahrungen beschäftigen. Zum Anderen: Hätte der Beobachter das letzte Wort, so wäre es ein unachtsamer Beobachter, es sein denn, man käme auf die Idee, ihn seinerseits wieder beobachten zu lassen usw. Will der Beobachter oder „Zeuge" selbst achtsam beobachten, so braucht er begleitende Achtsamkeit. Eine weitere Verdopplung hilft hier nicht weiter. Die begleitende Achtsamkeit entgeht diesem unendlichen Regress, weil sie eine neue Qualität mit sich bringt, die sozusagen in sich ruht – so wie man eine Tätigkeit engagiert oder lustlos verrichten kann. Man ist nicht aktiv und außerdem lustlos, sondern lustlos aktiv. Man ist (begleitend) achtsam wahrnehmend und nicht wahrnehmend und außerdem achtsam.

2. Kontexte der Achtsamkeit

„What if a number of ordinary household objects were introduced to a child in a conditional way: ‚This could be a screwdriver, a fork, a sheet, a magnifying class‘? Would that child be more fit for survival on a desert island (when the fork and screwdriver could double a tent pegs for the sheet, near a fire made by the magnifying class)? Or imagine the impact of a divorce on a child initially taught ‚a family is a mother, a father, and a child‘ versus ‚a family could be…‘ Some may argue that to teach a child about the world conditionally is to make them insecure. This belief may result from a faulty comparison. If the world were stable and we taught stability, that might indeed be better than teaching conditionally. The appropriate comparison, however, would seem to be between teaching with absolutes when the ‚facts‘ are conditional versus teaching conditionally when the ‚facts‘ are conditional. Will children taught ‚it depends‘ grow up to be insecure adults? Or will they be more confident in a world of change than those of us brought up with absolutes?“
– *Ellen Langer*[55]

Die Popularität der „Achtsamkeit" in Wellness, Selbsterfahrungskultur, Psychotherapie und Spiritualität beruht sicher darauf, dass sie gleichzeitig in all diesen Bereichen wirksam ist. Achtsamkeit wird in diesen verschiedenen Kontexten gleichzeitig thematisiert und in jedem Bereich wird ein Bedeutungsüberschuss transportiert. Dieser Bedeutungsüberschuss trägt zur Faszination und zu dem Charme des Konzepts bei. Ich kann gleichzeitig etwas für meine Gesundheit, mein Wohlbefinden und meine spirituelle Orientierung tun oder wenigstens vermuten, dass es nicht nur in dem jeweils unmittelbar gewünschten, sondern auch in einem umfassenderen Sinne guttut. Der Begriff der Achtsamkeit oder gar der Begriff der Meditation wird derzeit immer inflationärer und unschärfer verwendet. Diese Vielfältigkeit kann Unklarheit und Unsicherheit erzeugen. Wer sich als Psychotherapeut in Bezug auf Achtsamkeit kompetent fühlt, muss nicht unbedingt ein klares Bild von der spirituellen Dimension haben, aber er wird es vielleicht vermissen und nicht so gerne darauf angesprochen werden. Spirituelle Lehrer sind nicht unbedingt kompetent, was ernsthafte psychische Probleme ihrer Schüler betrifft, auch wenn sie damit im Rahmen ihrer Tätigkeit konfrontiert sind – und wer heute Yoga praktiziert, fragt sich vielleicht, wieso dies einmal einer spirituellen Suche diente und in welche Hände er sich gerade begibt.

Eine Möglichkeit, Achtsamkeit transparenter zu machen, besteht darin, sie getrennt in verschiedenen Kontexten zu betrachten und anschließend zu schauen, welche möglichen Verflechtungen sich ergeben. Dadurch werden auch verwandte Begriffe klarer. Ich schlage dazu folgende Kontexte vor:

Kontexte der Achtsamkeit

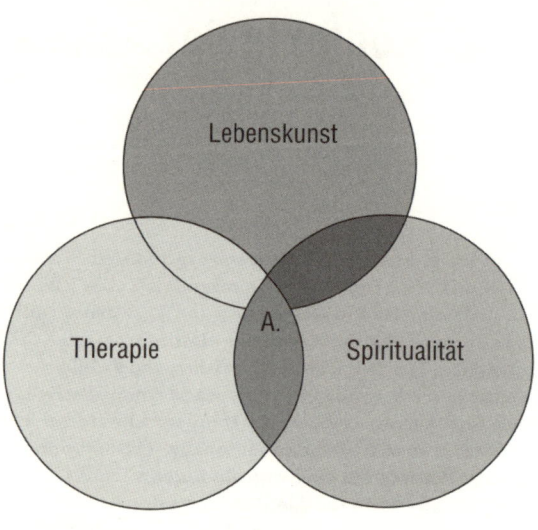

Abbildung 2

Worum geht es in diesen Kontexten? In der *Therapie* geht es um Gesundheit, in der *Lebenskunst* um ein gelungenes Leben, in der *Spiritualität* um Transzendenz.

In der *Therapie* sollen pathologische Erscheinungen beseitigt oder abgemildert und der individuell erreichbare Grad von Gesundheit realisiert werden. Dabei sollen Schäden durch die Behandlung selbst vermieden werden. In einem weiteren Sinne geht es auch um die Verhinderung pathologischer Entwicklungen und den Erhalt der Gesundheit. Dies alles sind natürlich kulturell zu definierende und auszuhandelnde Normen, aber in der Praxis gelingt es in der Regel ausreichend, sie zumindest so weit zu formulieren, dass sie den Therapeuten eine Orientierung in Form intersubjektiver klinischer Einschätzungen und Diagnosecodes geben und mit dem Patienten eine Einigung erzielt werden kann. Achtsamkeit ist in diesem Kontext zunächst einmal eine Technik für Psychotherapeuten und Patienten wie „Deutung", „Desensibilisierung", „Verhaltensanalyse" etc.

Die *Lebenskunst* ist komplexer. Sie verfolgt verschiedene Zwecke – und ein Gutteil der Kunst besteht darin, die verschiedenen Ziele miteinander zu vereinbaren: Glück, Moral, Lebenssinn, Geschick, Weisheit.

In der *Spiritualität* geht es um Transzendenz, um das Überschreiten des Diesseits, sei es mit oder ohne Bezugnahme auf transzendentale Entitäten (Entität = ein „Etwas") oder Vorgänge. Überschritten werden existenzielle Strukturen des alltäglichen Daseins: des Raumes, der Zeit, der eigenen Identität, der Gefühle, der Zwischenmenschlichkeit. Transzendenz kann im Kontakt mit transzendentalen Entitäten (wie Gott,

Götter, Tao, ein Jenseits usw.), die allerdings alle nicht im üblichen Sinne „sind", entwickelt werden oder auch diesseitig (wie im Zen-Buddhismus oder größtenteils in der „neuen Spiritualität"). In der Spiritualität geht es in all diesen Varianten primär weder um Glück noch um Moral oder Gesundheit, sondern um eine erweiterte Selbst- und Welterfahrung.

In diesem Kapitel möchte ich dies weiter begründen und hauptsächlich die *Differenzen* dieser Kontexte betrachten. Das scheint mir eine gute Voraussetzung dafür, später die Verflechtungen untersuchen zu können. Beginnen wir mit der Differenz von *Psychotherapie und Lebenskunst.* Ein häufiges Missverständnis besteht darin, Ziel einer Psychotherapie sei Wohlbefinden oder Glück. Im einfachsten Falle berichten Patienten, es ginge ihnen nicht gut, und Therapeuten fühlen sich unter Druck, dies zu bessern. Bei Patienten handelt es sich häufig um ein Missverständnis, bei therapeutischen Mitarbeitern häufig um eine Art praktisches Zugeständnis, weil es schwer ist, auf diese Wünsche nicht zu reagieren. Mitarbeiter therapeutischer Einrichtungen handeln oft so, als seien sie für das Wohlergehen der Patienten zuständig. Krankheit bringt sicher spezifisches Leid mit sich, das einem Menschen ohne sie erspart geblieben wäre, aber das gilt auch für Gesundheit. Gesundheit mag eine bessere Voraussetzung für Glück sein als Krankheit, es kann aber auch anders kommen. Psychische Gesundheit kann zu einer höheren Sensibilität für Ungerechtigkeiten, mehr Empathie mit Leid, mehr Trauer und mehr leidvollem Engagement führen. Gesundheit zieht Anforderungen und Lebensrisiken mit sich, denen sich der Kranke leicht entziehen kann. Wer krank ist, wird nicht in den Krieg oder die zunehmend härtere Arbeitswelt geschickt und wird vielleicht in Frieden alt. Wer gesund ist, muss meist viele Probleme selbst lösen, Verantwortung tragen, alleine sein können. All das muss in keiner Weise glücklich machen. Gesund zu sein bedeutet nicht, glücklich zu sein, sondern über ausreichende körperliche und seelische Möglichkeiten zu verfügen, im Leben zurechtzukommen bzw. diese Möglichkeiten wiederzugewinnen. Krank zu sein bedeutet nicht zwangsläufig, unglücklich zu sein. Die Krankheitsgewinne sind oft erheblich und es kommt in Supervisionen nicht selten vor, dass Mitarbeiter Patienten um ihre Zauberberg-Existenz beneiden. Natürlich sind die Kontexte von Gesundheit und Glück miteinander verwoben. Aber über Glück und Unglück entscheiden auch die Lebensumstände und das unabsehbare Schicksal.

Die Vernachlässigung des Unterschiedes von Glück und Gesundheit in der Praxis und im Gefühlsleben – weniger in der Theorie – führt zur Entmündigung des Patienten, zu Abhängigkeiten von der Therapie und dem Therapeuten und zu endlosen, verwässerten Behandlungen. Denn wenn es nicht mehr um klar definierte Therapieziele geht, die man mehr oder weniger zu einem bestimmten Zeitpunkt erreicht oder nicht, gibt es auch kein gutes Argument, eine Therapie zu beenden. Unglück, Wünsche nach Wiedergutmachung, Sinnsuche etc. rechtfertigen immer ihre Fortsetzung. In Zeiten, in denen Psychotherapeuten Lebensberater und Seelsorger ersetzen sollen, ist der Bedarf an Psychotherapie unendlich. Die Verwischung der Differenz von Unglück und psychischer Erkrankung, von Leid und Symptomatik, von normaler und pathologischer Traumabewältigung treibt diesen Bedarf immer weiter in die Höhe. Vor allem aber, wenn Patienten dazu neigen, wenig Verantwortung für sich und ihr Leben zu übernehmen oder wenn sie ihr persönliches Glück besonders wichtig finden – was an ihrer Lebenseinstellung oder einer leidvollen und entbehrungsreichen Geschichte liegen kann –, bringen sie therapeutische Profis, die sich nicht mit dem Ziel verbesserter Gesundheit bescheiden, in große Schwierigkeiten. Therapeutisch können Glück und Leid gleichermaßen sinnvoll sein. Psychotherapie schafft nur die Voraussetzungen für beides. Kurzum, für Menschen, die in psychotherapeutischen Kontexten arbeiten, ist es wichtig, ihre Aufgabe so zu definieren, dass sie ihren Patienten zu etwas mehr Gesundheit verhelfen und vielleicht zu der erwünschten Nebenwirkung von mehr Glück.

Auch *Spiritualität und Lebenskunst* lassen sich analytisch trennen. Was z.B. die Suche nach dem Glück als Teilbereich der Lebenskunst betrifft, so stehen für die Trennung beider Kontexte zahllose Märtyrer und Asketen. In der Spiritualität wird auch dann die Erweiterung des Erfahrungshorizonts und eventuell die Bindung an Gott oder eine Religionsgemeinschaft beibehalten, wenn sie auf Kosten irdischen Glücks geht und das transzendentale Glück letztlich unberechenbar bleibt. Märtyrertum oder Selbstlosigkeit auf Grund einer Spekulation auf jenseitiges Glück scheint uns suspekt. Für das Christentum ist die selbstlose Bereitschaft zum Leid aus Gründen des Glaubens und der Liebe geradezu identitätsbildend und traditionsstiftend. Die Trennung von Glück und Spiritualität gilt aber auch für eine eher diesseitig engagierte Religion wie den Buddhismus. Manchmal hört und liest man allerdings die Auffassung, der Buddhismus nehme das menschliche Glück sehr wichtig. Tatsächlich ist es sein Anliegen, Leid zu vermindern. Das gilt auch für das Christentum. Aber zum einen bedeutet es noch nicht, nach Glück zu streben, wenn man nicht unnötig leiden will. Wenn ich nicht arm sein will, muss ich nicht reich sein wollen, und wenn man unnötiges Leid beseitigen will, muss man nicht nach Glück streben. Und zum Anderen ist die Minderung des Leids im Buddhismus eine Folge der Änderung der Lebenseinstellung, um die es eigentlich geht. Glück ist im buddhistischen Sinne eine Folge einer ganz bestimmten Lebenshaltung und Erkenntnis, kein Ziel an sich. Wenn die spirituelle Suche als Glückssuche verstanden werden kann, dann nur in paradoxer Weise: Indem ich die Suche nach dem Glück aufgebe, finde ich, was ich suche. Aber dafür muss ich verstehen, dass die spirituelle Praxis etwas anderes ist. Allerdings bestehen religiöse Systeme nicht nur aus Spiritualität, sondern sie sind auch moralische und soziale Institutionen und dadurch wird alles noch um einiges komplizierter.

Aber auch andere Aspekte der Lebenskunst wie Sinnsuche oder Moral lassen sich von der Spiritualität trennen.[56] Natürlich kann das Leben durch einen Glauben sinnvoller werden oder moralischer, aber wir glauben nicht mit dem Ziel, endlich unserem Leben einen Sinn geben zu können oder um ein besserer Mensch zu sein. Beides ist auch ohne Spiritualität möglich und das Kalkül, das darin steckt, wird der Autonomie der spirituellen Erfahrung oder der Begegnung mit Gott nicht gerecht. Gott oder eine spirituelle Lebensweise sind nicht dazu da, unser Sinndefizit zu beheben, sondern umgekehrt können sie dies nur, wenn wir ihnen einen Sinn beimessen, der nicht mit unserer Not, sondern aus einer eigenen Evidenz heraus begründet wird. In der achtsamkeitsorientierten Spiritualität wäre zudem eine solche Absichtlichkeit ebenso unpassend wie in religiösen Bewegungen, die auf Offenbarung oder Gnade beruhen. Wir können uns die Liebe zu einem bestimmten Menschen auch nicht durch die Alternative der Einsamkeit plausibel machen.

Umgekehrt garantiert Spiritualität mitnichten ein moralisches oder sinnvolles Leben. Selbst islamistischen Selbstmordattentätern kann man spirituelle Erfahrungen und Erkenntnisse zugestehen und dennoch ihren moralischen Irrweg, die Sinnlosigkeit ihres Handelns und sogar die Tragödie ihres individuellen Lebens klar sehen und bedauern. Dass sie subjektiv ihr Leben auf diese Weise moralisch integer beenden, löst den Konflikt nicht, denn wir können den moralischen Wert ihres Lebens und Sterbens dennoch bestreiten. Die subjektive Evidenz genügt nicht, damit wir von „sinnvoll" oder „moralisch wertvoll" sprechen können – sowenig wie das Fehlen dieser Evidenz es ausschließt. Umgekehrt können wir das Leben vieler dezidiert atheistischer oder an Spiritualität völlig desinteressierter Menschen als ausgesprochen sinnvoll oder moralisch gelungen ansehen.

Wie steht es mit dem Verhältnis von *Therapie und Spiritualität*? Ein Minimum an körperlicher und seelischer Gesundheit ist für spirituelle Suche jedweder Art sicher unentbehrlich. Aber ein gehöriges Maß an Krankheit ist ebenfalls mit ihr vereinbar. Katharina von Siena – die Schutzheilige Europas – hat sich zu Tode gehungert. Der hl. Franziskus galt selbst seinen Zeitgenossen als fanatisch, vor allem in seiner Frauenverachtung, aber auch in der Misshandlung seines Körpers. Er war übermäßig hart genüber seinen Mitbrüdern und litt unter schweren depressiven Krisen.[57] Aber er gilt als der beliebteste Heilige der katholischen Kirche und es gibt keinen Grund, an seinen spirituellen Erfahrungen zu zweifeln. W. James berichtet in seiner berühmten Untersuchung „Die Vielfalt der religiösen Erfahrung"[58] schonungslos von dem exzessiven Masochismus religiöser Mystiker. Die Geschichte der religiösen Erfahrungen ist auch ein Kompendium der Psychopathologie.

Ich glaube auch nicht, dass spirituell Suchende unserer Tage seelisch gesünder sind als andere Menschen. Im Gegenteil würde ich die These vertreten, dass gewisse hysterische und narzisstische Tendenzen die spirituelle Entwicklung ebenso beflügeln wie umgekehrt spirituelle Entwicklungen neurotische Prozesse fördern können. Weder behindert Psychopathologie spirituelle Erfahrungen noch trägt psychische Gesundheit zwingend dazu bei. Die meisten psychisch gesunden Menschen verfolgen andere Ziele und können damit leben, dass Andere bei ihnen ein spirituelles Defizit erkennen. Sie sind vollauf damit beschäftigt, in ihrem Alltag erfolgreich und sinnvoll zu agieren und ihr persönliches Glück zu suchen. Sie interessieren sich häufig umso weniger für spirituelle Themen, desto Erfolg versprechender diese Unternehmungen sind. Erst der Zweifel an diesen Bestrebungen, ihr Scheitern oder ihr Gelingen laden dazu ein, sich mit spirituellen Themen zu beschäftigen – ein Grund, warum Lebenskrisen, Jugend und Alter spirituell fruchtbare Lebenszeiten sind. Ich denke, dass Menschen dann am ehesten einen neuen Weg gehen, wenn sie in eine Sackgasse geraten sind und nicht mehr anders können oder wenn sie sich sicher fühlen, Kraft und Selbstvertrauen verspüren und neugierig sind.[59] Seelische Gesundheit ist dabei ein Faktor unter anderen, keine notwendige Voraussetzung. Wir müssen zumindest genau hinschauen, bevor wir den sog. „Glückspsychosen", die oft einen spirituellen Inhalt haben, einfach den spirituellen Charakter absprechen, zumal viele spirituelle Erfahrungen umgekehrt ziemlich psychotisch wirken. Hier sind unsere Labels vielleicht einfach zu grob.[60] Körperliche Gesundheit ist sicher auch nur in Grenzbereichen eine notwendige Voraussetzung für Spiritualität. Umgekehrt ist es ganz offensichtlich, dass sowohl Organmedizin als auch Psychotherapie ohne Spiritualität funktionieren können. All das spricht aus meiner Sicht dafür, die Kontexte der Gesundheit und der Spiritualität zunächst einmal deutlich voneinander zu unterscheiden.

Haben wir die Kontexte getrennt, ist es spannend und redlich, sie auch wieder zu verbinden. Welche Überschneidungen und Verflechtungen gibt es? An dieser Stelle nur kurz einige Beispiele: Lebenskunst und Therapie überschneiden sich in der Prävention und kaum eine Psychotherapie kommt in der Praxis ohne Lebensberatung aus. Lebenskunst und Spiritualität überschneiden sich in der Handlungsform der Weisheit, der Gestaltung der Beziehung zu anderen Menschen, in Gefühlen wie Vertrauen, Dankbarkeit und Liebe. Therapie und Spiritualität überschneiden sich in psychotherapeutischen Konzepten, die Achtsamkeit implizit oder explizit einbeziehen. Ich möchte es bei diesen Andeutungen belassen, weil ich mich in den Kapiteln 6 und 7 ausführlich mit diesen Verflechtungen beschäftigen will.

Bei all diesen Überlegungen berufe ich mich auf eigene und fremde Erfahrungen und unterstelle, dass es sinnvoll ist, Argumente auszutauschen. So gehen wir im Alltag einfach vor, wenn etwas unklar oder nicht selbstverständlich ist. Manchmal fordern wir diese Vorgehensweisen auch ausdrücklich ein. In der Philosophie werden sie unter dem Begriff „Vernunft" zusammengefasst und diskutiert. Im folgenden Kapitel möchte ich darstellen, wie sich „Vernunft" oder „Vernünftigkeit" beschreiben lässt und wo ihre Voraussetzungen und Grenzen liegen.

3. Vernunft

„Embodied agents use bodily actions and environmental
interventions to make the world a better place to think in.“
– *Andy Clark*[61]

„Man fand im Flusse bei Chelm eine bereits entstellte Wasserleiche. Eine Frau,
deren Mann seit Wochen verschwunden ist, meldet sich beim Rabbi mit der Vermutung,
dies könnte ihr Mann sein. Sie verlangt eine Bescheinigung, dass sie nun Witwe ist.
Der Rabbi hat Bedenken: ‚Woher soll man wissen, ob diese zersetzte Leiche Euer Mann ist?
Vielleicht wisst Ihr ein sicheres Kennzeichen?‘ Die Frau, nach langem Nachdenken:
‚Er war ein Stotterer.‘ Der Rabbi klärt [denkt nach] und entscheidet:
‚Nein, das genügt nicht. Es gibt viele Stotterer.‘“[62]

3.1 Vernünftigkeit

Vernunft lässt sich als Praxisform verstehen, als eine Umgangsweise mit Handlungen und Aussagen. Es wäre daher präziser, von „Vernünftigkeit“[63] zu sprechen. Da dieser Begriff zu ungebräuchlich ist, werde ich auch weiter manchmal von Vernunft sprechen. Als Vernünftigkeit verstanden, ist Vernunft keine Instanz, die in uns oder gar außerhalb von uns existiert, sondern eine Art zu denken, zu handeln und zu kommunizieren. Sie besteht darin, dass wir uns um bestimmte Ziele bemühen und dabei bestimmten Regeln folgen und bestimmte Voraussetzungen akzeptieren. Vernünftigkeit ist die Bemühung um Wahrheit und richtiges Handeln. Wenn wir sie Handlungen oder Sätzen zuschreiben, so meinen wir damit, dass diese Sätze oder Handlungen mit anderen Sätzen, Handlungen regelhaft, d.h. auf eine richtige oder falsche Weise, verknüpft werden können und dass sie mit der Erfahrung übereinstimmen sollten. Vernünftigkeit ist also eine Eigenschaft, die auf Handlungen verweist – so wie wir von einem lesbaren Buch oder trinkbarem Wasser sprechen. Wir drücken damit aus, was man mit einem Gegenstand machen kann. Vernünftigkeit ist nicht von vornherein an ein bestimmtes Problem oder einen bestimmten Gegenstandsbereich gebunden. Sie beruht nicht auf bestimmten Aussagen, sondern auf einer Art und Weise, Fragen zu stellen und zu vorläufigen Ergebnissen zu kommen, und deshalb hat sie auch kein Problem damit, dass sie bestimmte Aussagen oder Handlungen nur dann unterstützen kann, wenn sie andere Annahmen vorläufig unhinterfragt akzeptiert. Daraus ergibt sich auch, dass eine Aussage oder Handlung mehr oder minder vernünftig sein kann, es handelt sich nicht um ein Entweder-Oder. Nur bestimmte, mehr oder weniger viele Aspekte einer Aussage oder Handlung können vernünftig sein – je nachdem in welcher Hinsicht, wie ausführlich und mit welchem Ergebnis wir sie daraufhin befragen.

Wie jede andere Praxis hat Vernunft ihre Voraussetzungen und Grenzen, Vor- und Nachteile. Sie ist manchmal angebracht und manchmal nicht. Vernünftigkeit besteht zunächst vor allem in der Praxis des Argumentierens.[64] Da wir intuitiv damit vertraut sind, zu argumentieren, brauchen wir nicht unbedingt eine Erklärung, wie das denn geht. Der Sinn guter Argumente wird aber häufig bezweifelt. Damit stellt sich die Frage: Was ist denn ein Argument? Ein Argument ist die Begründung einer problematisierten Handlung oder Aussage durch eine als besser gesichert angenommene bekannte oder neue Aussage und eine ebenfalls akzeptable Verknüpfung zwischen diesen beiden Elementen.[65] Zum Beispiel:

Fragliche Behauptung: Erneuerbare Energien tragen zur Verlangsamung der Erderwärmung bei.
Akzeptierte Aussage: Erneuerbare Energien haben einen geringeren CO_2-Ausstoß.
Verknüpfung: Ein verminderter CO_2-Ausstoß verlangsamt die Erderwärmung.

Natürlich können die Verknüpfung oder die gesicherten Aussagen mehr oder weniger gesichert oder akzeptiert sein. Ein Argument ist nur für jemanden ein Argument, der gewisse Voraussetzungen teilt. Bei den „gesicherten Aussagen" kann es sich auch um neue Erkenntnisse oder Erfahrungen handeln, die aber gezeigt oder nachgewiesen werden können. Verknüpfungen bleiben oft implizit und können vielfältig sein. Es reicht zu wissen, dass jemand von einem Hochhaus gesprungen ist, um seinen Tod auf dem Asphalt darauf zurückzuführen. Die nicht explizierte Verknüpfung wäre das Wissen um die sehr wahrscheinliche Tödlichkeit eines solchen Sprungs. Nehmen wir einen Suizid an, so gehören noch weitere Verknüpfungen dazu, die nicht alle expliziert werden müssen (die Bedeutung eines Abschiedsbriefs, die bekannten Wirkungen von Kränkungen, Liebeskummer und Depressivität usw.).

Argumente können mehr oder minder riskant oder gut sein, je nachdem, was sie alles beinhalten. Und unsere Ansprüche können unterschiedlich hoch sein. Argumentieren heißt, sich die Welt auf Grund vorhandenen Wissens weiter zu erschließen und sich dabei abzusichern – so wie wir uns langsam auf unbekanntes Terrain vorwagen und uns freuen, wenn wir dafür gut ausgerüstet sind.

Argumentieren beinhaltet die Anwendung bestimmter Techniken. Wir müssen nicht nur bereits einiges wissen, sondern auch einiges können, um argumentieren zu können. Dazu gehören nicht nur viele Alltagsfertigkeiten, die wir auch in anderen Zusammenhängen benötigen (z.B. sprachliche Kompetenzen), sondern ganz spezielle Kompetenzen: Wir müssen einige Regeln der Logik beherrschen. Dies muss nicht explizit geschehen, d.h. wir müssen sie nicht benennen können, aber wir müssen uns so verhalten können, dass wir für einen Beobachter diese Regeln befolgen. Das ist nichts Besonderes, denn beim Sprechen und jedem gesellschaftlichen Verhalten machen wir nichts Anderes. Wenn es erforderlich ist, können wir auch selbst mehr oder weniger gut solche Regeln formulieren. Im Falle des Argumentierens gilt zum Beispiel:

⋯⟩ Wir versuchen Widersprüche zu vermeiden.

⋯⟩ Wir sind bereit zu „schließen", d.h. Verknüpfungen zu bilden, z.B. auf der Basis von Implikationen: „Knut ist ein Eisbär" – „Ein Eisbär ist ein Säugetier" – „Knut ist ein Säugetier".

⋯⟩ Wir sind bereit von Aussage (A) auf Aussage (C) zu schließen, wenn wir bereits von (A) auf (B) und von (B) auf (C) geschlossen haben.

Es gibt eine Menge weiterer logischer Regeln und viele davon werden im Alltag regelmäßig verletzt, ohne dass wir deshalb Schaden leiden. In der Wissenschaft oder Philosophie können wir uns solche Nachlässigkeit weniger leisten, wenn wir nicht das Unternehmen gefährden wollen. Dort werden wir auch eher auf Verletzungen von Regeln aufmerksam gemacht.

Vernünftigkeit verwendet aber nicht nur Argumente und logische Regeln, sondern kennt auch Standards wie Einfachheit, Klarheit (z.B. von verwendeten Begriffen), Kohärenz (Aussagen sollen sich möglichst wechselseitig unterstützen und sich nicht widersprechen), Konservativität (Anschlussfähigkeit an gesichertes Wissen, das wir nur aufgeben, wenn es sein muss), Übereinstimmung mit der Erfahrung. Auch diese Standards wenden wir in der Regel implizit an und können sie nur mehr oder weniger gut explizieren. Die Explikation ist eine eigene Fähigkeit wie die Fähigkeit, die grammatikalischen Regeln der eigenen Sprache zu erklären. Implikationen von Begriffen und Aussagen aufzudecken und zu diskutieren ist eine wesentliche Aufgabe der Philosophie.

Heutzutage ist oft weniger von Vernunft als von Rationalitäten die Rede. Das liegt daran, dass sich je nach Gegenstandsbereich und Zielsetzung sehr viele detaillierte Standards, Regeln und Methoden der Erkenntnisgewinnung entwickelt haben. Dennoch macht der Begriff der Vernunft für viele Philosophen weiterhin Sinn. Vernunft wird gebraucht, um solche detaillierten Rationalitäten zu entwickeln, weiterzuentwickeln, sie miteinander in Beziehung zu setzen, ihre Grenzen und Überschneidungen zu ermessen.

3.2 Rationalitäten

Vernünftigkeit hat wie gesagt keinen besonderen Gegenstand. Inwiefern es sinnvoll ist, vernünftig vorzugehen, ergibt sich bzw. entscheidet man je nach der Situation, in der man sich befindet. Rationalitäten gelten demgegenüber nur für einen bestimmten Gegenstandsbereich und sind dementsprechend sehr viel präziser. Die Gegenstandsbereiche von Rationalitäten können sehr umfassend oder sehr eng sein. Sie können sich ergänzen, überschneiden oder auch implizieren.[66]

Ein Beispiel: Die Psychopharmakologie folgt einer ganz anderen Rationalität als die Psychotherapie. Beide gehören in den Gegenstandsbereich der Psychiatrie und gehen doch nicht darin auf. Psychopharmakologie und Psychotherapie haben bisweilen die gleiche Indikation, z.B. bei Angststörungen und Depressionen. Ein Psychiater muss daher in beiden Rationalitäten zu Hause sein. Andererseits werden Psychopharmaka auch in der Neurologie oder Anästhesie oder in der Drogenszene verwendet, und Psychotherapie wird auch von Menschen akzeptiert, die die Psychiatrie ablehnen. Die Rationalitäten sind verschieden, werden unabhängig voneinander eingesetzt, aber manchmal begegnen und überschneiden sie sich. Dann müssen sie aufeinander abgestimmt werden.

Schauen wir uns die Eigenschaften von Rationalitäten am Beispiel der Psychopharmakologie an: Behandelt man psychopharmakologisch, hat man in erster Linie die Symptomatik im Auge und erwartet eine rasche Besserung oder eine gute präventive Wirkung. Zu den Standards der Therapie gehört ein Wissen um Halbwertszeiten, Abbauwege, Nebenwirkungen, die therapeutische Breite (bei welcher Dosis wird das Medikament gefährlich?) und um das Spektrum an Medikamenten, die in Frage kommen. Es gehört aber auch dazu, die Einstellung des Patienten zu Medikamenten, die Zuverlässigkeit der Einnahme etc. beurteilen zu können. Wir sehen hier eine Mischung aus diagnostischen, chemischen und physiologischen Parametern, psychologischem Wissen, Zielen und Handlungsorientierungen („Wähle das Schlafmittel mit der geringsten Halbwertszeit!"). Und wir sehen viele Überschneidungen und Anschlussmöglichkeiten und -notwendigkeiten (z.B. mit ökonomischer Rationalität: „Lohnt sich ein teureres Medikament wirklich?"). Rationalitäten überschneiden sich nicht nur, sie beeinflussen sich auch in ihrer Entwicklung, lassen sich nicht sauber trennen. Dennoch: Jede Rationalität hat zum Zeitpunkt X einen Kernbereich, von dem aus sie sich entwickelt und in Beziehungen eintritt.

Eine Rationalität wird vor allem durch einige Kernannahmen über einen Gegenstandsbereich definiert. Sie entwickelt sich über gemeinsame Fragestellungen, theoretische Annahmen, Techniken, technische Objekte, Methoden, institutionelle, gesellschaftliche und persönliche Einflüsse, aber auch durch Kooperation, Konkurrenz,

Geldflüsse, politische Entscheidungen, Zufälle und vieles andere. Die wesentlichen psychopharmakologischen Innovationen wurden nicht als solche entwickelt, sondern beruhen darauf, dass sich jemand für Nebenwirkungen bei anderen Verwendungen interessierte. Dennoch formieren sich alle diese Einflüsse zu einem mehr oder weniger stabilen Gebäude, auch wenn es ständig umgebaut wird.

Rationalitäten entwickeln sich in der Interaktion zwischen Menschen, Dingen, Institutionen und sie bestimmen ihre eigenen nächsten Schritte mit. Insgesamt ist diese Entwicklung nicht planbar oder absehbar. Sowohl die bereits vorliegende Rationalität im Speziellen als auch die Vernünftigkeit im Allgemeinen haben auf die Zukunft der einzelnen Rationalität einen begrenzten Einfluss. Man kann den jeweiligen Standard einer Rationalität thematisieren. Dies geschieht vor allem dann, wenn ihn jemand einfordert, also z.B. wenn wir Fehler machen oder vor unlösbaren Problemen stehen. Nachdem beispielsweise klar wurde, dass die Verbreitung des Biosprits zu einer Explosion der Nahrungsmittelpreise und des Düngerverbrauchs führt, veränderte sich seine Position innerhalb der ökologischen Rationalität. Es wurde deutlicher zwischen der Verwertung von nahrungsrelevanter und ungenießbarer Biomasse unterschieden.

Wir können bei vielen Prozessen feststellen, dass sie implizit rationalen Kriterien gerecht werden.[67] Ich spreche von „Prozessen", weil durchaus Maschinen, Roboter etc. in dieser Weise rational agieren können bzw. weil es gar nicht sinnvoll ist, rationale Prozesse einzelnen Teilnehmern interaktiver Prozesse zuzuschreiben. Auch bei Menschen laufen viele Verhaltensweisen bzw. Beteiligungen an Prozessen implizit rational ab. Gehen, Sprechen, viele Alltagsroutinen sind in hohem Maße widerspruchsfrei organisiert und effektiv. Dies geschieht ohne explizite Organisation (durch Versuch und Irrtum, selbstorganisatorische Prozesse etc.). Explizite Rationalität kommt dann ins Spiel, wenn diese Vorgänge auf ihre Funktionsweise und eine mögliche Maximierung der Rationalität hin betrachtet werden. Sie ist vor allem dann gefragt, wenn die Effektivität des Handelns bzw. von Aussagen gesteigert werden soll. Da diese Steigerung zu den Prinzipien vieler Institutionen gehört, werden in Gesellschaften und Lebenswelten, die von Wissenschaft und Ökonomie dominiert werden, Rationalitäten häufig explizit formuliert.

Rationalitäten folgen ihren eigenen Vorgaben, Methoden und Standards und deshalb ist es in der Regel nicht möglich, eine Rationalität einer anderen unterzuordnen. Sie stehen horizontal, nicht vertikal zueinander. Man kann ein Thema unter ganz verschiedenen Rationalitäten betrachten. Was es zu einem gemeinsamen Thema macht, sind oft nur die Vorgaben und Umrisse, die sich aus alltäglichen Deutungsmustern ergeben. Wir können einen Flughafenausbau aus einer technischen, ökonomischen oder ökologischen Sicht diskutieren und müssen dann jeweils ganz unterschiedliche Rationalitäten anwenden. Was sie zusammenhält, ist die alltagsweltliche Thematik „Flughafenausbau", unter der sich die meisten Menschen etwas vorstellen können.

Alltagsweltliche Begriffe sind selten klar definiert. Sie arbeiten mit Typischem und mit Ähnlichkeiten und folgen einer eigenen, durchaus effektiven Logik.[68] Alltagsweltliche Begriffe sind natürlich nicht übergeordnet. Sie können aus dem Blickwinkel anderer Rationalitäten und der Vernunft kritisiert und verändert werden.

3.3 Voraussetzungen und Grenzen der Vernunft

Aber auch die Vernunft ist nur eine Art und Weise, sich in diesem Netz von Praktiken und Erkenntnissen zu orientieren und fortzubewegen. Wenn wir vernünftig vorgehen wollen, müssen wir davon ausgehen, dass es zu jedem Zeitpunkt und als Grundlage aller Begründungen Wahrnehmungen, Verhaltensweisen und vieles andere gibt, was wir nicht begründen können.

Ich möchte im Folgenden vier für unser Thema wesentliche Grundlagen und Voraussetzungen von Vernünftigkeit vorstellen:

3.3.1 Können

Das Thema des Könnens wird auch unter „Wissen – Wie", „Fertigkeiten", „implizites Wissen" oder „tacit knowledge" (M. Polanyi) diskutiert.[69] Wir wissen oft, wie etwas geht, können dieses Wissen aber nicht verbalisieren. Die Ziele unserer Handlungen sind uns in der Regel klar, nicht aber, was wir genau warum tun. Wir erwerben dieses implizite Wissen auch nicht über Erklärungen, sondern durch „trial and error" – oder durch Nachahmung. Natürlich können Erklärungen hilfreich sein, aber sie genügen nicht. Die Angabe von Regeln hilft, aber Regeln führen das Problem mit sich, dass ihre Anwendung in konkreten Situationen nicht selbst wieder geregelt werden kann, wenn man nicht in einen unendlichen Regress kommen will. Es gibt immer einen Moment der Anwendung einer Verhaltensvorschrift, die nicht selbst wieder einer Vorschrift unterliegen kann, sondern erst in diesem Moment entstehen kann und deren Effektivität riskiert werden muss.

In Bezug auf Vernunft benötigen wir vor allem drei Arten von Können:

1. Kommunikative Fähigkeiten: Vernünftige, begründbare Aussagen und Handlungen sind nur möglich, weil wir in der Lage sind zu sprechen, uns in Räumen und Zeiten zu orientieren und zu bewegen, Kontakt aufzunehmen, uns aufrecht zu halten, zu interagieren, Medien zu benutzen usw. Dazu kommt, dass wir zur Kooperation bereit und in der Lage sein müssen, d.h. zu einem minimalen Maße an Vertrauen, Respekt, Interesse, Geduld. Es wird also auch eine spezifische emotionale Kompetenz verlangt, die übrigens selten erwähnt wird.

2. Selbstbewusstsein: Dies meine ich im Doppelsinn des Wortes – formal als die Fähigkeit, sich Meinungen und Handlungen zuzurechnen und psychologisch als Selbstvertrauen. Vernünftigkeit beruht darauf, dass Menschen Positionen einnehmen und Argumente austauschen. Dazu benötigen sie sowohl die Fähigkeit, Verantwortung zu übernehmen als auch ein Bekenntnis zu ihrer Neugierde sowie ein allgemeines Vertrauen in die eigenen Fähigkeiten, durch Wahrnehmungen, Gefühle, Kognitionen und soziale Kompetenzen die Welt zu erschließen, Probleme zu bewältigen und mitzudiskutieren. Jede Situation ist anders, es gibt unerwartete Veränderungen, Hindernisse. Vernünftigkeit erfordert die Fähigkeit und die Bereitschaft, neue Verhaltensmuster und Ideen zu schaffen, auszuprobieren oder gedanklich durchzuspielen, also Risikobereitschaft und Vorstellungskraft.[70]

3. Instrumentelle Fertigkeiten: die Handhabung eines Kugelschreibers, einer Brille, eines Schraubenziehers, eines Lichtschalters, einer Bibliothek, eines Kernspintomographen, eines PCs usw. Die Dinge selbst sind so gestaltet, dass sie uns diese Handhabungen ermöglichen und abverlangen. Insofern sind die technischen Objekte ebenso wie die entsprechenden Fertigkeiten Teil vernünftiger Praxis.[71]

3.3.2 Wahrnehmungen und Kenntnisse

Was immer wir tun, geht mit Wahrnehmungen einher, die wir teilweise fokussieren und bewusst erleben, zum großen Teil aber nicht. Manche dieser Wahrnehmungen sind diffus, manche prägnanter. Manches nehmen wir „als etwas" wahr, manches nicht einmal als etwas, sondern nur als Hintergrund, Teil einer Atmosphäre oder am Horizont unseres Wahrnehmungsfeldes. Jede Wahrnehmung erfordert zwar ein Minimum an Bestimmtheit, sonst ist sie nicht einmal eine Wahrnehmung, aber nicht jede Wahrnehmung erreicht die Stufe der Prägnanz, in der wir etwas „als etwas" wahrnehmen. Dazu braucht es eine höherstufige Aufmerksamkeit oder eine „präsentationale Haltung" (C. Schildknecht).[72] In einer präsentationalen Haltung versuchen wir etwas als etwas zu identifizieren. Sie führt zu Kenntnissen. Wir kennen uns mit etwas aus, können Gesichtsausdrücke lesen, ahnen einen Streit oder sehen sofort, was bei einem Unfall passiert ist. Ärzte entwickeln einen „diagnostischen Blick". Auch diese Art der Wahrnehmung setzt noch keine verbale oder begriffliche Leistung voraus (auch wenn diese Wahrnehmungskonzeptionen durch unsere Sprache beeinflusst sind).[73] Wir orientieren uns an solchen Wahrnehmungen, ohne sie uns bewusst zu machen, und rechnen z.B. damit, dass sie oft oder nie miteinander auftreten, ohne diesen Erwartungen eine klare logische Struktur zu geben. Wir gleiten mit diesen Orientierungen durch das Leben, sind aber immer wieder gefordert, mit Unerwartetem zurechtzukommen. Auf dieser Ebene müssen wir uns ständig auf neue Abenteuer[74] einstellen.

Auch die verbalisierte, kommunizierte und entsprechend fehlbare Erkenntnis geht stets mit Wahrnehmungen einher, die nicht einmal die Stufe der Bestimmtheit „als etwas" erreichen. Oder sie erreichen sie zwar, werden aber keinerlei skeptischer Überprüfung unterzogen, weil gar kein sinnvoller Zweifel möglich ist.[75] Dazu braucht es einen Anlass. Auch der Zweifel an einer optischen Täuschung entsteht erst, wenn wir auf der sprachlichen Ebene einen Zweifel an einer bestimmten Eigenschaft erheben –

z.B. an der Länge eines Pfeils. Erst dann präzisieren wir die präsentationale Haltung in einer Weise, die sie für eine skeptische Haltung – wie wir sie auf der verbalen Ebene entwickeln – interessant macht. Sonst würden wir eben den einen Pfeil gar nicht in Bezug auf seine Länge mit dem anderen vergleichen (von dem wir glauben, er sei länger, wenn wir danach gefragt werden). Den allermeisten Wahrnehmungen (oder Wahrnehmungsaspekten) stehen wir nicht-skeptisch gegenüber. Skepsis macht meist auch gar keinen Sinn, nicht nur, weil uns die Zeit dafür fehlt, sondern auch weil unsere Wahrnehmungskonzeptionen eben so sind wie sie sind und erst im Hinblick auf eine Fragestellung weiterverarbeitet werden müssen, um irrtumsanfällig zu werden.

In unseren Wahrnehmungen liegt eine relative Grenze der Vernünftigkeit vor, denn wir können Wahrnehmungen zwar zu Kenntnissen und verbalen Aussagen transformieren, aber nie vollständig. Dazu kommt: Zu einem bestimmten Zeitpunkt unseres Sprechens und Handelns – z.B. wenn wir von A nach B fahren oder eine Diagnose stellen (und beides gut begründen können) – nutzen wir gleichzeitig einen weiteren riesigen Schatz an einfachen Wahrnehmungen und Kenntnissen, ohne ihn kritisch zu betrachten. Ohne weitere Kenntnisse und Fertigkeiten sind die logischen und argumentativen Fertigkeiten schlicht irrelevant, sie heben ab wie der „klärende" Rabbi. Er argumentiert zwar logisch, aber es entgeht ihm, dass eine Leiche nicht stottern kann. Wir müssen uns diesen Erfahrungsschatz nicht wie eine riesige Bibliothek des Wissens vorstellen. Vieles generieren wir dann, wenn wir es brauchen, z.B. indem wir es ableiten oder Implikationen explizieren. Wir „wissen", dass wir zwei Hände haben, und ich weiß, dass meine Mutter kein Mann war, aber dieses Wissen existiert nicht irgendwo in uns.[76] Wir entwickeln es, wenn wir es brauchen.

Nur einen Bruchteil unserer präsentationalen Wahrnehmungen konzeptualisieren wir in irgendeiner Weise sprachlich. Sprachliche Konzeptualisierung bedeutet nun aber nicht, dass wir unsere Wahrnehmungen in irgendeiner Weise einfangen, wiedergeben oder dergleichen. Alle Erfahrungen sind unsagbar. Verbalisieren bedeutet nur, dass wir auf unsere Erfahrungen verweisen, sie sprachlich organisieren, auswerten, vergleichen, Abstraktionen bilden und vor allem zeigen, wie man zu ihnen kommt. „Wenn man urteilt, dieses Objekt sei süß, das heißt, wenn man die Idee oder Bedeutung ‚süß' darauf bezieht, ohne tatsächliche Süße zu erfahren, sagt man voraus, dass dann, wenn es geschmeckt wird – das heißt, wenn es einer spezifizierten Operation unterzogen wird –, eine bestimmte Konsequenz folgen wird." (J. Dewey)[77] Ein Bericht von einer Erfahrung ist kein Ersatz für diese Erfahrung. Er gibt Bedingungen an, unter denen man bestimmte Erfahrungen machen kann, die ihn rechtfertigen. Diese Rechtfertigung „ist eine Sache praktischen Verfahrens", das auch jederzeit „schiefgehen kann." (N. Rescher)[78]

Die sprachliche Konzeptualisierung bedeutet einen erheblichen qualitativen Sprung. Sie führt dazu, dass wir Kenntnisse fixieren. Sie bekommen eine materiale Gestalt, mit

der wir weiterarbeiten können. Sprache ermöglicht „thinking about thinking."
(A. Clark)[79] Kenntnisse werden zu Erkenntnissen, über deren Haltbarkeit wir uns verständigen und diskutieren können.[80] Mit der Wahrnehmung von „etwas als etwas"
beginnt zwar schon die Möglichkeit des Irrtums – wie wir von optischen Täuschungen wissen –, aber erst auf der Ebene von Erkenntnissen können wir uns über Wahrheit und Irrtum verständigen. Wir orientieren uns nun nicht mehr einfach in der Umgebung, sondern wir können auch an unserer Orientierung zweifeln und uns über gute und falsche Orientierungen, richtige und falsche Wahrnehmungen verständigen.
Wir können Interpretationen, Schlussfolgerungen etc. bilden, die eine gewisse Konstanz in der Zeit bekommen, sodass wir sie gemeinsam überprüfen und verwerten können.

Damit sind wir auf der Ebene der Vernünftigkeit und Begründbarkeit angekommen.
Auch praktisches Wissen, Orientierungen, Wahrnehmungen und Kenntnisse sind
Formen der Wirklichkeitserschließung und können als solche misslingen. Von „wahr"
und „falsch" zu sprechen, macht aber erst Sinn, sobald wir diese Formen der Welterschließung in einer propositionalen Weise, also in Form eines Aussagesatzes, artikulieren, wir also einen Anspruch auf Wahrheit formulieren, der auch bestritten werden
kann. Erkenntnis in einem anspruchsvolleren und damit auch riskanteren Sinne beginnt hier. Um das Gelingen oder Misslingen von Orientierungen und Fertigkeiten
beurteilen zu können, müssen wir uns die Frage nach ihrer „Richtigkeit" und Angemessenheit ebenso stellen wie die Frage nach der „Wahrheit der in ihnen enthaltenen
Annahmen", nach dem „Status der Überzeugungen, der in eine solche Orientierung
eingegangen, aus diesem Zugang heraus zugänglich oder für diesen Zugang wesentlich ist". (M. Seel)[81] Die Wahrheit von Aussagen und die Richtigkeit von Fertigkeiten
und Orientierungen umgreifen einander. „Welterschließung ist nicht einfach wie die
Aneignung oder das Erleben einer neuen Sprache für im Wesentlichen bekannte Dinge. Welterschließung ist wie das Erlernen einer neuen Sprache für wesentlich noch unbekannte Dinge. Das Weltwissen und das Sprachwissen modifizieren sich hier in einem Zug." (M. Seel)[82] Ich möchte im 5. Kapitel zeigen, dass dies auch für Meditation
und Spiritualität gilt.

3.3.3 Subjektivität

Subjektivität stellt in mehrfacher Hinsicht eine Grenze der Vernunft dar. Dabei ist es
zunächst einmal kein sonderliches Problem, Subjektivität vernünftig zu erforschen
und zu behandeln. Manchmal wird der Eindruck erweckt, Subjektivität sei per se ein
Problem für Wissenschaft, Philosophie oder Begrifflichkeit im Allgemeinen. Wir haben aber weder im Alltag noch in der systematischen Erforschung ein prinzipielles
Problem mit dem Erfassen subjektiver Prozesse wie Motive, Wünsche, Phantasien,
Wahngebilde oder dergleichen. Nur wer Wissenschaft mit Naturwissenschaft gleich-

setzt, fühlt sich hier unwohl und hat erst dann das Gefühl, greifbare Ergebnisse zu haben, wenn er neurobiologische Korrelationen zu dem Wissen über subjektive Prozesse gefunden hat, dem er zwar vertrauen muss, aber nicht vertrauen will. Wir können aber auf die Phänomenologie, die Psychologie, die Psychopathologie, die Entwicklungspsychologie, die Sozialpsychologie und andere Zweige der Wissenschaft verweisen, die mit vielfältigen Methoden nicht weniger verlässlich arbeiten als die Radiologen, wenn sie die Bilder der Kernspintomographen deuten. Die Radiologen und Hirnforscher wüssten bekanntlich ihrerseits ohne psychologische, phänomenologische und psychopathologische Kenntnisse nicht, welche Interpretationen ihrer radiologischen Daten überhaupt möglich sind.

Dennoch gibt es Aspekte der Subjektivität, die für die Vernunft in Alltag und Wissenschaft in ähnlichem Sinne Voraussetzungen und Grenzen darstellen wie die eben vorgestellten Aspekte des Könnens und der Wahrnehmung. Sie werden sichtbar an subjektiven Erfahrungen wie Träumen, Phantasien, aber auch Körperempfindungen, dem Gefühl des Wollens und der eigenen Aktivität. Schauen wir uns exemplarisch die Köperempfindungen etwas genauer an:

Körperempfindungen sind unmittelbar, und wir können uns in dem Empfinden selbst nicht irren. Sie sind Wahrnehmungen, die für uns evident sind und die sich auf nichts beziehen: Schmerzen, Lust, Kälteempfindung usw. Nur in einem sehr beschränkten und für uns selbst wenig relevanten Sinne können wir ihnen gegenüber versuchen, eine präsentationale Haltung einzunehmen: Handelt es sich um Lust oder Schmerz? Kälte oder Wärme? Nun ja, das ist eher das Problem der (unzulänglichen) Worte und der Semantik als der Erfahrung. Bei Empfindungen handelt es sich zunächst um Erfahrungen, die keine Erkenntnisse sind, sie beziehen sich nicht auf etwas Drittes. Sie sind wie andere Wahrnehmungen, die keinen präsentationalen Anspruch erheben, weil sie kein Objekt haben, also wie Träume, Phantasien. Sobald wir Phänomene als Empfindungen, Träume oder Phantasien einordnen, heben wir eine mögliche präsentationale Haltung auf. Wir wissen, dass eine solche Haltung sinnlos ist, weil wir davon ausgehen, dass wir in Träumen nicht etwas als etwas erkennen können (falls wir anderer Meinung sind, ändert sich der Status natürlich). Ebenso billigen wir Phantasien keinen Erkenntnischarakter über das Phantasierte zu (allenfalls über uns selbst, dann werden sie als „Material" eingeordnet). Ein interessanter Sonderfall sind psychotische Erlebnisse: Psychotische Patienten beanspruchen zwar in der Regel einen präsentationalen und auch einen weitergehenden Erkenntnischarakter für ihre Wahrnehmungen oder Wahnerlebnisse. Oft sind sie dabei aber ambivalent. Sie mildern diese Ansprüche ab oder weichen sie auf, indem sie die entsprechenden Überprüfungs- und Argumentationsregeln nicht akzeptieren. Deswegen ist es in der Praxis oft sinnvoll, ihre Erlebnisse nicht in gleichem Sinne als präsentational und epistemisch (in ihrem Wissenscharakter) anspruchsvoll zu behandeln wie gewöhnliche Erlebnisse. Die Patienten akzeptieren das meist, wohl weil sie selbst spüren, dass ihre Erlebnisse und Überzeugungen einen speziellen Zwischenstatus haben. Wir werden sehen, dass dies bei spirituellen Aussagen anders ist. Sie sind in der Regel epistemisch „härter" gemeint.

Körperempfindungen jedenfalls geben wir zunächst keinen präsentationalen oder epistemischen Charakter. Allerdings können wir z.B. Schmerzerfahrungen in einer Weise auslegen oder präzisieren, die ihnen einen Erkenntnischarakter verleiht – mit Aussagen wie „Ich habe Magenschmerzen". Es kann sein, dass uns der Magen bereits entfernt wurde und wir das mal eben vergessen haben oder dass alles dafür spricht, dass der Schmerz eher von der entzündeten Gallenblase kommt oder dass wir die Anatomie nicht durchschauen. In all diesen Fällen irren wir uns nicht in unserer Empfindung, sondern in ihrer Artikulation, die eine Hypothese über ihre Genese enthält. Auch dieses Problem ist Psychiatern und Psychotherapeuten sehr vertraut, denn Patienten glauben oft, man würde ihnen ihr Erleben absprechen, wenn man ihre Hypothesen über die Genese (ihrer Schmerzen, Missempfindungen oder der Stimmen, die sie hören) nicht übernimmt. Sie glauben, man würde ihre ganze Erfahrung zu einer „Einbildung" erklären, dabei bezieht sich der Zweifel nicht auf die Erfahrung, sondern den speziellen semantischen Gehalt, der einen Erkenntnisanspruch beinhaltet. Was die Empfindung selbst betrifft, wäre allenfalls ein Zweifel an der Aufrichtigkeit des Berichts und der Mitteilungsfähigkeit angebracht, aber dazu haben Psychiater und Psychotherapeuten zum Glück eher selten Anlass.

Die subjektiven Empfindungen, die psychische Prozesse aller Art begleiten, also die Art und Weise wie es sich anfühlt, etwas zu tun, zu sagen, zu erleben, werden in der Philosophie als „Qualia" bezeichnet.[83] Qualia sind Aspekte psychischer Prozesse, die wir prinzipiell nicht mit anderen teilen können. Dies gilt auch für Wahrnehmungen, Überlegungen, Gefühle, die wir ansonsten gut teilen und mitteilen können. Ein Aspekt dessen, was wir teilen, bleibt bei uns. Gefühle sind ein umstrittener Fall, weil sie stark von Körperempfindungen und Qualia geprägt sind. Dennoch stellen sie als Ganzes kein Problem für eine vernünftige Erfassung und Handhabung dar, weil sie darüber hinaus starke intersubjektiv fassbare Aspekte haben wie die auslösende Situation, Objekte, auf die sie sich beziehen, andere kognitive Prozesse (Phantasien, Erinnerungen, Assoziationen), Handlungsimpulse, Ausdrucksverhalten, vegetative Prozesse. Deshalb können wir uns über unsere Gefühle irren. Und deshalb können andere manchmal unsere Gefühle genauer erfassen als wir selbst.

Empfindungen und Qualia bilden einen wesentlichen Aspekt des Kern-Selbst[84]: wie es sich anfühlt, ich zu sein. Das Kern-Selbst besteht aus einer Kontinuität von Selbsterfahrungen: wie es sich anfühlt, diesen Körper, diese Gedanken, diese Gefühle zu haben und überhaupt etwas zu wollen, zu handeln oder passiv zu sein. Ohne dieses Kern-Selbst hängen alle anderen Formen der Identität, die sich aus verschiedenen Formen des Wissens über mich ergeben, in der Luft. Auch dieses Kern-Selbst kann nicht mit anderen geteilt werden. Jede vernünftige Befragung der Selbsterfahrung stößt hier an die Grenze der Subjektivität. Das Kern-Selbst ist eine Voraussetzung jeder argumentativen Auseinandersetzung, es ist für jede Art von Selbstbewusstsein unentbehrlich. Es liegt dem Bewusstsein zu Grunde, dass ich mit bestimmten persönlichen, emotionalen, motivationalen Voraussetzungen zu Werke gehe und andere dies auch tun und dass ich auch anders handeln könnte, weil nicht irgendjemand, sondern ich selbst es bin, der gerade behauptet, argumentiert, versteht. Ohne diese Verankerung und gespürte Zuordnung gibt es kein „Ich" und keine Freiheit.

3.3.4 Die Reflexivität der Vernunft

Eine letzte Grenze der Vernunft, die ich erwähnen möchte, liegt in ihrer Reflexivität. Vernunft kann mit sich selbst vernünftig umgehen. Das führt dazu, dass sie ihre Grenzen festlegen und verändern kann. Dies aber ist ein unendlicher Prozess, denn der jeweils erfolgte Reflexionsschritt kann selbst wieder reflektiert werden. Begreift man Vernunft als Lebensform und damit als historisch entstandene und sich entwickelnde Praxis, so ist das nicht erstaunlich. Es gibt keinen Blick von nirgendwo, sondern immer eine Arbeit mit begrenzten Mitteln, die wiederum verbessert und kritisiert werden kann. Dies könnte die Angst vor der Vernunft nehmen. Sie erlaubt selbst „das Verfügenkönnen über das Verfügen, die Beherrschung der Herrschaft, was ihre Kritik und faktische Eindämmung notwendig einschließt." (H. Schnädelbach)[85] Wenn spirituelle Autoren die Ansprüche der Vernunft – zumindest und meist nur auf dem Gebiet der Spiritualität – zurückweisen, so verwenden sie oft ein Zerrbild eines hypertrophen, unkritischen Herrschaftswissens. Die Angst vor einer stets normierenden, vereinheitlichenden, das Besondere auslöschenden Vernunft ist unbegründet. Die Human- und Geisteswissenschaften kümmern sich eher um die Rekonstruktion als um die Kontrolle individueller und gesellschaftlicher Geschicke. Die Welt der Geisteswissenschaften ist ausgesprochen weitläufig, weltläufig tolerant und selbstkritisch, manchmal bis zur Selbstzerstörung.[86] Aber auch die naturwissenschaftliche und technische Vernunft wird oft missverstanden. Kritiker der Vernunft rennen Türen ein, die ihnen von Wissenschaftsphilosophen und -soziologen längst offen gehalten werden. Diese wissen selbst um die Abhängigkeit der Forschung von Methoden, Labors, Zufällen, gesellschaftlichen Verhältnissen und vor allem der eigenen Geschichte. Schon 1929 erklärte Dewey „die Auffassung, dass die Ergebnisse der Wissenschaft eine Enthüllung der inhärenten Eigenschaften der höchsten Realität, ja der Wirklichkeit überhaupt seien", für „ein Überbleibsel der älteren Metaphysik".[87] Spirituelle Autoren, die eine solche Enthüllung der höchsten Realität für sich beanspruchen, haben von dieser Seite also schon lange nichts mehr zu befürchten.

3.4 Arationalität, minimale Rationalität, Irrationalität und Irrationalismus

Selbst dann, wenn man die Vernunft für unzuständig für bestimmte Bereiche erklärt, muss man einige ihrer Handwerkszeuge selbst in die Hand nehmen: Man muss mindestens Erfahrungen sammeln und verstehen, beschreiben, ordnen, darstellen. Man hätte sonst nicht einmal einen Begriff von dem, was man zurückweist. Es ist nicht die Frage, ob man dies tut, sondern wie. Ohne die implizite Rationalität des Alltagshandelns würden Menschen den nächsten Tag nicht erleben. Dies gilt für das Überleben im Dschungel ebenso wie für das Überqueren einer Straßenkreuzung. Wir müssen intuitiv mit der Umwelt kooperieren. Dies betrifft eben auch unsere Wahrnehmungen, die auf einer hohen Aktivität und Kunstfertigkeit unserer Sinnesorgane und unseres Körpers insgesamt beruhen. Bei der Betrachtung eines Bildes tasten die Augen effektiv das Objekt ab, beim Heben einer Tasse sind Körperhaltung, Arme, Augen koordiniert usw. In der Regel geschehen diese Interaktionen unbewusst.[88] Dabei genügt uns im Alltag häufig eine minimale Rationalität.[89] Wenn sie für unsere Interessen und Gewohnheiten ausreicht, problematisieren wir sie nicht. Erst wenn wir sie ausdrücklich verbessern wollen, ist es notwendig, sie explizit zu machen und den „logischen Raum der Gründe" (W. Sellars) zu betreten. Und erst dann beginnen wir in der Regel von „Vernunft" zu sprechen. Was immer vorher geschehen sein mag – es mag effektiv und perfekt gewesen sein wie das Balancieren einer Katze auf einem Geländer –, wir würden es nicht als „vernünftig" bezeichnen, wenn es nicht auf Nachfrage auf akzeptable Weise begründet werden könnte. Niemand kann uns zwingen, diesen Raum zu betreten. Wenn wir es tun, realisieren wir ein Potential, das wir wie eine Sprache erlernt haben, wir nehmen eine bestimmte Haltung ein und werden aktiv.[90] Der Raum der Gründe ist ein sozialer Raum, auch dann, wenn wir in ihm alleine sind.

Aber wann ist es überhaupt möglich und sinnvoll, explizite Rationalität zu erwarten? Und wann ist es sinnvoll, implizite Rationalität in explizite zu überführen und uns oder andere nach „guten Gründen" für eine Handlung oder eine Aussage zu fragen? Wann ist es also sinnvoll, vernünftig zu sein?

Nennen wir eine vernünftige (Sprech-)Handlung eine begründete (Sprech-)Handlung, so ist es keineswegs sinnvoll, stets vernünftig zu handeln. Im Gegenteil wird die Frage nach guten Gründen leicht lebens- und beziehungsfeindlich. Der Grund liegt vor allem in der Endlichkeit unserer Existenz. Während wir argumentieren, können wir nur schwer gleichzeitig handeln, wahrnehmen, fühlen, neugierig sein. Es ist schwierig oder wenigstens unschön, gleichzeitig einen Kinderwunsch zu begründen und ein Kind zu zeugen und manchmal verhindert schon das Argumentieren als solches die Handlung. Die Beziehung wird dadurch belastet, dass wir den anderen unter

Legitimationsdruck bringen, anstatt seine Handlungen und Aussagen großzügig zu akzeptieren, uns zu beteiligen oder auch nicht und nur – quasi im Notfall oder wenn es beiden Spaß macht – nach guten Argumenten zu fragen. Gibt es einen vernünftigen Grund, nach New York zu reisen und sich die Stadt anzuschauen? Müssen oder können Kinder begründen, warum sie eine Katze verfolgen oder Kaulquappen sammeln? Gibt es einen vernünftigen Grund, Klavier zu spielen? Solche Unternehmungen sind zunächst arational. Erst wenn wir den Maßstab irgendeiner Rationalität an sie anlegen, können wir sagen, ob und inwieweit sie rational oder irrational sind.

Natürlich neigen wir dazu, auf Nachfrage gute Gründe zu liefern. Aber oft sind diese nicht am Zustandekommen der Handlung beteiligt und in gewissem Sinne (als Begründung dieser Handlung) auch entbehrlich. Handlungen entspringen oft einfach dem Kontakt mit der Umgebung und folgen aus einander, sie entspringen nicht regelhaft guten Gründen und oft sind die guten Gründe nur die Rechtfertigung weniger guter oder fehlender Gründe. Manchmal handeln wir sogar, um Gründe zu generieren – wie Lars Gustafsson lapidar bemerkt, also „um Handlungen zu rechtfertigen, die wir schon vollzogen haben. Wir unternehmen Schritte, um den Schritten einen Sinn zu geben, die wir schon unternommen haben."[91] Was wir in der Regel leicht angeben können, sind die Ziele unseres Handelns, sog. „Um-zu-Motive" (A. Schütz).[92] Dabei muss es sich aber nicht um rationale Gründe handeln. Häufig erläutern wir auf Nachfrage nur unsere Handlungsziele („Ich fahre gerne Ski, weil ich die Geschwindigkeit, die Landschaft, die Bewegung genieße"). Vieles, was wir tun, wird auf diese Weise nachvollziehbar, verständlich, aber nicht zu einer vernünftigen Handlung. Es ist genauso unbegründet und unbegründbar, davon auszugehen, dass alles, was wir tun, sinnvoll begründet werden kann, wie davon, dass die Ereignisse in der Welt durchgehend Gesetzen gehorchen und dass es keine Zufälle gibt.

Wir problematisieren Verhaltensweisen oder Annahmen im Alltag, wenn unsere Rationalitätserwartungen verletzt werden. Einen Verstoß gegen minimale Standards einer spezifischen Rationalität oder der Vernunft überhaupt bezeichnen wir als „irrational". Hier geraten wir in Kollision mit unserer Sprache, die nicht zwischen einem *Verstoß* gegen eine Rationalität und einer *expliziten Ablehnung* von Rationalität oder Vernünftigkeit unterscheidet. All das bezeichnet man als „irrational". Im Alltag ist es in erster Linie wichtig, dass unsere Handlungen und Verhaltensweisen nicht gegen übliche Rationalitäten verstoßen.

Irrational in diesem Sinne ist es z.B., wenn ich jemanden per Handschlag begrüße und die Hand vor dem Kontakt zurückziehe, wenn ich mit jemandem spreche und mich dabei ohne Not von ihm abwende oder wenn ich eine Verabredung treffe, sie nicht einhalte und auf Nachfrage antworte, dass ich zwar verstehe, was eine Verabredung ist, aber die Implikation, sie einzuhalten, ablehne. Es ist irrational, wenn ich mir in meinen Handlungen widerspreche oder Widersprüche zwischen meinen Worten und

Handlungen produziere oder wenn ich naheliegende Konsequenzen nicht ziehe oder implizierte Voraussetzungen nicht akzeptiere. Irrational können wir Handlungen nennen, die gegen minimale Anforderungen einer bestimmten Rationalität oder jeder uns bekannten Rationalität verstoßen. Eine solche Einschätzung gilt natürlich nur bis auf weiteres, es kann ja sein, dass eine bislang von uns noch nicht erkannte oder akzeptierte Rationalität im Spiel ist.

Eine Aussage oder Handlung ist irrational, wenn minimale Regeln oder Prinzipien verletzt werden, nicht, wenn sie zu falschen Ergebnissen führen oder von falschen Prämissen ausgehen. Dann sind sie einfach nur gescheitert und das kann viele Gründe haben. Etwas kann rational, aber falsch sein. Irrtümer und Fehler lassen sich tendenziell früher oder später mit den gleichen oder weiterentwickelten Prinzipien korrigieren, die sie hervorgebracht haben. Irrationalität heißt nicht zu falschen Ergebnissen zu kommen, sondern solche Prinzipien zu verletzen, und hier kann man natürlich unterschiedlich anspruchsvoll sein. Und dies kann implizit oder explizit geschehen.

Irrationalität wird natürlich nur thematisch, wenn jemand diese Standards einfordert. Es ist aber in diesem Falle auch möglich, solche Ansprüche zurückzuweisen, z.B. in ästhetischen oder religiösen Kontexten. Dies kann auf zweierlei Weise geschehen:

1. Ich beharre auf der Arationalität meiner Aussage – z.B.: „Ich glaube an einen personalen Gott, der die Welt erschaffen hat und mir ein ewiges Leben schenken kann. Ich kann es nicht beweisen, ich glaube es. Wenn ich es beweisen könnte, müsste ich es nicht glauben. Nichts daran ist irrational. Ich akzeptiere rationale Standards, denke aber nicht, dass sie überall angebracht sind." Erst bei einer offenkundig irrationalen – z.B. selbstwidersprüchlichen Aussage – ist diese Haltung schwierig. So beruht das bekannte Theodizee-Problem auf einem offenkundigen Widerspruch: Gott ist gut – Gott ist verantwortlich für Erdbeben und Hungersnöte. Eine Lösung dieses Problems besteht darin, diese offenkundig irrationale Aussage in eine arationale zu verwandeln: Gottes Handeln lässt sich nicht mit menschlichen Maßstäben fassen, daher kann man ihm auch keinen Widerspruch nachweisen. Gott offenbart sich uns nur partiell. Moderne Gläubige und Theologen gehen oft diesen Weg, irrationale Aussagen zu vermeiden. So vermeiden sie z.B. den Glauben an Wunder (echte Wunder müssen der Erfahrung widersprechen, also irrational sein) und verwandeln diese in Metaphern und Narrationen.

2. Es ist aber auch möglich, offensiv vorzugehen und rationale Standards abzulehnen, entweder nur für bestimmte Aussagen oder Gegenstandsbereiche („regionale Ontologien" im Sinne Husserls) oder sogar generell. So kann ich bei dem guten Gott in einem anthropomorphen Sinne bleiben und ihm zugestehen, gleichzeitig ungerecht und verantwortungslos zu sein, indem ich den Anspruch der Widerspruchsfreiheit einfach zurückweise. Ich schlage vor, in diesem Falle von „irrationalistisch" zu sprechen. Geschieht dies begrenzt, in einem dafür vorgesehenen sozialen Rahmen und transparent,

sind wir geneigt, diese Einstellung zu akzeptieren. Wer Irrationalität nur für bestimmte Aussagen, esoterische oder magische Praktiken beansprucht, demonstriert, dass er
prinzipiell zu einem vernünftigen Umgang – auch mit Irrationalität! – in der Lage und
bereit ist. Wir bezeichnen deswegen einen religiösen Wahn nur dann als solchen,
wenn der Betroffene auf diese Differenzierung verzichtet und zu keiner Vermittlung
auf der Metaebene in der Lage ist.

Es kann aber auch sein, dass jemand diese Standards generell ablehnt, also eine allgemeine irrationalistische Haltung einnimmt. Dies ist möglich, allerdings faktisch auch
nur begrenzt, da wir über viele implizite Rationalitäten nicht verfügen (schon dass jemand explizit Vernünftigkeit ablehnt, setzt voraus, dass er kommunikative und linguistische Rationalitäten befolgt). Genereller Irrationalismus ist aber explizit nicht
leicht abzuweisen. Rationalität und Vernünftigkeit sind letztlich nicht begründbar.
Eine irrationalistische Haltung lässt sich nicht widerlegen, denn auch diese Widerle-
gung erfordert die Einstellung der Vernunft. Es lässt sich zwar argumentativ zeigen,
dass die Standards und Regeln der Vernunft nicht widerspruchsfrei verletzt werden
können. So können wir nicht gleichzeitig für den Wahrheitsgehalt einer Aussage argumentieren und mitteilen, dass wir nicht glauben, dass Aussagen mehr oder weniger
wahr sein können (was immer das genau heißen mag) oder dass Wahrheit immer nur
subjektiv sei. Wir können auch nicht argumentieren und gleichzeitig dem Anderen
wesentliche Rechte und Kompetenzen als Gesprächspartner aberkennen.[93] Aber der
Nachweis solcher Widersprüche beeindruckt nur denjenigen, der bereit ist, an dieser
Interaktionsform der Kooperation und des Argumentierens teilzunehmen. Zur Teilnahme können wir aber niemanden argumentativ bewegen, der nicht bereits an einem
argumentativen Diskurs teilnimmt. Wir erwerben diese Kompetenz denn auch nicht
durch Überzeugungsarbeit, sondern werden hineinsozialisiert – durch Lernen, Motivation usw. Vernunft ist eben eine Lebensform, nicht mehr und nicht weniger.

Es führt aber zu einigen Schwierigkeiten, wenn minimale Standards der Vernünftigkeit verletzt werden. Die wesentlichen praktischen Schwierigkeiten sind folgende:
⋯⋗ Gründe angeben, Begriffe erklären, Voraussetzungen und Implikationen angeben
– all das hilft zum Verständnis der Aussagen und Handlungen selbst. Sie werden
dadurch vernetzt und plausibel. Ohne Verweis auf einen gemeinsamen Hintergrund und gemeinsam geteilte Verknüpfungen können wir nur mit großen Ein-
schränkungen verstehen, was der Andere überhaupt meint, will usw.[94]
⋯⋗ Die Anschlussfähigkeit der Erfahrungen an vorhandenes Wissen ist nicht gegeben.
Man fängt sozusagen immer wieder von vorne an.
⋯⋗ Die Berechenbarkeit weiterer Aussagen und Handlungen ist nicht gegeben.
⋯⋗ Die Ablehnung von Begründungen führt zur Selbstimmunisierung sich selbst und
anderen gegenüber. An Stelle mehr oder weniger herrschaftsfreier Kommunikation treten Interaktionsformen, die von Macht, Geheimwissen, Entmündigung
und elitären Strukturen geprägt sind.

···⋗ Aus falschen, weil nicht ausreichend kritisierten Prämissen (Aussagen, Informationen etc.) bzw. auf Grund unlogischer Verknüpfungen werden theoretisch oder praktisch falsche Konsequenzen gezogen.

Solche Folgen von Irrationalität oder Irrationalismus sind spürbar, lassen sich aufzeigen und werden in der Regel interaktiv beantwortet. Die Vorteile der Vernünftigkeit sind beachtlich und demonstrierbar. Sie müssen nicht explizit und argumentativ nachvollzogen werden. Die einfachste und wahrscheinlichste Reaktion besteht darin, sich abzuwenden und mit demjenigen, der sich tatsächlich einem vernünftigen Diskurs verweigert, nicht zusammenzuarbeiten, ihm keine Verantwortung zu übertragen etc. Man wird sogar dann so reagieren, wenn man selbst eine irrationalistische Position vertritt.

Zusammengefasst ergeben sich die verschiedenen Grenzen der Vernünftigkeit aus der Tatsache, dass sie immer in einer bestimmten Situation, aus einer bestimmten Perspektive, zu einem bestimmten Zeitpunkt für eine bestimmte Zeitspanne mit bestimmten begrenzten Methoden tätig ist. Sie ist in jeder Hinsicht und in einer prinzipiellen Weise endlich. Sie ist keine Frage des Alles oder Nichts, sondern des Mehr oder Weniger. Sie ist manchmal angebracht und manchmal nicht, sie ist Teil des Lebens und verbraucht somit Lebenszeit, die wir auch auf andere Weise, handelnd, träumend und phantasierend oder mit Nichtstun verbringen könnten. Unsere Lebenszeit ist selbst begrenzt (auch die eines Kollektivs wie der Menschheit), sodass wir uns keine beliebige Menge an Skepsis, Fragestellungen und Begründungen leisten können.

Vernunft ist grundsätzlich eine abhängige Lebensform. Sie ist nur eine Vorgehensweise der Befragung und ggf. des Erwerbs und der Verknüpfung von Erfahrungen und Praktiken. Wir können etwas vernünftig weiterentwickeln, aber nicht aus dem Boden stampfen. Vernunft kann sich nur an bereits existierende Prozesse und Rationalitäten anheften und Fragen beantworten, die sich aus anderen Lebensformen ergeben. Viele dieser Lebensformen sind arational oder haben arationale Aspekte. Dabei kann die Vernunft keine Gesamtschau entwickeln. Sie ist nur eine Lebensform unter anderen. Man muss sich immer wieder zwischen Reden und Schweigen, Nachdenken und Handeln und auch zwischen Achtsamkeit und einer absichtsvollen, bewertenden Haltung entscheiden. „Das Prinzipielle ist lang, das Leben kurz; wir können mit dem Leben nicht warten auf die prinzipielle Erlaubnis, es nunmehr anfangen und leben zu dürfen; denn unser Tod ist schneller als das Prinzipielle: Das eben erzwingt den Abschied vom Prinzipiellen. Darum muss der endliche Mensch – einstweilen, in provisorischer Moral: aber jedenfalls bis zum Tod – ohne prinzipielle Rechtfertigung leben." (O. Marquardt)[95]

4. Ist eine rationale Spiritualität möglich?

Warum sollte Spiritualität rational sein? Was würde denn jemand gewinnen, der seine Spiritualität begründen und gegen kritische Fragen verteidigen kann?

Wenn die Darstellung im vorigen Kapitel richtig ist, so ist es in keiner Weise notwendig, Spiritualität zu begründen. So wenig wie man begründen kann und muss, warum man Bergsteigen geht, Kinder liebt, gerne Musik macht oder warum man sich nicht umbringt, muss man begründen, warum man einen spirituellen Weg geht. Wer ihn nicht begründen mag, hat einen guten Stand, und man erwartet in der Regel keine zwingende und auch keine hinreichende Begründung für spirituelles Interesse. Dennoch wäre es für jemanden, der auch nur minimal an Vernunft interessiert ist – und das sind implizit wir alle –, zunächst einmal beruhigend, wenn niemand zeigen könnte, dass es hinreichende Gründe gibt, ihn nicht zu gehen. Ein spirituell orientierter Mensch, der um Vernünftigkeit bemüht ist, würde davon ausgehen, dass Spiritualität nicht irrational ist. Aber wie können wir ein Interesse an einer rationalen Spiritualität rechtfertigen?

Wie ich im Abschnitt 3.4 erläutert habe, kann man mit Argumenten nur für Vernünftigkeit werben, wenn der Beworbene etwas von Argumenten hält. Jeder Mensch kann sich jederzeit, ganz oder teilweise, der Vernunft verweigern. Wir können dann nur versuchen zu *zeigen*, welche Vorteile eine vernünftige Herangehensweise hat. Es lässt sich in diesem Falle analog zu der allgemeinen Vorgehensweise im vorigen Kapitel mit praktischen Hinweisen für eine vernünftige Herangehensweise an das Thema Spiritualität plädieren:

1. Gründe angeben, Begriffe erklären, Voraussetzungen und Implikationen angeben – all das hilft zum Verständnis spiritueller Aussagen. Sie werden dadurch vernetzt und plausibel. Ohne solche Verweise auf gemeinsame Hintergründe können wir nicht ver-

stehen, was der Andere meint und was wir selbst meinen. Wir können auf solche Klärungen verzichten, aber dann verstehen wir den Anderen und uns selbst nicht wirklich und das wird sich im Umgang miteinander zeigen. Durch Erklärungen können wir versuchen mitzuteilen, wonach wir suchen und warum wir die Suche für aussichtsreich halten. Wir können versuchen, möglichst klar und nachvollziehbar zu beschreiben, wie wir unsere Erfahrungen gemacht haben, worin sie bestehen, welche Erkenntnisse wir damit verbinden und wie sie zu anderen Erkenntnissen passen.

2. Die Anschlussfähigkeit spiritueller Erfahrungen an wissenschaftliche oder rationale Aussagen leidet, wenn wir sie einem rationalen Diskurs entziehen. Der spirituelle Diskurs wird elitär, abschreckend für Nicht-Eingeweihte. Das führt in der Praxis zu einem Schisma zwischen spirituell Praktizierenden, die zu früh aus einem rationalen Diskurs aussteigen oder ihn sogar prinzipiell ablehnen, und z.B. psychologisch oder philosophisch interessierten oder schlicht skeptischen Zeitgenossen. Häufig geht dieses Schisma durch einen einzelnen Menschen hindurch. Manche Psychotherapeuten verstehen sich als wissenschaftliche Profis, wenn sie sich mit Psychologie beschäftigen, und geben die skeptisch-aufgeklärte Haltung auf, wenn es um Spiritualität geht. Die Verwirrung, die dadurch entsteht, ist erheblich und unnötig.

3. Die Immunisierung gegen Begründungsansprüche ist strukturell undemokratisch. Wer auf Begründungsansprüche verzichtet, begrenzt auch seine Ansprüche an Autonomie und Mündigkeit. Wir fragen ja deswegen nach Gründen und Konsequenzen, weil wir unseren eigenen Ermessens- und Handlungsspielraum erweitern wollen. Mittels Vernunft können wir die Verantwortung für unser spirituelles Handeln und Denken und die Konsequenzen dieser Lebenseinstellung übernehmen. Wir können spirituelle Erfahrungen in unseren persönlichen Lebensentwurf integrieren.

Spiritualität kann Menschen emotional auf einer existenziellen Ebene bewegen und zu unglaublichen Konsequenzen bringen. Wenn aber Spiritualität auf dem Weg in die Herzen der Menschen alle möglichen Irrationalitäten aufsaugt, kann sie verheerend wirken. Ein warnendes Beispiel ist der Missbrauch des Zen in Japan vor und während des zweiten Weltkriegs. Brian Victoria, ein neuseeländischer Zen-Meister, hat rekonstruiert, wie einflussreiche Zen-Meister die nationalistische und militaristische Politik der japanischen Regierung unterstützt haben, indem sie unter anderem die meditative Erfahrung im Sinne einer Auflösung des Selbst interpretiert und dadurch die Opferbereitschaft viele junger Japaner für das nationale Interesse und den Kaiser gefördert haben.[97] An die Stelle der Leere brauchten sie nur politische Werte setzen. Dabei spielen natürlich viele komplexe kulturelle Deutungsmuster z.B. der Rolle des Kaisers oder der Bedeutung des Individuums eine Rolle, aber auch die autoritäre Praxis des Zen, das Meister-Schüler-Verhältnis und das im Zen häufig vertretene Konzept einer nicht-diskursiven, absoluten Wahrheit. Diese sozialen Rollen und die Idee der Selbstlosigkeit mögen in Japan viel selbstverständlicher sein, aber auch uns sind sie nicht fremd. Die Idee, man könne sein Selbst aufgeben und überwinden, die Idee der absoluten Wahrheit, die Idee der Führerschaft – all das waren und sind Versuche, die Furcht vor dem Abgrund, der uns von Anderen und der Umwelt trennt, die „Furcht vor der Freiheit" (E. Fromm) zu besiegen. Sie führte und führt zum Untergang der Freiheit in totalitären Mikro- oder Makrosystemen.[98]

4. Wenn wir Vernunft und Spiritualität miteinander vereinbaren wollen, geht es einerseits um die Frage nach der Rationalität der Spiritualität selbst. Das ist sozusagen der Binnenaspekt. Andererseits geht es auch um den Respekt vor anderen Rationalitäten, den Außenaspekt. Mit spirituellem Wissen werden oft hegemoniale Ansprüche verbunden, nicht nur theoretisch, sondern auch praktisch. Spirituellen Erfahrungen wird ja in der Regel ein irgendwie „tieferes", „höheres", manchmal gar absolutes Wissen zugeordnet. Demgegenüber akzeptieren wir in westlichen Gesellschaften den Pluralismus von Perspektiven, Interessen und Rationalitäten. Wir haben eine weitgehende Trennung von Kirche und Staat, also von religiösem und politischem Diskurs, versuchen Bildung und religiöse Erziehung zu trennen und haben die Menschenrechte von religiösen Ansprüchen abgekoppelt. Dies unterscheidet westliche Gesellschaften von islamischen, die sich entsprechend mit Demokratie, Religionsfreiheit oder den Rechten der Frauen schwertun. Dabei liegt das Problem nicht nur in der Realisierung, westliche Gesellschaften haben damit genügend Probleme. Das Problem, um das es hier geht, liegt darin, dass z.B. islamische Gesellschaften diese Trennung gar nicht erst erstreben und deshalb Diskurse, die sich aus nichtreligiösen Ansprüchen ergeben, unterdrücken müssen. – Dazu zwei Beispiele aus dem Bereich der achtsamkeitsorientierten Spiritualität:

a) Man kann häufig die Behauptung lesen, dass Meditation oder eine persönliche spirituelle Entwicklung Voraussetzung für eine positive Gestaltung der Welt ist: „Wenn wir nämlich die Probleme der Gesellschaft zu lösen versuchen, ohne zuvor die Verwirrung unseres eigenen Geisteszustandes zu beheben, werden wir diese Probleme nur verschärfen." (C. Trungpa)[99] W. Jäger schreibt, dass „Energien, die wir mit Wohlwollen und Liebe aussenden, effektiver sind als Demonstrationen, Proteste, Revolutionen und Kriege."[100] Diese Haltung berücksichtigt weder die Komplexität der Wirklichkeit und der Diskurse noch die Trennung von Subjektivität und Objektivität. Subjektive Prozesse und politische Prozesse stehen vor unterschiedlichen Problemen und Ansprüchen. In der politischen Welt herrschen eigene Widerständigkeiten und Systemlogiken, die dazu führen können, dass eine gut gemeinte Handlung keine oder negative und eine weniger lautere sehr effektive und politisch wünschenswerte Folgen haben kann.[101] Mitgefühl mag eine gute Voraussetzung für Hilfsbereitschaft sein, aber als Voraussetzung für Hilfe ist sie unzureichend.

b) Ein anderes Beispiel ist die von spiritueller Seite oft beschworene „Vergebung".[102] Die Neigung zur Vergebung soll durch entsprechende Meditationen unterstützt werden. Vergebung hat aber einen Innen- und einen Außenaspekt. Wer vergibt, lässt los und befreit sich selbst von Hass, Ressentiment und Wiedergutmachungsansprüchen. Aber Vergebung ist auch ein Beziehungsgeschehen. Es ist leicht einem alten Vater zu vergeben, der nicht mehr der gewalttätige Vater von einst ist. Was aber heißt es, einem Vergewaltiger zu vergeben, der keine Reue zeigt, keine Therapie akzeptiert und darauf wartet, ähnliche Taten erneut begehen zu können. Was heißt hier „Vergebung"? Hier liegt der Ernstfall und mit ihm müssen sich die Mitarbeiter und Gutachter in der forensischen Psychiatrie herumschlagen. „Vergebung" als Handlung muss doch auch heißen: Chance für einen Neubeginn. Oder macht es Sinn zu sagen: „Ich vergebe dir, aber du bleibst den Rest deines Lebens in Sicherheitsverwahrung"? Erfordert Vergebung nicht auch, dem anderen eine Chance zu geben, und erfordert das wiederum nicht auch eine Wandlung des Täters? Ist es, wenn diese nicht erfolgt, eine vernünftige Handlung der Verantwortlichen, zu vergeben?[103] Ist Vergebung nicht immer ein interaktiver Vorgang, eine Form von Dialog?

In diesen beiden Beispielen geht es um eine Hypertrophie der Subjektivität und des Bewusstseins im Besonderen, einen mangelnden Sinn für die Widerständigkeit der Realität und die Pluralität von Rationalitäten.

Aber nun: Welche guten Gründe für Spiritualität könnte es geben? Genauer formuliert: Lassen sich für die Spiritualität Ziele formulieren, die rational begründbar sind? Und wenn ja, welche Kriterien müsste eine rationale Spiritualität dann erfüllen?

Zahlreiche Gründe für Spiritualität wurden angeführt: Sie stiftet Sinn, Glück, Moral, trägt zur Persönlichkeitsentwicklung bei, schenkt ein besonderes Wissen, trägt zur seelischen und körperlichen Gesundheit bei, schafft Gemeinschaft, Mitgefühl, Solidarität. Eine der häufigsten Begründungen ist z.B., dass Spiritualität dem Leben Sinn gibt. Das ist psychologisch verständlich, aber wenig überzeugend, weil es keinen guten Grund für den Glauben darstellt, sondern nur dafür, dass es für den Gläubigen von Vorteil ist zu glauben. Religionsphilosophen und Religionssoziologen sehen in Religionen und spiritueller Suche häufig einen Versuch der Kontingenzbewältigung, also der Bewältigung der Erfahrung, dass unser Leben zufällig, riskant und unverständlich verläuft. Religion sei dazu da, all den Verlusten, dem Scheitern, den Abhängigkeiten und Hilflosigkeiten gerade in einer zunehmend unübersichtlichen Welt Sinn zu verleihen, „der schleichenden Entropie der knappen Ressource Sinn entgegenzuwirken". (J. Habermas)[104] Dies mag gelingen, aber es hilft nicht bei der Beurteilung, ob Spiritualität einen spezifischen Wert hat, der sich aus ihren eigenen Ansprüchen ergibt. Für dieses wie für andere, sozusagen „irdischen", alltagsweltlichen Ziele und Funktionen (Glück, Gesundheit) gibt es mehr oder weniger gute funktionale Äquivalente, die Spiritualität überflüssig machen. Vor allem aber sind sie „extrinsisch", d.h. sie werden von außen an spirituelle Erfahrungen angelegt. Es sind keine Gründe, die wesentlich mit der Spiritualität zu tun haben, keine Ansprüche, die sie selbst stellt und die von ihr nicht zu trennen sind. Gibt es auch eine intrinsische Wünschbarkeit der Spiritualität, etwas, was für sie spricht und das sie selbst für sich beansprucht?

Ein zentraler intrinsischer Anspruch, den alle Formen der Spiritualität teilen, ist der Anspruch auf Wahrheit. Spiritualität ist mit spezifischen Erfahrungen und Erkenntnissen verbunden, die uns die Welt und uns selbst aus einer anderen Perspektive, in einem anderen Licht zeigen. Durch spirituelle Praktiken, Rituale, Erlebnisse, Glaubenssätze soll die Welt- und Selbsterfahrung auf eine jeweils unverwechselbare Weise erweitert werden. Damit ist nicht gesagt, dass dieser sogenannte epistemische Anspruch, der Anspruch auf Erkenntnis, der einzige oder auch nur der wichtigste Anspruch ist, den Spiritualitätsformen erheben können. Sie können auch moralische Ansprüche vertreten oder eine bestimmte Beziehungsgestaltung zu Gott oder ein Versprechen auf ein Glück im Jenseits. Wenn ich mich aber im Folgenden auf den epistemischen Anspruch konzentriere, so hat das den Grund, dass ich ihn für den einzigen wesentlichen, unverzichtbaren Anspruch achtsamkeitsorientierter Spiritualität halte. Aus der Achtsamkeitspraxis ergeben sich meines Erachtens keine anderen intrinsischen Ansprüche. Der Anspruch auf eine Erweiterung der Welt- und Selbsterfahrung aber gehört wesentlich zu der Achtsamkeitspraxis und ihrer spirituellen Artikulation.

Spirituelle Erfahrungen werden zwar häufig als Erkenntnisse formuliert. Das heißt aber nicht, dass sie in aller Konsequenz auch so verstanden werden. Oft bleibt dieser Anspruch unklar. Ich möchte dies an zwei ganz verschiedenen Zitaten zeigen. Nehmen wir zunächst einen Ausschnitt aus einem persönlichen Bericht. Er stammt von einem anonymen westlichen Pilger auf einer Reise in Tibet, der nach langer Reise, tagelanger Feier und früher nächtlicher Wanderung Folgendes erlebt:

> „Dann fielen die ersten Sonnenstrahlen auf das Gemälde. Der riesige goldene Buddha erglänzte in ganzer Pracht, und im gleichen Augenblick fielen die Sonnenstrahlen auf meinen Rücken. Das Licht schien aus dem glorreichen Buddha zu kommen, und ich hatte das Gefühl, dass mich Buddhas eigenes Herz von innen erwärmte. Dieser Augenblick brachte eine entscheidende Wende. Ich wusste nun, dass der Buddha in mir war."[105]

Stellen wir uns nun einen eher rationalistischen Gesprächspartner vor, also jemanden, der für alles und jedes Klarheit und Gründe verlangt und Erkenntnis nur propositionalen Sätzen, also Aussagesätzen zutraut. Er würde sicher auf die Idee kommen, den Pilger aus Tibet zu fragen: „Was meinst du denn mit ‚Buddhas eigenes Herz' und woher weißt du, dass der Buddha in dir war? Was meinst du überhaupt hier mit ‚Buddha'?" Die Reaktion des Pilgers ist abzusehen: je nach Erleuchtungsgrad Empörung oder Mitleid über die respekt- und gefühllose Fragerei. Dann aber vermutlich die Antwort: Er habe es so erlebt und der Frager ganz offensichtlich nicht, denn sonst würde er nicht von so weit her fragen. Nun nehmen wir an, unser Rationalist ist entweder ein freundlicher Mensch oder besonders listig. In beiden Fällen könnte er antworten: „Ach so, du berichtest nur von einem Erlebnis, dann ist es kein Problem. Ich dachte, du wolltest sagen, dass du eine Erfahrung gemacht, eine Erkenntnis gewonnen hast. Wenn du mir nur so etwas wie einen Traum oder eine Tranceerfahrung berichten wolltest, sind meine Fragen tatsächlich unpassend." Nun würde sich aber vermutlich der Pilger wiederum unverstanden fühlen. Nicht gemeint hat er offensichtlich ein rein subjektives Erleben, beispielsweise einen Traum, ein Flashback, eine Halluzination. Wer ein spirituelles Erlebnis hat, möchte nicht, dass es wie eine Halluzination behandelt wird.[106] Der Zuhörer hat offensichtlich verpasst, dass der Erzähler von einer „entscheidenden Wende" sprach, einer Wende von „Ich hatte das Gefühl, dass mich Buddhas eigenes Herz von innen erwärmte" zu: „Ich wusste nun, dass der Buddha in mir war."

Folgende Darstellung ist dagegen von vornherein nicht als Erlebnisbericht, sondern als theoretische Formulierung spiritueller Erfahrung verfasst:

> „Im Menschen ist es (das Bewusstsein, e.A.) zu einer Höhe herangereift, die eine alles Begreifen übersteigende Erfahrung möglich macht (...) Das menschliche Bewusstsein kann hinter die Aktivität des Tagesbewusstseins schauen. Es kann mit dem Grund eins werden, aus dem alles entsteht. Der Mensch kann sein persönliches Bewusstsein transzendieren und einer kosmischen Einheit innewerden, die wir in der traditionellen religiösen Sprache ‚Gott', ‚das Absolute' oder ‚das Numinose' nennen. Es ist offensichtlich der Seinsgrund des Menschen. Solange er von diesem Seinsgrund abgespalten ist, kann er seinem Leben keinen Sinn geben (...)." (W. Jäger)[107]

Hier würde der skeptische Gesprächspartner vielleicht fragen: „Woher wissen Sie, dass alles aus einem Grund entsteht, und können Sie mir etwas über diesen Grund sagen außer, dass er eben der Grund für alles ist? Und wenn Sie einer kosmischen Einheit innewerden, woher wissen Sie, dass sie kosmisch ist und eine Einheit? Woher wissen Sie so viel über den Kosmos, der doch den Astrophysikern immer noch ein Rätsel ist? Und woher wissen Sie, dass Menschen keinen Sinn in ihrem Leben sehen können, wenn sie dieses Seinsgrundes nicht innewerden?" Die Antwort von Willigis Jäger wäre vermutlich eine andere als die des Pilgers im Tibet. Er würde sich wahrscheinlich auf die „philosophia perennis" oder – wie in dem zitierten Buch – auf eine Art naturwissenschaftliche Metaphysik morphogenetischer Felder berufen. Auf diese Erklärungen selbst kommt es hier nicht an, entscheidend ist: Er würde *argumentieren,* also sich auf gute Gründe in Form für ihn gesicherten Wissens berufen. Allerdings nur bis zu einem bestimmten Punkt. Er steht nämlich ebenfalls – wie der Pilger aus Tibet, aber aus anderen Gründen – rationalen Kriterien der Erkenntnis ambivalent gegenüber. Einerseits akzeptiert W. Jäger solche Kriterien, indem er auf Theorien mit wissenschaftlichem oder philosophischem Anspruch zurückgreift, andererseits wehrt er sie ab, indem er sich auf eine Erfahrung beruft, die alles Begreifen übersteigt. Was aber für ein Argument ist das?

Spirituelle Autoren betonen oft, dass ihre entscheidende Erfahrung nicht in Begriffe gefasst und deshalb nicht rational fasslich sei. Tatsächlich können wir – wie ich versucht habe darzustellen – nur das in einen rationalen Diskurs einbringen, was wir in Begriffe gefasst haben. Spirituelle Autoren berufen sich aber häufig auf eine Erfahrung, die subjektiv, nicht mitteilbar und dennoch und sogar auf eine sozusagen höhere, unbestreitbare Weise wahr ist. Die entscheidende Frage in Bezug auf eine mögliche Rationalität der achtsamkeitsorientierten Spiritualität ist: Gibt es eine unmittelbare, nicht begriffliche Erfahrung, die einen Wahrheitsanspruch erheben kann, noch dazu einen absoluten?

Sowohl der anonyme Pilger als auch W. Jäger beharren zu Recht darauf, dass subjektive Erfahrungen und ihre Artikulationen einen Wert in sich haben, der rational nur teilweise und mit großen Schwierigkeiten erfasst werden kann. Nichts *ist* einfach rational oder irrational, so wie Früchte nicht einfach essbar, ungenießbar oder giftig sind. Sie lassen sich in dieser Hinsicht beurteilen, wenn wir sie pflücken, bearbeiten oder auch nicht, bestimmten Tests unterziehen oder sie einfach essen. Genauso ist es mit subjektiven Erfahrungen. Je nach Umständen werden sich unsere Maßstäbe ändern, Rationalität wird „ausgehandelt" (G. Gamm).[108] Um den epistemischen Anspruch achtsamkeitsorientierter Spiritualität überprüfen zu können, schlage ich vor, zwei Ebenen zu unterscheiden:
1. die Ebene der möglicherweise nicht-begrifflichen Erfahrungen;
2. die Frage, ob es nicht-begriffliche Erfahrungen gibt und was dies für unser Leben bedeuten würde.

Im 3. Kapitel habe ich dafür argumentiert, dass es nicht-begriffliche Erfahrungen gibt, dass sie uns vertraut sind, ja dass sinnliche Erfahrungen in gewissem Maße immer nicht-begrifflich sind. Wie weit und in welcher Weise wir sie symbolisch erfassen, hängt von unserem Interesse und unseren Fähigkeiten ab. Anders als ein rationalistischer Skeptiker würde ich auch akzeptieren, dass diese Darstellung nicht in Form von Aussagen erfolgen muss. Wir können auf Erfahrungen hinweisen, sie benennen und sie durch Metaphern erläutern. Wir können sie anklingen lassen, bei dem Zuhörer hervorrufen, evozieren, wie es oft in Gedichten und atmosphärisch dichten Beschreibungen gelingt. Es gibt eine „Rede ... , die nicht spricht': die evoziert, ohne zu bedeuten, die zeigt, ohne zu repräsentieren" (F. Jullien).[109] Vor allen Dingen kann man aber erzählen, wie man zu ihnen gekommen ist und anderen zeigen, wie sie ähnliche Erfahrungen machen können. Fassen wir Sprache so weit, so gibt es viele Möglichkeiten, sinnliche Erfahrungen in einen kommunikativen Kontext zu bringen. Aber auch dafür gibt es Grenzen, die in den Erfahrungen selbst liegen, in unseren individuellen und kulturellen Beschränkungen und in der Haltung, die wir ihnen gegenüber einnehmen. Wir ahnen, dass wir die Dinge durch Kommunikation mehr oder weniger sichtbar machen können – und sprechen, aber auch, dass wir sie zerreden können – und schweigen. In diesem Sinne ist auch „das Unsagbare" Teil unserer Kommunikation.[110]

Es ist ein Irrtum zu glauben, dass das in dieser Weise Nicht-Gesagte einen unmittelbaren Zugang zur Wirklichkeit darstellen würde, eine Art „unmittelbare Erfahrung". Manche sinnlichen Wahrnehmungen und manches körperliche Spüren haben den Charme der Ursprünglichkeit, weil sie den subjektiven und sozial-konstruktiven Anteil in diesen Prozessen herausfiltern (s. Abschnitt 1.7).[111] Meditationen sind ein gutes Beispiel für eine soziale Inszenierung sinnlicher Wahrnehmungen. Wenn wir meditieren, kehren wir mitnichten zu irgendwelchen Ursprüngen zurück, sondern bedienen uns einer hochkulturellen Technik. Ohne die implizierten symbolischen Artikulationen wären sie nicht, was sie sind. Wir nehmen ein Meditationskissen als eine besondere Art von Kissen wahr, das bei uns bestimmte Assoziationen und Handlungsimpulse auslöst – eine Buddha-Statue ist nicht einfach irgendein dicker Mann in einer seltsamen Haltung und mit einem freundlichen Gesichtsausdruck. Er ist dies gerade nicht. Es ist schwer für uns, in eine solche Wahrnehmung zurückzukehren. Wir müssen nicht kausal, aber formend „die konstitutive Dimension der Sprache" (C. Taylor)[112] berücksichtigen. Was C. Taylor über Gefühle sagt, lässt sich auf alle Erfahrungen ausdehnen:

> „Daher ist das Wesen einiger unserer Gefühle, und zwar derjenigen, die die wesentlichen menschlichen Anliegen betreffen, teilweise durch die Art und Weise geprägt, wie wir sie artikulieren. Die Beschreibungen, die wir von uns zu liefern geneigt sind, stehen nicht einfach außerhalb der beschriebenen Realität; sie lassen diese nicht unberührt, sondern sind vielmehr für sie konstitutiv."[113]

Dennoch verwenden wir im Augenblick der Wahrnehmung keine Worte. Und das gibt uns ein Gefühl der Untrüglichkeit und der Sicherheit, das wir beim sprachlichen Formulieren verlieren. Sprechend wissen wir, dass wir unsere Erfahrung jetzt in eine neue Form überführen und in eine Kommunikation einbringen, die prinzipiell zu Fragen und Diskussionen führen kann. Sprache ist zunächst einmal Kommunikation, und auch wenn wir sie benutzen, um etwas für uns zu benennen, so sprechen wir implizit immer auch mit Anderen.[114] Aber erst durch die Sprache wird eine Erfahrung zu einer „Erkenntnis" im anspruchsvollen Sinne. Erst jetzt kann, was vielleicht wahr ist, auch falsch sein, denn es ist in irgendeiner Weise auf Kritik, Begründung und damit verbalen Austausch bezogen. Auch bei unserem „Buddha" mag es sich um Hotei gehandelt haben, wir haben nur nicht genau genug hingeschaut. Hotei aber ist ein chinesisch-japanischer Gott, der den Menschen Glück und Reichtum bringt und Buddha manchmal ziemlich ähnlich sieht. Eine sprachliche Artikulation bringt unser Wissen in eine Form, die ausreichend präzise und haltbar ist, um sie austauschen, überprüfen und an anderes Wissen anschließen zu können. Wir müssen also nicht-begriffliche Erfahrungen nicht leugnen, aber es ist falsch, ihnen einen herausgehobenen Erkenntnischarakter zu verleihen. Das haben sie nun gerade nicht, sie sind nicht zuverlässiger oder valider als begriffliche Erfahrungen.

Diese Annahme ist aber auch gar nicht notwendig. Achtsamkeitsorientierte Spiritualität hebt zwar die sinnlichen, nichtbegrifflichen Aspekte unseres Daseins hervor. Aber dies geschieht gerade dadurch, dass in Bezug auf die Erfahrung der Welt und das eigene Selbst keine epistemische Haltung eingenommen wird. In achtsamkeitsorientierter Meditation kommt es nicht darauf an, etwas „als etwas" zu erkennen oder gar zu artikulieren. Genau dadurch führt sie zu einer Veränderung unseres Selbst und Welterlebens, zu einer anderen Daseinsform. *Diese Daseinsform* kann nun durchaus begrifflich ausgelegt werden. Sie ist es sogar immer schon. Die Suche nach der Unbegrifflichkeit ist bereits an der Unbegrifflichkeit beteiligt so wie das Konzept einer Umarmung an einer Umarmung.

Damit sind wir bei der zweiten Ebene der Frage nach der Bedeutung nicht-begrifflicher Erfahrungen angelangt. Sie ist nicht dadurch zu beantworten, dass man auf nicht-begriffliche Erfahrungen verweist. Auch ein Auto ist kein Begriff, aber wie ich mit ihm umgehen kann und sollte, kann ich diskutieren. Meine Auslegung achtsamkeitsorientierter Spiritualität im folgenden Kapitel ist ein solcher Versuch. Sie kann falsch sein, aber sie kann sich nicht darauf berufen, dass in Meditationen nicht-begriffliche Erfahrungen eine besondere Rolle spielen. Auf das Nachdenken über achtsamkeitsorientierte Meditationen und die durch sie möglichen spirituellen Erfahrungen können wir all die üblichen Standards der Vernünftigkeit wie Klarheit, Logik, Anschlussfähigkeit usw. anwenden. Dann ist aber rasch zu sehen, dass uns weite, spirituelle Achtsamkeit wohl zu Erkenntnissen über unser Dasein und seine möglichen Transformationen liefern kann, nicht aber über die Beschaffenheit der Welt, des Kosmos oder des Menschen. Wie sollen wir solche Erkenntnisse gewinnen, wenn wir sitzen und schweigen, statt uns der Mühe zu unterziehen, im Labor zu stehen, zu reisen oder mit Menschen zu sprechen? Neue Erkenntnisse über Seiendes (wie groß auch immer es sein mag) sind in dem beschränkten Rahmen einer Meditation gar nicht möglich und darum geht es auch nicht. Eine Veränderung unserer Daseinsweise ist aber unter diesen Bedingungen durchaus möglich und lässt sich vielleicht so artikulieren, dass sie vernünftigen Kriterien standhält.

Wenn einmal akzeptiert ist, dass es sinnvoll ist, einen rationalen Begriff von Spiritualität zu entwickeln, und wenn man des weiteren akzeptiert, dass er darauf aufbauen kann, dass achtsamkeitsorientierte Spiritualität mit existenziellen Erfahrungen verbunden ist, so wird spirituelle Rationalität zu einem Sonderfall existenzieller Rationalität. Daraus ergeben sich weitere Kriterien spiritueller Rationalität.

Eine existenzielle Vision sollte erstens denkbar sein, also nicht von vorneherein an logischen Widersprüchen scheitern.[115] So kann man nicht gleichzeitig empathisch sein und auf zwischenmenschliche Beziehungen verzichten wollen. Des Weiteren sollte eine persönliche Vision aus der gegenwärtigen Sicht prinzipiell realisierbar sein, was z.B. für ein Ende des Alterns gilt (sofern wir die Genetik des Alterns beherrschen lernen, woran geforscht wird), aber nicht für die Idee, an mehreren Orten gleichzeitig leibhaftig anwesend zu sein (denn es fehlt uns jede Vorstellung, wie wir dies erreichen könnten). Es sollte also ein Weg gewiesen werden können. Sie sollte drittens mit anderen Daseinsformen, die jemand ebenfalls realisieren will, kompatibel sein.[116] So ist z.B. der Wunsch nach politischer Aktivität schwer mit einem Leben in Einsamkeit zu vereinbaren. Man kann schließlich fordern, dass sie in irgendeiner Weise wünschenswert sein muss.

Diese Kriterien scheinen mir im Falle der achtsamkeitsorientierten Spiritualität erfüllbar. Im folgenden Kapitel möchte ich zeigen, dass sich die spirituelle Vision auf konsistente und nachvollziehbare Weise darstellen lässt. Sollte dies gelingen, wäre die erste Anforderung erfüllt.

Des Weiteren möchte ich zeigen, dass man durch geeignete Bedingungen und Techniken versuchen kann, spirituelle Erfahrungen zu erwerben und zu vermitteln. Dabei ist nicht entscheidend, ob dieser Versuch gelingt. Rationalität ist ein Vorgehen, ein Bemühen, dessen Erfolg nicht gesichert ist, sondern von vielen Bedingungen abhängt. Das Bemühen um Effektivität aber ist ein genuiner Bestandteil achtsamkeitsorientierter Spiritualität. Ein Ausschnitt aus einer von vielen Meditationsanleitungen:

> „Sprechen wir nun über die Übung selbst. Zuerst muss man sich einen ruhigen Raum zum Sitzen suchen. Legen Sie eine nicht zu weiche Polstermatte, etwa neunzig Zentimeter im Quadrat groß, auf den Boden und darauf ein kleineres rundes Polster mit einem Durchmesser von etwa dreißig Zentimetern, oder stattdessen ein flaches quadratisches Kissen, das Sie einmal in der Mitte falten. Darauf setzen Sie sich. Am besten ist es, dabei keine langen Hosen und keine Socken zu tragen, da sie uns beim Verschränken der Beine und der richtigen Lagerung der Füße behindern. Aus mancherlei Gründen ist es am besten, in der vollen Lotushaltung zu sitzen ...“ (Harada Roshi/P. Kapleau)[117]

Umgekehrt gibt es Bedingungen, die Meditationen erschweren oder ausschließen. Würde man versuchen auf einem schwankenden Schiff, auf dem die Menschen ängstlich Halt und Orientierung suchen, weite Achtsamkeit zu vermitteln, so würde das vermutlich schiefgehen. Wie genau die praktische spirituelle Rationalität aussieht, hängt davon ab, wie man achtsamkeitsorientierte Spiritualität beschreibt und umgekehrt; es gibt viele Varianten, aber auch Gemeinsamkeiten, auf die ich ebenfalls im folgenden Kapitel eingehe.

Mit dem dritten Kriterium der Vereinbarkeit mit anderen Lebensformen beschäftigen sich die beiden letzten Kapitel dieses Buches.

5. Achtsamkeitsorientierte Spiritualität

„Die Adern voll Dasein."
– *Rainer Maria Rilke*[118]

„Ich bin endlich angekommen.
Ich sitze auf einem Balkon, der jederzeit
abbrechen kann, und warte auf den Morgen."
– *Helge Timmerberg*[119]

5.1 Spiritualität

Früher oder später fragen sich viele Menschen, ob das, was sie bislang erlebt haben, alles ist, was ihnen das Leben zu bieten hat. Manchmal sind es Tod, schwere Bedrohungen, Verluste oder die Konfrontation mit dem Elend und der Endlichkeit (wie in der Buddha-Legende), die die Frage aufwerfen, „ob das alles ist". Manchmal scheint dieses Gefühl, „dass etwas fehlt", durch frühe Verlusterfahrungen oder -ängste oder andere frühe Prägungen einsozialisiert. Es begleitet manche Menschen von Kindheit an und prägt ihr Leben. Andere Menschen erleben dieses Gefühl eines existenziellen Mangels nur blass oder kennen es nur vom Hörensagen. Man kann sich mit diesem Mangel abfinden, ihn abspalten, ihn kompensieren oder versuchen ihn zu beheben.

Letzteres scheint nicht aussichtslos. Wenn wir auf Grund unseres Selbstbewusstseins die Frage nach den Bedingungen und Grenzen der eigenen Existenz stellen und unter ihnen leiden können, warum sollten wir nicht versuchen sie zu verändern? Dies ist eine Ermutigung, mehr nicht. Spiritualität kann diese Ermutigung gebrauchen. Sie ist der Versuch, die existenziellen Rahmenbedingungen zu verschieben – so zu verschieben, dass die Erfahrungen der Endlichkeit und des existenziellen Mangels relativiert und in einem erweiterten Horizont neu eingeordnet werden können. Der Begriff der „Spiritualität" meint diesen Versuch der existenziellen Transformation der eigenen Erfahrung und des eigenen Lebens. Durch den Begriff der „Spiritualität" wird die subjektive Seite der Religion, die aus Ritualen, Übungen, Atmosphären, Gefühlen, Begegnungen und möglicherweise einer ganz darauf abgestellten Lebensgestaltung besteht, hervorgehoben.

Der Begriff „Spiritualität" war früher ganz im religiösen Diskurs beheimatet[120] und meint traditionell eine „bewusst geformte, regelmäßig gepflegte und methodisch eingeübte Art von Frömmigkeit und religiösem Verhalten"[121]. Religionen stellen Deutungsmuster, Erzählungen, Bilder, Rituale, Glaubensinhalte, Regeln und Institutionen zur Verfügung, die es erlauben, die offenen existenziellen Fragen zu beantworten. Natürlich haben Religionen viele andere Funktionen, aber – was immer sie noch sind und leisten – sie beantworten auch Fragen nach den Rahmenbedingungen des menschlichen Lebens und verändern sie. Die institutionelle und dogmatische Seite der Religion hat sicher in den letzten Jahrzehnten an Bedeutung verloren, aber die „Spiritualität" als individuelle Praxis hat eher an Bedeutung gewonnen und wurde zu einem „Leitbegriff der modernen Gegenwartsreligion"[122]. Dabei hat sich die Spiritualität teilweise aus dem traditionellen religiösen Umfeld entfernt. Die „Distanz zur Dogmatik religiöser Großorganisationen" und die „Tendenz zum Anti-Institutionalismus" mit „einer Betonung der religiösen Autonomie des Individuums und damit einem ausgeprägten weltanschaulichen Individualismus"[123] hat „Spiritualität" zu einem „Alternativbegriff für Religion"[124] gemacht. Auf diesem Umweg gewinnt er allerdings auch innerhalb der Kirchen wieder an Bedeutung.[125]

Die Attraktivität der „neuen Spiritualität"[126] hat viele Gründe. Sie ist offen und unbestimmt genug, um zahllose individuelle Auslegungen zuzulassen, und sie profitiert von der Wertschätzung, die Subjektivität und Individualität in unserer Gesellschaft erfahren. Die soziologischen Aspekte der neuen Spiritualität sind ausgesprochen interessant, sprengen aber leider die Thematik dieses Buches.

5.2 Achtsamkeit und Spiritualität

Achtsamkeit ist ein wesentlicher Bestandteil alter und vor allem neuer Spiritualität. Sie ist in den alten Künsten des Yoga, Vipassana, Zazen, Budo, Tantra ebenso zentral wie in Gebet und Kontemplation und in aktiven Meditationen, meditativem Tanz oder neotantrischen Massagetechniken und Ritualen. Es ist nicht leicht nachzuvollziehen, dass Achtsamkeit dazu geeignet sein soll, eine Transzendenz-Erfahrung zu ermöglichen. Tatsächlich ist ja Achtsamkeit nicht an Jenseitigem und überhaupt nicht an dauerhaften Erkenntnissen interessiert. Sie sucht keine außergewöhnlichen Erfahrungen und keine besonderen Bewusstseinszustände und sie hat keinen anderen Gegenstand als das, was gerade geschieht. Das Alltäglichste genügt ihr vollkommen.

Eine Praxis muss in irgendeiner Weise spirituell ausgelegt oder artikuliert werden, um spirituell relevant zu werden. Eine derartige Auslegung sollte die spirituellen Erfahrungen möglichst umfassend und zutreffend interpretieren, aber jede Interpretation findet vor dem Hintergrund (dem Wissen, der Sprache, der sozialen und historischen Situation und dem Anliegen) des Interpreten statt.[127] Ein Zen-Buddhist in früheren Zeiten hätte z.B. mit dem Begriff „existenziell" nichts anzufangen gewusst (so wenig wie mit „spirituell"), was uns heute nicht hindern muss, seine Erfahrungen in dieser Weise zu interpretieren, sofern wir uns dieser Differenz bewusst bleiben. Beginnen wir die Auslegung achtsamkeitsorientierter Spiritualität mit der Darstellung der spirituellen Achtsamkeitspraxis.

5.3 Formen der Meditation

Therapeutische Achtsamkeitsübungen verfolgen einen bestimmten Zweck. Sie dienen dem Erwerb einer therapeutisch nützlichen Haltung, die zunächst in einfachen Situationen erworben und dann in schwierigen Situationen eingesetzt wird – gegen depressives Grübeln, Selbstentwertung, Suchtverhalten, Spannungszustände usw. Es genügt in diesem Kontext, Achtsamkeitsübungen solange und so intensiv durchzuführen, bis der Zweck erreicht ist. Nach meiner Erfahrung sehen die meisten Patienten, die Achtsamkeit für sich nutzen, und die meisten Therapeuten, die mit ihr arbeiten, die Sache genauso.

Für eine spirituell orientierte Achtsamkeitspraxis macht eine solche Kalkulation keinen Sinn. Im Grunde ist hier schon der Begriff der „Übung" unangebracht. „Praxis" ist treffender. Von einer Übung bleibt die zeitliche und situative Begrenzung, denn so beginnt man meistens zu meditieren. Spirituelle Achtsamkeitspraxis hat aus sich heraus keine zeitliche oder situative Begrenzung, die Begrenzung entsteht durch das notwendige Zusammenspiel mit anderen Rationalitäten innerhalb unseres in vieler Hinsicht begrenzten Lebens. Intrinsisch ist spirituelle Achtsamkeit einfach eine Art, zu sein. Sie verfolgt keinen weiteren Zweck. Dennoch kann man diese Art, zu sein, auch lernen und dafür brauchen die meisten Menschen mehr Zeit und Aufwand als für therapeutische Achtsamkeitsübungen. Was sie unterscheidet, ist also Intensität, Dauer und Häufigkeit. Eine Transformation existenzieller Parameter ist in der Regel nur über eine längere Übungspraxis möglich, vor allem, wenn sie nicht flüchtig sein soll. Um sie zu erleichtern, wird sie in der Regel in spezifischen Situationen geübt. Lehrer und Schüler stellen Situationen her, in denen spirituelle Erfahrungen möglich werden. Das geschieht nicht unbedingt bewusst, sondern auch intuitiv. Diese Inszenierungen sind Teil von Gewohnheiten und Traditionen. Es ist das Verdienst spiritueller Traditionen, durch ihre Rituale und ihre Sprache zum Erhalt der verschiedenen Spiritualitätsformen beizutragen. Es gibt aber auch natürliche, nicht gestaltete Situationen, die diese Bedingungen erfüllen. Wer sie sucht, findet sie leicht, und wer geübt ist, entdeckt einige dieser Eigenschaften auch in Situationen, die zunächst gar nicht für eine achtsamkeitsorientierte spirituelle Übungspraxis geeignet erscheinen.[128]

Weite Achtsamkeit ist schwierig. Vor allem bei ihr ist es wie mit dem Schwimmen: Man lernt Schwimmen am besten in ruhigem Wasser ohne hohe Wellen oder Strömungen, aber wenn man es kann, geht es auch bei stärkerem Wellengang. Der Übungsweg soll dazu führen, dass Menschen nicht in allen, aber in vielen Situationen ihre spirituelle Suche fortsetzen können. In der berühmtesten aller Zen-Geschichten, der Geschichte von dem Hirten und seinem Ochsen, landet der Suchende am Ende auf dem Marktplatz. Erst dort ist sein Weg zu Ende, seine einsame Hütte hat er zuvor verlassen.[129] Aber auf dem Weg hat er sie gebraucht.

Situationen, die für eine achtsamkeitsorientierte spirituelle Praxis geeignet sind, haben meist mehrere der folgenden Eigenschaften:

1. Abgrenzung vom Alltag durch besondere Räume und Orte (oft entlegen und ungewöhnlich: Wildnis, Berge, Klöster), bestimmte Zeiten, Kleidungen, Namen, fremde Sprache, Initiationen, rituelle Handlungen.

2. Keine problematischen Handlungsanforderungen, die Entscheidungen, Planungen etc. erfordern. Einfache oder komplexe routinierte Tätigkeiten stören nicht.

3. Geborgenheit: warmes, gedämpftes Licht, beruhigende Farben und Klänge, einfache, harmonische Einrichtungen (u.U. Kissen usw.), überschaubare Größe und Geschlossenheit des Raumes, bequeme Kleidung.

4. Übersichtlichkeit/Klarheit, atmosphärische Stimmigkeit: keine Probleme, keine Dissonanzen, die es notwendig machen, sich zu orientieren – widerspruchsfreie, konsistente und oft dichte Atmosphäre.

5. Keine aufdringlichen Details und keine Überraschungen: Sie würden die weite Achtsamkeit erschweren und spezifische Reaktionen provozieren – auch bei fokussierenden Meditationen dürfen sie die Aufmerksamkeit nur vorübergehend fesseln.

6. Atmosphärische Transzendenz durch Licht (gedämpft, unklare Lichtquellen, Mondlicht, Kerzen, Lichteinfall); offene Horizonte (Blick von der Höhe, aufs Meer, auf unstrukturierte Fläche: Wände, Kies, Sand, Wasser); die Atmosphäre hat etwas Ahnungsvolles, Unabgeschlossenes und weist durch Gesten, Bilder, Symbolismen, Ausblicke, Akustik, bestimmte Eigenschaften der Musik (weite Klänge, gleichförmiger Rhythmus etc.) über die Situation hinaus.

7. Gleichförmige, aber strukturierte Zeitlichkeit, Verlangsamung durch einen überschaubaren Ablauf, Gleichförmigkeit, Verlangsamung der Bewegungsformen bzw. der Körperhaltung, der Musik, der Sprechweise und des Verhaltens.

8. Kontinuität und Vertrautheit, rituelle Gewohnheiten der Gruppe, des Settings, des Ablaufs.

9. Gemeinschaftsgefühl und klare Rollen: klare Verhaltenserwartungen, Interaktionsmuster, Aufgaben, Anerkennung, u.U. Status als Lehrer, Schüler.

10. Verantwortlichkeit spiritueller Lehrer: Lehrer, fortgeschrittene Schüler wirken als Modell, schaffen Vertrauen, Sicherheit und einigermaßen nachvollziehbare Auslegungen.

Ich schlage vor, nur eine spirituell orientierte Übungspraxis „Meditation" zu nennen. Meditationen müssen nicht achtsamkeitsorientiert sein, sind es aber häufig. Sofern die Achtsamkeit für sie wesentlich ist, spreche ich von einer „achtsamkeitsorientierten Meditation".

Häufig bewegen sich achtsamkeitsorientierte Meditationen vom fokussierten zum weiten Pol der Achtsamkeit, also z.B. im Zazen (eine Meditation im stillen Sitzen) von der Fokussierung des Atmens zum Loslassen jeden Inhalts („Leere"), in aktiven Meditationen von Musik und Bewegung zum Stehen, Sitzen oder Liegen in Stille. Wenn der Übende bemerkt, dass er sich in Gedanken verliert, so ist es ein bewährtes Mittel, zunächst zur fokussierten Achtsamkeit zurückzukehren. Das Ziel achtsamkeitsorientierter Meditationen liegt in weiter Achtsamkeit bzw. in der Überblendung beider Formen. Fokussierte Achtsamkeit hat ohne den Hintergrund weiter Achtsamkeit nur die Funktion eines Sprungbretts, aber für sich keine ausreichende spirituelle Funktion. Warum das so ist, soll in diesem Kapitel noch deutlich werden.

Die Meditationsformen kann man in dieser Hinsicht folgendermaßen anordnen:

Achtsamkeitsorientierte Meditationen

Fokussierte Achtsamkeit .... **weite Achtsamkeit**

Informelle fokussierte Achtsamkeitsmeditation

Atemmeditationen

Körperübungen (Yoga, Tai Chi etc.)

Mantra-Meditationen

Kontemplation

Geleitete Meditationen

Aktive Meditationen

Stille Meditation, Zazen

Informelle weite Achtsamkeitmeditation

Abb. 3: **Fokussierte und weite achtsamkeitsorientierte Meditationen**

Zur Erläuterung einiger vielleicht unvertrauter Begriffe:

···⟩ *„Mantras":* Texte oder Textbestandteile, die rituell wiederholt werden.

···⟩ *„Kontemplation":* ausführliche Beschäftigung mit Texten, Bildern etc.

···⟩ *„geleitete Meditation":* Meditationen, in denen die Aufmerksamkeit schrittweise gelenkt wird – meist zu inneren Bildern, Körperwahrnehmungen und Bewegungen.

···⟩ *„aktive Meditation":* Meditationen mit Bewegung oder Atemübungen, meist mit Musik. Sie sind oft geleitet und enden meist in stillen Meditationen.

···⟩ *„Zazen":* stilles Sitzen in aufrechter Position mit halb geöffneten Augen im Rahmen des Zen-Buddhismus.

···⟩ *„informelle fokussierte Achtsamkeitsmeditation"* und *„informelle weite Achtsamkeitsmeditation":* Achtsamkeitsübungen in alltäglichen Situationen mit spiritueller Orientierung und minimaler oder ohne Ritualisierung.

Man kann diese Meditationsformen untereinander mischen, z.B. sie aufeinander folgen lassen. Häufig werden sie auch mit Vorgehensweisen gemischt, die nicht achtsamkeitsorientiert sind. So findet man häufig eine Mischung von achtsamkeitsorientierten Meditationen mit suggestiven Elementen. Dies wird vor allem im tibetischen Buddhismus praktiziert. Bekannte Beispiele sind Meditationen, die Mitgefühl, Vergebung, Dankbarkeit oder andere erwünschte Gefühle fördern. Sie arbeiten oft mit starken verbalen und imaginativen Suggestionen bzw. Autosuggestionen. Sie werden dennoch oft als achtsamkeitsorientiert verstanden, weil man davon ausgeht, dass die Aufmerksamkeit nur auf etwas gelenkt wird, das bereits da, also z.B. auf das uns eigentlich innewohnende Mitgefühl. Dieses wird dann durch Achtsamkeit verstärkt bzw. freigelegt. Diese Sichtweise steht der hypnotherapeutischen Ressourcenaktivierung (im Sinne einer non-direktiven Hypnotherapie) nahe, die auch mit der Vorstellung eines „guten Unbewussten" arbeitet, das kreativ, weise, kraftvoll, gesund ist und dem wir uns einfach öffnen können. Sie verträgt sich auch mit dem Glauben an die gute Natur aus der humanistischen Therapierichtung, dem New Age, den man aber auch schon aus der Romantik kennt. Diesem Glauben entwächst ein Vertrauen darauf, dass das Individuum sich schon in eine gute Richtung entwickelt und wächst, wenn man es denn nur lässt und die Hindernisse beseitigt, die Gesellschaft und Lebensgeschichte aufgebaut haben. Therapeutisch mag diese Herangehensweise stark und wertvoll sein, insbesondere wenn wir es mit Patientinnen zu tun haben, die eine Verstärkung positiver Gefühle dringend brauchen – die Verträglichkeit mit der Achtsamkeit aber ist eine andere Sache.[130] Es ist schwieriger, die Haltung der Achtsamkeit zu verstehen, wenn wir sie von der Förderung wünschenswerter Gefühle nicht unterscheiden. Daher folgende Gegenüberstellung:

Achtsamkeit	Förderung wünschenswerter Gefühle durch Meditation
⇢ es geht um die Haltung	⇢ es geht um Inhalte
⇢ fokussiert bis weit	⇢ fokussiert
⇢ nicht-bewertend	⇢ bewertend
⇢ „keine Energie geben", loslassen	⇢ Fokus verstärken
⇢ alle Gefühle und Haltungen werden gleich behandelt	⇢ erwünschte und unerwünschte Gefühle werden ungleich behandelt
⇢ selten imaginativ	⇢ oft imaginativ, metaphorisch, narrativ

Abb. 4: Achtsamkeit und die Förderung erwünschter Gefühle

Unproblematisch im Sinne der Achtsamkeit ist es, Situationen so zu inszenieren, dass sie bestimmte Gefühle und andere Erfahrungen nahelegen. Das ist unvermeidlich und geschieht in allen Meditationen mehr oder weniger gezielt und bewusst – durch die Räume, die Gruppe, Schweigen, Stille, Musik oder eine weiße Wand. Dies widerspricht nicht der Achtsamkeit als Wahrnehmung auf das, was gerade geschieht.

Meditationen, die ausschließlich innere Achtsamkeit anwenden, bleiben in gewissem Maße fokussiert. Sie werden Inszenierungen, die zu Teilnahme, intensiven Erlebnissen und emotionalen Erfahrungen einladen – Musik, Bewegung, intensive Ausrichtung auf Natur, Objekte, Menschen –, eher vermeiden und Meditationsformen bevorzugen, die asketisch bleiben.

„Aktive Meditationen" sind Meditationen mit Bewegung und Musik, sie füllen die Gegenwart. Die Bewegungskomponente hilft, sich selbst hier und jetzt zu spüren. In der Regel enden sie mit einer Phase der Stille. Für manche Menschen ist es nicht leicht, sich in Gruppen auf Musik zu bewegen oder intensiv zu atmen, für andere ist es problematisch, sich zu spüren. Manche dieser Meditationen emotionalisieren. Das bedeutet aber nichts anderes, als dass nicht alle diese Meditationen für jeden Menschen zu jedem Zeitpunkt geeignet sind und dass manche Menschen Unterstützung brauchen. Manchmal muss man aber auch z.B. die Zeit verkürzen (im Original dauern sie meist etwa eine Stunde) oder die Meditation unterbrechen. Es ist eine gute Idee, in einem Meditationsraum eine „cosy corner"[131] einzurichten, eine Ecke, in die sich jeder Teilnehmer zurückziehen kann. Alleine schon der Hinweis auf diese Möglichkeit genügt, damit sich die Teilnehmer sicherer und freier fühlen. In unserer kleinen „Meditationswerkstatt" in Darmstadt experimentieren wir in einer offenen Gruppe und in einer angenehm lockeren Atmosphäre mit solchen Meditationsformen. Jeder kann dort eine Meditation vorstellen und anleiten. Man kann diese Meditationen prinzipiell auch alleine machen, aber eine Gruppe ist motivierend, gibt Anregungen und Möglichkeiten zum Austausch.

Es gibt sehr viele aktive Meditationen – das Angebot an CDs hierfür ist reichlich. In der Regel werden sie mit guten Anleitungen geliefert. Bei den meisten dieser Meditationen ist es relativ leicht möglich, sich eigene CDs mit eigener Musik zusammenzustellen. Viele kann man verkürzen, was ich häufig z.B. für Workshops mache, in denen die Zeit für die ausführliche Version nicht reicht. Man kann sie auch verlängern. Kurzum: Ich möchte zu einem kreativen Umgang mit dieser Art, zu meditieren, anregen. Eine Auswahl an Möglichkeiten hierzu:

⋯⇢ Kundalini-Meditation
⋯⇢ Himmelsrichtungen-Meditation
⋯⇢ Chakren-Meditationen (zahlreiche Varianten)
⋯⇢ „5 Rhythmen"-Meditationen
⋯⇢ Heart Chakra-Meditation
⋯⇢ Gourishankar-Meditation
⋯⇢ Nadabrahma-Meditation
⋯⇢ Mandala-Meditation

···⟩ No Dimension-Meditation
···⟩ Quantum Light Breath (Jeru Kabbal, vier Varianten)

Einige andere derartige Meditationen finde ich aus unterschiedlichen Gründen zu schwierig, um sie hier allgemein zu empfehlen.

Achtsamkeitsorientierte Spiritualität ist nicht auf ganz bestimmte Ritualisierungen angewiesen, sie kann auch „informell", also in Situationen erfolgen, die nicht eigens für spirituelle Erfahrungen gestaltet wurden. Die jeweilige Ritualisierung ist auf dem Übungsweg hilfreich, aber auch problematisch, denn sie kann eine Abhängigkeit der Achtsamkeitspraxis von bestimmten Umständen und Personen schaffen und Nebensächlichkeiten in den Vordergrund rücken. Es gibt viele „natürliche" Situationen, die – je nach Einstellung, Vorerfahrung, Verfassung, Persönlichkeit usw. – spirituelle Achtsamkeit erleichtern.

Nehmen wir als Beispiel den Bericht, der mich zu dem Titel meines Buches angeregt hat. Er zeigt die Gunst der Stunde, aber er zeigt auch, wie schwer es sein kann, sie zu nutzen:

> „Ich wollte nichts weiter als nur schweigend dort sitzen und zusehen, wie sich die Berge röteten, die seidige Abendluft einatmen und wissen, dass Bernhard dasselbe tat und empfand. So gab es denn ein weiteres Problem: keine Stille, kein Schweigen. Wir entrüsteten uns über was weiß ich – den Verrat der reformistischen Sozialdemokraten, die Lebensbedingungen der Armen in den Städten – Leute, die wir nicht kannten, Leute, denen wir in diesem Augenblick durchaus nicht helfen konnten. Unser Leben war auf diesen einen überragenden Moment hingesteuert – eine mehr als fünftausend Jahre alte heilige Stätte, unsere Liebe füreinander, das Licht, die große Erdspalte vor uns –, und dennoch waren wir außerstande, ihn festzuhalten, vermochten ihn nicht in uns aufzunehmen. Wir konnten uns nicht zur Gegenwart befreien. (...) Und unser Elend bestand in unserer Unfähigkeit, die einfachen, schönen Dinge, die das Leben uns bot, anzunehmen und uns über sie zu freuen." (Ian McEwan)[132]

Was hier eine spirituelle Erfahrung für die Protagonistin anklingen lässt und sie gleichzeitig unmöglich macht, ist eine ganz bestimmte, spontan entstandene Situation eines Liebespaares in historisch schwieriger Zeit (am Ende des zweiten Weltkriegs). Zu dieser Situation gehören die Persönlichkeit der Protagonistin, der Punkt, an dem sie in ihrem Leben steht, und die Entwicklung ihrer Liebesbeziehung. Notwendig ist aber auch, dass sie die ganze Situation als existenziell bedeutsam interpretiert. Im folgenden Abschnitt möchte ich ausführlicher darauf eingehen, wie eine solche Interpretation achtsamkeitsorientierter Spiritualität aussehen kann.

5.4 Elemente achtsamkeitsorientierter Spiritualität

Meditationen erfordern Ausdauer und Beharrlichkeit und Zeit: „Vielleicht hast du viel Zeit zu verschwenden, aber wir sind sehr beschäftigt", sagte ein fortgeschrittener Zen-Schüler zu einem Anfänger, der gerade zu viele Fragen gestellt hat.[133] Allerdings besteht in Meditationen diese Beschäftigung darin, kein Ziel zu verfolgen, nichts zu verändern und an nichts festzuhalten. Meditationen verfolgen dennoch eine Vision. Unter einer Vision verstehe ich eine Vorstellung einer zukünftigen Situation, die jemand für möglich hält und um deren Realisierung er sich bemüht. Aus meiner Sicht ist es wichtig, dass man eine möglichst klare Vorstellung von dem hat, was man tut und wohin es führen soll. Das Konzept mag sich im Laufe der Zeit präzisieren und ändern, aber es ist wichtig, mit einem Konzept zu starten. Nur dann kann man sich wirklich für oder gegen das Meditieren entscheiden.

Im Falle der achtsamkeitsorientierten Spiritualität erfordert die spirituelle Vision (3. Person-Perspektive), dass der Übende (1. Person-Perspektive) gar nichts will und an keinem Konzept festhält. Das ist ihre Besonderheit, ja mehr als das, die entscheidende existenzielle Wendung, die so viel Verwirrung stiftet. Sie ist aber nur verwirrend, wenn man diese beiden Perspektiven nicht trennt bzw. versucht, die eine auf die andere zu reduzieren (s.o. Abschnitt 1.3). Wenn es dem Übenden gelingt, eine Haltung des Loslassens und der Rezeptivität einzunehmen, realisiert er die Vision unmittelbar – für Sekunden, für Minuten, vielleicht für länger, in vereinfachten Situationen, in schwierigeren, mehr oder weniger.[134] „‚Gut', sagte ich, ‚ich werde es versuchen. Ich werde versuchen, wach zu bleiben.' ‚Versuchen!' sagte der Vorsteher. ‚Was für ein Wort. Nicht versuchen musst du es, du musst es tun!'"[135] Jeder und nur jeder Moment kann diese Vision vollständig realisieren und auch deshalb sind Begriffe wie „Üben" und „Versuchen" so unzulänglich, ja irreführend.[136] Die Meditation ist kein Mittel zum Zweck, sondern die mehr oder weniger gelungene Realisierung des visionären Szenarios, das erst durch die Meditation ihre definitive Gestalt gewinnt. In der 1. Person-Perspektive ist jede Situation einzigartig und der unwiederbringliche Ernstfall. In dieser Perspektive können wir nicht versuchen, gegenwärtig zu sein. Eine solche Haltung wäre schon gleichbedeutend mit einem Scheitern des Unternehmens. Dennoch ist es kein Problem, sich vorher oder nachher klarzumachen, was man eigentlich will, welche Vision man verfolgt.

Ich möchte im Folgenden versuchen, eine Vision der achtsamkeitsorientierten Spiritualität vorzustellen, und komme dabei auf sechs wesentliche Elemente:

5.4.1 Offenheit

Ich habe ein Problem: Ich weiß nicht so recht, wie ich diesen Abschnitt beginnen soll. Es gibt Schlimmeres, aber das ist ja auch noch nicht alles: Dieses Problem lässt mich nicht mehr los. Ich werde schlecht gelaunt. Meine Frau stört mich, der Tag ist zu kurz. ... Nun fällt mir ein, dass ich mich mit Achtsamkeit beschäftige. Auf unserer Terrasse wartet ein bequemer Sessel auf mich, die Temperatur ist angenehm, ich bin wach. Das müsste reichen. Von der Terrasse aus sieht man auf ein Metallgeländer, einige Bäume und Sträucher, die abgestellten Blumentöpfe des Nachbarn. Ich entscheide mich für die Bäume. Sie zeichnen eine komplizierte Linie an den Himmel.

Nach gefühlten fünf Minuten habe ich schon genug. Meine Laune hat sich schon ein wenig gebessert, aber gut ist sie dennoch nicht. Mir fällt etwas ein (zu einer anderen Passage im Text). Es könnte brauchbar sein. Also notiere ich mir ein Stichwort. Dann gestatte ich meinem Blick zu wandern. Ich beschließe abwechselnd einen Baum, die Blumentöpfe, ein Stück Rasen, meine Körperhaltung und meinen Atem wahrzunehmen. Nach und nach fühle ich mich leichter, das Schreiben winkt nur noch aus der Ferne. Die Haltung der Achtsamkeit bin ich gewohnt, aber fokussierte Achtsamkeit war noch nie meine Sache. Wenn sie sich bewegen darf, fühle ich mich wohler. Und so ist es auch diesmal, mein Kopf wird frei, mein Atem fließt, der Tag lächelt mir zu. Damit könnte ich wirklich zufrieden sein. Jetzt sitze ich vielleicht 15 Minuten auf der Terrasse, aber ich habe Zeit und gleichzeitig keine Lust, die Übung zu beenden.

Wenn ich Zeit habe, meditiere ich gerne. Dazu muss ich mich nicht überreden. Das mit den Bäumen und Sträuchern war untertrieben. Der Flieder blüht, die Elstern fliegen hin und her, ich habe Boden unter den Füßen, Wortfetzen im Kopf, ein Ausatmen, Wolken, ein halber Satz. Die Worte sind ein wenig aufdringlich, aber ich habe ja beschlossen, nichts zu verändern. Also lasse ich sie in Ruhe. Es durchrieselt mich, ich merke, wie sich mein Körper weiter entspannt, ich schmunzele vor mich hin. Es ist ein bisschen so, als würde ich sagen: „Bitte kommen Sie herein, bedienen Sie sich, es gehört alles Ihnen." Ich weiß nicht, warum mir das einfällt. Aber ich weiß, dass es mich nicht interessieren soll. Die Gedanken trollen sich. Nach einer Weile ist alles ziemlich einfach, o.k., ich bin dabei.

Oft sitze ich etwa eine halbe Stunde und dafür habe ich ein gewisses Zeitgefühl entwickelt. Es sagt mir irgendwann: ‚Nun lass gut sein' – und ich folge ihm meistens. Auch diesmal. Ich freue mich, meine Frau zu sehen, und nicke dem Tag freundlich zurück. Noch etwas später fällt mir allerdings wieder ein, dass ich erst einmal einen Anfang für diesen Abschnitt finden sollte. Was ist schon ein Kapitel ohne Anfang? Aber es ist nicht mehr so wichtig und eine Idee habe ich auch.

Meist interessiert uns nur wenig an dem gegenwärtigen Geschehen. Wir hegen Absichten, Sorgen, Hoffnungen, erleben also die Gegenwart im Hinblick auf eine Zukunft, die wir gestalten wollen. Achtsamkeit aber ist eine Haltung der Absichtslosigkeit. Die Absichtslosigkeit erlaubt es, sich in einem weiteren Sinne dem zu öffnen, was gerade geschieht. Dazu ist es hilfreich, Absichten, Hoffnungen, Bewertungen etc. loszulassen. „Loszulassen" ist in spirituellen Diskursen eine der häufigsten Aufforderungen: Jesus schart seine Jünger um sich, indem er sie auffordert, Familie und Arbeitsplatz aufzugeben; der hinduistische Asket ist bereit, alles loszulassen, auch seine körperliche Existenz; Buddha verlässt Frau, Kind und Palast. In all diesen Fällen ist gemeint, dass alltägliche Werte und Lebensformen aufgegeben werden, weil sie der transzendentalen Suche oder Mission im Wege stehen. Man muss sich frei oder leer machen, um etwas Neues aufnehmen zu können, wie eine bekannte Erklärung lautet.

Zunächst einmal ist das energetisch sinnvoll und bedeutet vor allem eine wenigstens vorübergehende Änderung der Prioritäten. In achtsamkeitsorientierten Meditationen gilt das Loslassen nicht nur bestimmten Lebensformen, sondern allen Denk- und Wahrnehmungsmustern – soweit dies möglich ist. Wie immer Sie vorgehen oder beginnen, sämtliche Meditationen streben eine weite Achtsamkeit an. Das bedeutet eine radikale Transformation der alltäglichen Daseinsweise. Da keine neuen Inhalte fixiert werden, ist eine Verwechslung dieser Transformation mit gewohnten Änderungen von Prioritäten nicht möglich. Es geht auch nicht mehr um Erkenntnisse. Offenheit besteht darin, gar keine Erkenntnisse mehr zu sammeln und nicht mehr etwas „als etwas" beschreiben oder erkennen zu wollen.

Was bleibt dann übrig? Rauschen, ungeordnete Sinnesdaten? Ich denke, nein. Es ist sehr schwer, aber vor allem nicht sinnvoll, unseren Sinnesorganen zu verordnen oder anzutrainieren, dass sie Erfahrungen nicht mehr organisieren. Offenheit ist nur eine Haltung, die darauf verzichtet, diese Eindrücke weiterzuentwickeln, und sie einfach annimmt – so wie sie sind, so wie sie kommen und gehen. Wer im Sinne der Offenheit meditiert, verändert seine Haltung, und darauf kommt es an. Er entwickelt eine Grundhaltung der Offenheit, und diese Haltung ist relativ zu dem, was gerade geschieht, immer möglich. Ich lasse einen Gedanken an eine Verabredung nach der Meditation los – Offenheit, ich lasse die Benennung des Luftzuges als „es zieht" los – Offenheit, ich lasse die Wahrnehmung des Luftzuges als Luftzug los ... jedes Mal geschieht eine Öffnung. Offenheit ist relativ, so wie es auch keine absolute Fortbewegung gibt, sondern nur eine relative. Spontan entstehen stets neue Gedanken und Wahrnehmungsmuster. Es geht in der Meditation nicht darum, dieses Entstehen zu verhindern, sondern es bewusst wahrzunehmen und an keiner dieser Gestalten festzuhalten. Sie steigen wie Seifenblasen auf und wir lassen sie zerplatzen. Das Zerplatzen ist der Moment der Öffnung.

Wenn man von einer Erfahrung *der Leere* oder *des Nichts* sprechen will, dann ist es diese Erfahrung des *Nichtens*, die gemeint ist. Die substantialistische Formulierung führt in die Irre. Der Prozess des Loslassens hat kein Ende bzw. genügt sich selbst. Er hat sein Ende in jedem einzelnen Moment, in dem er geschieht. Was bleibt, ist nur diese Form, da zu sein. Sie ist erreichbar und es fühlt sich auf eine bestimmte Art an, so zu sein. Es ist in dieser Haltung nicht wichtig, ob ein Apfel ein Apfel ist. Natürlich erfassen meine Augen blitzschnell diese Gestalt, aber es ist nicht wichtig, sie festzuhalten. Es mag ein Apfel sein oder auch nicht. Die Offenheit gilt allem, was geschieht, und es kommt auch nicht darauf an, dass es kein Apfel ist oder dass man alles mitbekommt, was geschieht. „Alles" ist so etwas wie „Apfel".

5.4.2 Verbundenheit

In achtsamkeitsorientierten Meditationen wird häufig die Erfahrung der Verbundenheit betont.[137] Dies kann z.B. in folgender Anleitung geschehen: „Mach dir bitte bewusst, auf welche Weise du jetzt gerade mit deiner Umgebung verbunden bist – durch den Atem, der ein- und ausströmt, durch den Kontakt mit dem Boden oder dem Stuhl, auf dem du sitzt, durch die Schwerkraft, durch die Augen und das, was du siehst, durch die Ohren und die Geräusche, durch die Haut und die Temperatur. Mach dir bewusst, dass du Teil der Gruppe bist, Teil des Raumes, Teil des Hauses und dass wir durch unsere Sprache miteinander verbunden sind."

Dies wäre eine Form fokussierter Achtsamkeit, die Aspekte dessen, was gerade geschieht, bewusst macht. Diesen speziellen Aspekten ist gemeinsam, dass sie verdeutlichen, wie wir immer schon in Kontakt und Austausch mit unserer Umgebung stehen. Die Anleitung begnügt sich mit dem Hinweis auf das, was unserer Erfahrung in diesem Moment zugänglich ist. Die Erfahrung der Verbundenheit ist möglich, wenn wir nicht durch Handlungsorientierung auf die trennenden Aspekte zwischen uns und unserer Umwelt fixiert sind. Wenn wir etwas gestalten, verändern, verhindern wollen, ist es sinnvoll, zwischen uns und der Umgebung (oder uns als Handelndem und uns selbst als Objekt) zu unterscheiden. So können wir unser Handeln steuern und an äußere Bedingungen anpassen. Aber auch diese Trennung ist nur möglich, weil wir bereits auf vielfache Weise mit der dinglichen und sozialen Umwelt verbunden, also Teil der Situationen sind, ohne dies bewusst wahrzunehmen. Wir interagieren immer schon – wahrnehmend, handelnd, kommunizierend. Die Interaktionen bilden ein feines Zusammenspiel verschiedener Aktivitäten und Rhythmen, die sich koordinieren und synchronisieren. Wir fühlen uns durch den Atem mit der Umgebung verbunden. Wir können zwar leicht zwischen der Luft, die in uns einströmt, und unserer Atembewegung unterscheiden, aber dennoch erhält das eine Element erst durch das andere seine Bedeutung, Die Bewegung des Atmens wird erst durch die Luft zu „Atmung" und Luft durch Atmung zu „Atemluft". Die phänomenologische Philosophie, die Säuglingsforschung, Handlungstheorien und Kognitionswissenschaften haben diese Interaktionen auf vielfältige Weise untersucht (s.o. Abschnitt 1.7).[138]

Verbundenheit geht mit einem Gefühl der Geborgenheit, der Vertrautheit und des Vertrauens in das, was gerade geschieht, einher. Dass wir diese Erfahrung so selten machen, hat damit zu tun, dass wir sehr viel mit der Umgebung bzw. uns selbst beschäftigt sind. Wir wollen wissen, was, warum, wann geschieht oder was wir tun können, oder wir beschäftigen uns mit dem, was wir oder andere getan haben. Bei all dem müssen wir Faktoren isolieren und wieder verknüpfen. Aber während wir in dieser Weise reflektieren und während wir handeln oder kommunizieren, sind viele interaktive Prozesse im Gange und entgehen uns. Damit entgeht uns auch das Erlebnis dieser elementaren Form von Einbettung. Wir müssen und können uns aber auf dieses Zusammenspiel verlassen, auch wenn und gerade weil es uns nicht bewusst ist. Achtsamkeitsorientierte Meditationen ermöglichen uns diese Erfahrung, die existenziell bedeutsam werden kann.

Es ist existenziell bedeutsam, wenn wir erkennen, dass wir auf eine Art sein können, die keinerlei Anstrengung oder Einflussnahme von uns verlangt, keine Absicht, keine Bewertung, kein Sorgen, Hoffen oder Befürchten. Auf diese Art zu sein ist aber nur möglich, wenn wir auch körperlich präsent sind – mit der Sensibilität, dem Begehren, der Lust, die sich aus der Situation ergeben. Das mag die Lust des Ein- und Ausatmens sein, das Begehren nach Kühlung, Wärme oder Sex oder all die vielen angenehmen und unangenehmen Empfindungen, die Teil dessen sind, was gerade geschieht – auch wenn wir nur still sitzen oder liegen. Bewegungen, Musik, Geschmack, Geruch, Farben, Berührungen und erotische Begegnungen tragen zum Erlebnis der Verbundenheit bei.

Achtsamkeit kann durchaus mit der Erfahrung von Verbundenheit mit etwas „Ganzem" im Sinne eines Unendlichen einhergehen. Aber wenn es so etwas wie ein „Ganzes" gibt, so lässt es sich allenfalls als Idee sich ausbreitender und differenzierender Wahrnehmungen, Vorstellungen, Begriffe, Handlungen und sozialer Beziehungen definieren. Ein solches Ganzes aber lässt sich gerade darüber hinaus nicht mehr bestimmen und es lässt sich nicht mehr darüber sagen, als dass wir es als Horizont unseres Denkens und Handelns mitführen.[139]

5.4.3 Gegenwärtigkeit

Ich vermute, jeder Mensch kennt die Erfahrung der Zeitlosigkeit. Ein Mensch kann sich zeitlos fühlen, wenn er in einem Rausch- und Trancezustand ist, wenn er höchst zufrieden und entspannt ist oder wenn er andererseits durch eine Tätigkeit so sehr gefordert ist, dass er „in ihr aufgeht", sich also in einem sogenannten „Flow"-Erlebnis[140] befindet. Offensichtlich tritt das Gefühl der Zeitlosigkeit auf, wenn die Konzentration und unsere Wachheit sehr gering oder maximal sind. Mit Achtsamkeit haben diese Zustände alle nicht viel zu tun. Bei Rauschzuständen ist dies offensichtlich. Flow-Erlebnisse treten auf, wenn man sich intensiv auf eine zielgerichtete Tätigkeit konzentriert, die die eigene Leistungsfähigkeit bis an die Grenze, aber nicht darüber hinaus fordert. Als Beispiele für Flow-Tätigkeiten nennt M. Csikzentmihalyi, der Erfinder des Begriffs, Schachspielen, Bergsteigen, Operieren. Es gibt eine Überschneidung zwischen Flow-Erleben und fokussierter Achtsamkeit in der Fokussierung. Fokussierte Achtsamkeit ist jedoch erstens absichtslos und behält zweitens Distanz zu ihrem Gegenstand, sodass sie stets zu Selbstwahrnehmung und Defusion in der Lage bleibt.

Die vielen Formen unseres alltäglichen Zeiterlebens können in Richtung Zeitlosigkeit verlassen werden oder in Richtung eines bewussten veränderten Zeiterlebens. Eine Verwechslung beider Überschreitungen des alltäglichen Erlebens liegt nahe. Achtsamkeit führt zu einem veränderten Zeiterleben, aber nicht zu einem Gefühl der Zeitlosigkeit. Das veränderte Zeiterleben der Achtsamkeit nenne ich Gegenwärtigkeit. Es bleibt in fokussierter Achtsamkeit begrenzt. Wer in der Haltung der Achtsamkeit etwas fokussiert, kann zwar absichtslos mit dem Gegenstand seiner Achtsamkeit umgehen, aber er muss sich bemühen, den Fokus zu halten (s.o. Abschnitt 1.6). Deshalb bleibt er auch teilweise mit den Zeitformen des Alltags, die sich aus unserem Handeln ergeben, verbunden. Erst in weiter Achtsamkeit können diese zugunsten einer weitgehenden Gegenwärtigkeit aufgegeben werden, die keine Zeitlosigkeit, sondern ein bewusstes Zeiterleben eigener Art ist. Dies möchte ich im Folgenden erläutern.

Es gibt viele Formen der Zeit. Im Alltag orientieren wir uns vor allem an der objektiven (physikalischen) Zeit, sozialen Zeit (Kalender usw.) und der modalen Zeit (Vergangenheit, Gegenwart und Zukunft). Diese Zeitformen sind wichtig für die Organisation unseres persönlichen und gesellschaftlichen Lebens, sind kulturell vielfältig und haben eine bunte und spannende Geschichte.[141] Die Sorge um uns selbst und unsere Handlungsfähigkeit wird durch die modale Zeitlichkeit ermöglicht. Sie ist eine spezifisch menschliche Zeitform. Sich auf die Zukunft auszurichten und die Vergangenheit zu erhalten und beide von der Gegenwart zu unterscheiden, erfordert symbolische Fähigkeiten der Antizipation und der Erinnerung. Symbolisch, weil uns für diese Unterscheidung bewusst sein muss, dass eine bildliche Erinnerung oder eine Erzählung für etwas steht, was geschehen ist, und ein Plan oder ein Versprechen für etwas, was erst geschehen wird. Menschen können aus der Vergangenheit lernen und die Zukunft antizipieren. Tieren ist das vermutlich nur sehr eingeschränkt möglich. Menschen sind sich daher zukünftiger Gefahren und ihres bevorstehenden Todes bewusst. Die Fähigkeit zur Antizipation beschwert das Leben, ermöglicht aber auch, es zu schützen. Dieser Prozess ist aber prinzipiell unendlich, wenn man das Leben als „Krankheit zum Tode" (Kierkegaard) auffasst und erlebt. Solange der Tod nicht besiegt ist, sind immer neue Strategien zum Schutz und zur Absicherung möglich. Das Instrument der modalen Zeit – der Einteilung der Zeit in Vergangenheit, Gegenwart und Zukunft – ist dafür eine Grundvoraussetzung. Wir sind aber derart verliebt in dieses Instrument und so ängstlich angesichts unseres drohenden Endes, dass wir davon einen exzessiven Gebrauch machen. Wir erschöpfen uns in der Vorsorge. Die Gegenwart wird zu dem Ort, an dem Zukunft und Vergangenheit ausgewertet werden, sie wird ihrer Gegenwärtigkeit beraubt und auf den Ort entschlossenen Handelns reduziert. Diese Daseinsstruktur hat Heidegger als die Struktur der „Sorge" beschrieben. Heidegger wollte keine Anthropologie schreiben, und tatsächlich ist schon früh eingewandt worden, dass es auch andere Daseinsmodi gibt. Glück (Bollnow), Liebe (Binswanger) und eben Spiritualität sind Alternativen.[142]

Spiritualität hat dabei mehr als nur eine Alternative anzubieten. Der Glaube an die Auferstehung und an ein ewiges Leben ist eine. Eine andere besteht darin, der Gegenwart die Gegenwärtigkeit zurückzugeben. Das ist der Weg der achtsamkeitsorientierten Spiritualität. Für die spirituelle Achtsamkeit ist der „Tod" von peripherer Bedeutung. Er ist nicht ihr Referenzpunkt, sondern ein Phänomen wie andere auch. Das Wissen um den Tod gehört zur Abgründigkeit der Existenz, aber diese Abgründigkeit ist wiederum nur eine existenzielle Erfahrung unter anderen. Die Achtsamkeit überwindet sie nicht, integriert sie nicht, schwächt sie nicht ab, sondern akzeptiert sie. Sie vermeidet die Abgründigkeit, sowenig wie sie irgendeine Erfahrung sucht. Sie gibt keiner Erfahrung eine herausragende Bedeutung, sondern nimmt an, was von Moment zu Moment geschieht. Dies führt zu einem Bedeutungsverlust von Themen, die im Alltag eine überragende Bedeutung haben, und von Gefühlen, die uns dort bestimmen und manchmal überwältigen. Dies betrifft auch den Tod und die Todesangst. Der Wunsch, die Angst vor dem Tod zu verlieren, ist sicher eines der Hauptmotive für die spirituelle Suche.

Gegenwärtigkeit besteht darin, dass wir uns bewusst auf das einlassen, „was gerade geschieht", und damit auf „prozessuale Zeit", eine Zeitform, die in allen anderen Zeitformen vorausgesetzt wird.[143] Sie ist eine nicht-symbolische Erfahrung wie die Erfahrung von Licht, Wärme, Räumlichkeit. Subjektive wie objektive Prozesse haben eine Abfolge, ein bestimmtes Tempo, einen Rhythmus, den wir erfassen können, ohne auf physikalische, soziale oder modale Zeit Bezug zu nehmen. Umgekehrt ist eine physikalische Zeitmessung nur möglich, wenn wir Prozesse erfassen und sie zu Grunde legen.

Viele Prozesse, die unser Leben bestimmen, sind interaktiv und bestehen darin, dass wir uns zeitlich mit der menschlichen und nicht-menschlichen Umgebung abstimmen. Die damit verbundene Form prozessualer Zeit können wir „interaktive Zeit"[144] nennen. Die ständig erforderlichen Desynchronisierungen und Synchronisierungen geschehen überwiegend intuitiv. Wenn ich mein Verhalten mit dem Verhalten eines anderen Menschen oder nicht-menschlichen Prozessen synchronisiere, so brauche ich dafür keine Idee von Zukunft oder Vergangenheit, keine Uhr und keinen Kalender, keine Idee von Zeit überhaupt, sondern ein Gespür für zeitliche Abläufe. Interaktive Zeit ist wichtig, wenn wir kooperieren, uns unterhalten oder uns im Straßenverkehr bewegen.

In Meditationen treten soziale, physikalische und modale Zeit zurück und die nicht-symbolischen Zeiterfahrungen der prozessualen und der interaktiven Zeit treten in den Vordergrund. Aktive Meditationen, also Meditationen, die mit Musik und Bewegung arbeiten, oder Meditationsformen, die zwischenmenschliche Begegnungen einschließen (Kampfsport, tantrische Rituale), erfordern und ermöglichen, sich ganz auf die interaktive Zeit einzulassen.

Die bewusste Erfahrung „prozessualer Zeit" verstärkt die Wahrnehmung und Akzeptanz von Vergänglichkeit, die in anderen Zeitformen in verschiedener Weise aufgehoben ist. Natürlich wissen wir auch sonst, dass alles vergänglich ist, aber es gibt ein Wissen, das rein kognitiv ist, und es gibt ein Wissen, das wir wirklich verstanden haben – in seiner emotionalen Bedeutung, in seinen vielen Konsequenzen, ein Wissen, dem wir immer wieder nachgespürt haben, von dem wir durchdrungen sind und das wir deshalb auch jederzeit bereit haben und berücksichtigen können. Spirituelle Achtsamkeit ist ein in dieser Weise durch Wiederholung oder durch Intensität „verinnerlichtes" Wissen um die Vergänglichkeit von allem, auch von uns selbst. Gegenwärtigkeit erweitert vertraute Zeitkonzepte um das achtsame, nicht bewertende Erleben, um die Akzeptanz von Vergänglichkeit.

Unser alltägliches Leben besteht aus zahllosen Versuchen, diese Vergänglichkeit zu stoppen oder wenigstens ihre Wahrnehmung zu vermeiden. Dies gelingt uns auch durchaus: Wir konservieren im Alltag Objekte, Beziehungen, Werte ebenso wie Gedanken, Beobachtungen, Gefühle. In Meditationen konservieren wir nichts, wir folgen einfach der Abfolge von Bewegungen, Körperempfindungen, Atmung, Musik, Lichtspielen, Geräuschen, Gedanken, inneren Bildern usw. Die Jahreszeiten, die Wellen, die Wolken sind wunderbare und beliebte Verdichtungen dieser Erfahrungen. Wir erleben die Zeit wie einen Strom, der alles trägt (auch uns selbst) und von dem wir uns tragen lassen.

Ein bevorstehender Abschied, ein drohender Verlust, ein absehbarer Tod veranlassen manche Menschen zur Achtsamkeit, auch wenn sie es vielleicht nicht so nennen. Plötzlich erscheinen der vertraute Mensch, die alltäglichen Dinge und die vielen übersehenen Eindrücke wertvoll und einzigartig. Die Erfahrung der Vergänglichkeit befreit die Gegenwart aus den Fängen der Zukunft und der Vergangenheit. Die Mischung aus Glück und Trauer gibt den Tätigkeiten, Erlebnissen und Menschen den Ernst und die Bedeutung, die wir ihnen im Alltag vorenthalten.[145] Aber wir brauchen keine schweren Krisen, um zu solch einer veränderten Sicht auf das Leben zu gelangen. Wir können sie auch allmählich und kontrolliert durch Achtsamkeit gewinnen.

5.4.4 Daseinsfreude

„Daseinsfreude"[146] scheint mir für achtsamkeitsorientierte Spiritualität zentral, weil sie diese als körperliche und gefühlte Existenzweise zu zeigen vermag. Häufig ist im Zusammenhang mit spirituellen Erlebnissen von einem Gefühl der Freude, des Glücks, der Seligkeit, von „bliss" die Rede, aber dieses Gefühl ist nicht leicht zu verstehen. Es hat eine Ähnlichkeit mit Glück und Freude, ist aber auch irgendwie anders. Interessanterweise schildern es sowohl spirituell ausgerichtete Menschen als auch Menschen, die sich gar nicht oder momentan nicht auf einer spirituellen Suche befinden. Autoren wie Rousseau, Musil, D.H. Lawrence und viele andere haben dieses Gefühl der Daseinsfreude beschrieben. Ich möchte eine Schilderung aus Carlo Levis „Christus kam nur bis Eboli" zitieren:

Der Autor erzählt in seinem weitgehend autobiographischen Roman von einem Besuch bei einem todkranken Mann. Obwohl er als Arzt in seinem Exil in der italienischen Provinz nicht praktizieren darf, ist er in dieses abgelegene Haus gereist. Er stellt aber rasch fest, dass dem Patienten nicht mehr zu helfen ist. Der Erzähler muss in diesem Haus übernachten. Er klettert auf sein Bett:

> „Durch die Tür drang das anhaltende Jammern des Sterbenden: ‚Jesus, hilf mir, Doktor, hilf mir, Jesus, hilf mir, Doktor, hilf mir' – wie eine Litanei ununterbrochener Todesangst, dazu das Flüstern der betenden Frauen. (...) Der Tod war im Haus: Ich liebte diese Bauern und fühlte den Schmerz und die Demütigung meiner Machtlosigkeit. Warum senkte sich doch ein so großer Friede auf mich? Ich empfand mich wie losgelöst von allem, von jedem Ort, ganz fern von aller Bestimmung, verloren außerhalb der Zeit in irgendeiner Unendlichkeit. Ich fühlte mich verborgen, den Menschen unbekannt, versteckt wie ein Keim unter der Baumrinde; ich lauschte in die Nacht hinein, und mir schien plötzlich, als sei ich bis zum Herzen der Welt vorgedrungen. Ein unendliches, nie empfundenes Glücksgefühl durchflutete und durchdrang mich ganz mit der strömenden Glut einer unermesslichen Fülle."[147]

Der Erzähler befindet sich in einer extremen, auch extrem dichten, prägnanten Situation. Er lässt sich quasi in sie hineinfallen, ist sehr rezeptiv. Die Absichtslosigkeit ist zwar erzwungen, wird aber vollständig von ihm angenommen. Er nimmt sehr bewusst wahr, was um ihn herum geschieht, auch wenn das Geschehen albtraumhafte Züge hat. Es entsteht bei ihm ein starkes Gefühl der Verbundenheit mit der Umgebung und den Menschen, deren existentielle Not er versteht. Und nun tritt plötzlich dieses intensive Glücksgefühl ein. Levi beschreibt es sehr körperlich als intensives Durchströmtwerden und als Gefühl unermesslicher Fülle, als Verbindung mit irgendeiner Unendlichkeit, als tiefe Verbundenheit mit der Wirklichkeit. Wir finden ein starkes Sich-selbst-spüren und gleichzeitig eine intensive Begegnung mit seiner Umgebung, die sich für den Erzähler zu einer Begegnung mit der Welt überhaupt weitet. Diese Aspekte von Freiheit, Verbundenheit, Weite und intensivem Sich-spüren, von Rezeptivität und Überraschung gehören zum Gefühl der Freude.

Was wir aber nicht finden und was eigentlich auch zur Freude oder zum Glück gehört, ist, dass sich dieses Gefühl auf etwas Bestimmtes bezieht. Tatsächlich gibt es auch nicht den geringsten Grund, sich in dieser Situation über einen besonderen Umstand oder ein besonderes Ereignis zu freuen. Was bleibt dann als Erklärung eines derartig tiefgreifenden emotionalen Erlebnisses?

Es handelt sich um eine plötzliche, ernsthafte Veränderung des Verhältnisses zur Welt selbst, eine andere Art von Bezugnahme und Kontakt zur Wirklichkeit, einen existentiellen Gestaltwandel. Daseinsfreude ist das Gefühl der Befreiung von Aufgaben, gewohnten Kategorien, Plänen, Konflikten, Anerkennungsprozessen, Vergangenheit, Zukunft. Es ist das Gefühl der „Befreiung zur Gegenwart", zur Offenheit, zur Verbundenheit mit den Menschen, zur Fülle und Kontingenz der Wirklichkeit, zur prozessualen Zeit, zur Präsenz. Es lassen sich Ähnlichkeiten zu Freude, Glück und Liebeserfahrungen finden – aber *Daseinsfreude* ist eine radikalere Veränderung, weil sie keinen Gegenstand hat, an dem sie sich festmachen kann, auch nicht das Leben selbst.

Die Gleichsetzung von Daseinsfreude und Lebensfreude wäre ein Missverständnis. Das wird noch deutlicher an der Szene, die Nikos Kazantzakis seinen „Alexis Sorbas" erzählen lässt. Als sein dreijähriger Sohn gerade gestorben ist, beginnt Sorbas zu tanzen, obwohl ihn alle für verrückt erklären[148]. Sorbas tanzt, nicht nur, aber auch dann, wenn das Leben sich in seiner ganzen Absurdität und Schrecklichkeit zeigt oder seine Träume platzen lässt. Alexis Sorbas berichtet von keiner Freude, aber er stellt durch seinen Tanz die Verbundenheit mit der Welt, Öffnung, Absichtslosigkeit und erneute Präsenz her. Er tritt in Distanz zu seiner konventionelleren Umgebung (ohne irgendeine Konfrontation im Sinn zu haben), aber in Kontakt mit seinen Gefühlen (der Trauer und der darin implizierten Verbundenheit mit seinem Sohn), seinem Körper, seiner Lebendigkeit, dem Boden, der Musik, der Zeit.

Der Begriff der „Lebensfreude" als Freude an der Vielfalt, Buntheit und Kreativität des Lebens würde hier in die Irre führen (so wie er auch nicht ausreicht, die Szene aus Levis Buch zu verstehen). Daseinsfreude konkurriert nicht mit einem anderen Gefühl, auch nicht mit Trauer. Es ist ein Gefühl anderer Art, auf einer anderen Ebene. Es mögen auch kleinere Anlässe genügen, um dieses Gefühl spürbarer, haltbarer werden zu lassen oder es immer wieder hervorzurufen. Es festhalten zu wollen ist jedenfalls sinnlos, denn erst das Loslassen ermöglicht es. Man fühlt sich ... „zu allem rechten Tun und, was vielleicht noch wichtiger ist, zu allem rechten Nichtstun aufgelegt. Überaus köstlich ist dieser Zustand. Aber wer ihn hat, mahnt der Meister mit einem feinen Lächeln, tut gut daran, ihn so zu haben, als hätte er ihn nicht. Nur entschiedener Gleichmut besteht ihn so, dass er nicht zögert wiederzukommen." (E. Herrigel)[149]

5.4.5 Qualitative Unendlichkeit und Begegnung

Unter „qualitativer Unendlichkeit" verstehe ich die Erfahrung, dass wir uns mit etwas (einem Objekt, einer Situation, einem Menschen, uns selbst) prinzipiell unendlich beschäftigen können, wenn wir dabei keine Absicht verfolgen. Die Vielfalt und Wandlungsfähigkeit der Objekte entspricht der Zeitlichkeit der Achtsamkeit, die aus sich heraus keinen Anfang und kein Ende kennt. Qualitative Unendlichkeit braucht eine Verbindung von weiter und leicht fokussierender Achtsamkeit. Diese Erfahrung der unbestimmbaren Vielfalt teilt die Achtsamkeit mit der ästhetischen Erfahrung. Ästhetisch ist unser Blick, unser Hören etc. dann, wenn wir uns für die Beschaffenheit und Wirkung eines Objekts (im umfassenden Sinne) interessieren „in der Fülle seiner Erscheinungen ... Die Betrachtung des Spiels der Erscheinungen an einem Gegenstand kommt nur zustande, wenn wir in seiner Gegenwart verweilen und ihm in selbstzweckhafter Aufmerksamkeit begegnen" (M. Seel).[150] Wir können dieses Spiel der Erscheinungen schwer begrifflich fassen, weil es viel zu viele „Nuancen", „Kontraste, Interferenzen und Übergänge" umfasst, „die jeder Beschreibung spotten".[151] Insbesondere die Wahrnehmung von Atmosphären und die ständigen Veränderungen der Situation lassen sich schwer in Worte fassen. Dennoch ist auch die ästhetische Erfahrung nicht umfassender als andere Formen der Erfahrung und sie ist keine unmittelbare Wahrnehmung des „rohen Seins", des „eigentlichen Seins oder inneren Wesens der Dinge".[152] Sie interagiert vielfältig mit Begriffen und Wissen.[153]

Die Überschneidungen zwischen Achtsamkeit und ästhetischer Erfahrung sind eindrucksvoll. Beide teilen Gegenwärtigkeit, Rezeptivität, Offenheit, Absichtslosigkeit und machen dadurch sensibel für neue Aspekte. Worin liegt der Unterschied?

Gehen wir zur Beantwortung dieser Frage zu der Achtsamkeitspraxis selbst zurück. Sie gilt allen, vorzugsweise alltäglichen, unauffälligen Objekten und Tätigkeiten. Die Vipassana-Meditation widmet sich der Atmung, den ganz gewöhnlichen Körperempfindungen oder spontanen mentalen Ereignissen. Zen-Schüler meditieren vorzugsweise mit Blick auf eine neutrale Wand oder auf den Fußboden. Werden Tätigkeiten zum Gegenstand der Aufmerksamkeit, so sind es die unscheinbarsten: Fegen, Holzhacken usw. Menschen mit solchen Erfahrungen finden ein besonderes Interesse an dem Unscheinbaren, an dem, was normalerweise zu keinem Verweilen, zu keiner besonderen Betrachtung einlädt. Fernando Pessoa hat diese Haltung sehr schön formuliert:

„Was ist mein Leben wert? Am Ende (welches, weiß ich nicht) sagt einer: Ich habe dreihundert Contos verdient. Und ein anderer: Ich hatte dreitausend glanzvolle Tage. Und wieder einer sagt: Es ging mir gut mit meinem Gewissen und das genügt ... Und ich, wenn sie dort erscheinen und mich fragen, was ich gemacht habe, werde sagen: Ich habe die Dinge betrachtet und nichts sonst. Und deshalb trage ich hier das Universum in meiner Hosentasche. Und wenn Gott mich fragt: Und was hast du gesehen in den Dingen? Antworte ich: nur die Dinge ... Du hast nicht mehr in sie hineingelegt. Und Gott, der meiner Meinung ist, wird eine neue Art von Heiligem aus mir machen."[154]

Weite Achtsamkeit nimmt keine Gewichtung vor, sie interessiert sich für die Dinge, aber nicht für besondere Dinge. Deswegen ist ihr eine weiße Wand so lieb wie ein Bild von Rembrandt.

Die Praxis der ästhetischen Erfahrung gilt demgegenüber meist besonderen Objekten – Objekten, die entweder besonders sind oder in ihrer Besonderheit dargestellt werden. Zwar ist ästhetische Erfahrung nicht an Kunstobjekte gebunden, wir können Menschen, Landschaften, Sonnenuntergänge usw. ästhetisch erleben, letztlich alles. Aber ästhetische Erfahrung gilt der Besonderheit der Objekte. Deshalb tendiert ästhetische Erfahrung zur Kunst. Ästhetische Betrachtung interessiert sich für Bestimmtes, auch wenn sie sich für das „Unbestimmbare" an dem Bestimmten interessiert.[155]

Der Achtsamkeitspraxis geht es um eine andere Seinsweise, um eine existenzielle Transformation, nicht um die erscheinenden Objekte, an deren Erscheinung sie teilhat. Die Achtsamkeit tendiert zu Weite und radikalem Loslassen, die auch die Individualität der Gegenstände hinter sich lässt. Sie will jede Art von Erkenntnis von etwas als etwas hinter sich lassen. Sie lässt alles auf sich wirken, ohne Unterschiede herausfinden zu wollen. Natürlich gibt es Unterschiede, aber sie werden nicht als solche betont, sondern hingenommen. Achtsamkeit verweilt nicht aktiv. In der Haltung unterscheiden sich das ästhetische Interesse und die achtsamkeitsorientierte Spiritualität.

Wenn Achtsamkeit sich für die Besonderheit von Dingen interessiert, dann sozusagen auf dem Rückweg. Vor dem Hintergrund weiter Achtsamkeit können einzelne Objekte wieder prägnant und in ihrer Besonderheit wahrgenommen werden, und die ästhetische Haltung ist dann durchdrungen von der achtsamen, gänzlich offenen Grundhaltung – als Überblendung. Deswegen betonen Zen-Meister, dass am Ende ihrer Suche für sie ein Berg einfach wieder nur ein Berg ist.

M. Buber hat die qualitative Unendlichkeit in der Begegnung mit dem Anderen gezeigt: „Wer Du spricht, hat kein Etwas zum Gegenstand. Denn wo Etwas ist, ist anderes Etwas, jedes Es grenzt an andere Es. Es ist nur dadurch, dass es an andere grenzt. Wo aber Du gesprochen wird, ist kein Etwas. Du grenzt nicht. Wer Du spricht, hat kein Etwas, hat nichts. Aber er steht in der Beziehung."[156] Buber denkt die qualitative Unendlichkeit von Ich und Du von der Beziehung her. „Am Anfang ist die Beziehung."[157] „Es gibt kein Ich an sich, sondern nur das Ich des Grundworts Ich – Du und das Ich des Grundworts Ich – Es."[158] Die Beziehung aber ist endlos: Die Beziehung oder sagen wir spezifischer: die „Begegnung" kreiert den Anderen und mich stets neu. Tatsächlich ist die Subjektivität des Anderen unauslotbar und ereignet sich stets neu, sofern ich sie als solche akzeptiere und umgekehrt. Im Blick und in der Ansprache des Anderen verändere auch ich mich ständig. Der Andere konstituiert sich gemeinsam mit mir in der Begegnung. Wir handeln und sprechen und schaffen neue Verweisungen, Zusammenhänge und Horizonte, die wir nie als Ganze überschauen können.

Für Buber ist die Begegnung mit dem Du der Ort, an dem Gegenwart und eine Ahnung des Unendlichen entstehen.[159] Dieses Du ist ein individuell-persönliches, das mir in seiner Einzigartigkeit gegenübertritt. Diese Erfahrung muss sich für Buber nicht einmal auf die Begegnung mit Menschen beschränken, aber dort entsteht sie. Man könnte dies als dringende Aufforderung nehmen, die Begegnung mit Menschen in die Achtsamkeitspraxis einzubeziehen. Dies ist allerdings unüblich, denn unsere Achtsamkeitspraxis ist von der asiatischen (hinduistischen oder buddhistischen) Spiritualität geprägt und ihr ist die Konzeption des Du als Orientierung auf die Einzigartigkeit des Anderen fremd. In ihr wird eher das Gemeinsame bzw. der Andere und das eigene Selbst als Teil einer Gemeinschaft, einer größeren Einheit gesehen. Individualität ist aber nur möglich, wenn man das Beziehungsgeschehen im Sinne Bubers mit der Distanzierung verbindet und sie als „doppelte Bewegung" begreift: „Die erste sei die Urdistanzierung, die zweite das In-Beziehungtreten genannt. Dass die erste die Voraussetzung der zweiten ist, ergibt sich daraus, dass man nur zu distanziertem Seiendem, genauer: zu einem ein selbstständiges Gegenüber Gewordenen in Beziehung treten kann."[160]

Noch stärker als Buber hat Levinas die Andersheit des Anderen betont. Nur wenn wir diese Andersheit akzeptieren, können wir überhaupt seinen Appell, seine Not, sein Begehren verstehen. Lassen wir uns darauf ein, relativiert dies unsere eigene Intentionalität, mit der wir sonst die Welt ordnen und kontrollieren. Nicht nur der Andere ist einzigartig, auch „die Einzigartigkeit des Ich liegt in der Tatsache, dass niemand an meiner Stelle antworten kann".[161] Diese Antwort kann nur jetzt, in der durch diese Begegnung konstituierten Gegenwart erfolgen.

M. Buber und E. Levinas beschreiben exakt die Form von Achtsamkeit, die uns die Begegnung mit anderen Menschen abverlangen kann oder besser ermöglicht. Beide meinen die Begegnung mit dem Anderen in seiner Einzigartigkeit. Beide werden nicht müde, die Bedeutung der *Beziehung* als erfahrungsstiftend zu beschreiben. Die Beziehung besteht in einer maximalen Rezeptivität und Offenheit für die Besonderheit und die qualitative Unendlichkeit, die sich in diesem Du zeigt und der sich das Ich hingibt. In Worten von Levinas: „Wegen dieses nicht assimilierbaren Zuwachses, wegen dieses Jenseits, haben wir die Beziehung, die das Ich mit dem Anderen verbindet, die Idee des Unendlichen genannt." Es geht darum, „mit dem Unfassbaren in Beziehung zu treten und zugleich seinen Status als eines Unfassbaren zu gewährleisten".[162]

Ich stelle dies so ausführlich dar, weil achtsamkeitsorientierte Spiritualität in diesem Punkt oft so unterkomplex verstanden wird. Das liegt daran, dass diese in der jüdischen und christlichen Religion herausgearbeitete unüberbrückbare Differenz zwischen Ich und Du und die Struktur der Begegnung nicht berücksichtigt wird. Das Unfassliche des Anderen tritt erst zu Tage, wenn wir verstehen, was die Begegnung mit anderen Menschen bedeutet, also über ein entsprechendes kulturelles Deutungsmuster verfügen. Dieses Deutungsmuster erfordert auch ein Bewusstsein der Begrenztheit der eigenen Erfahrungen und der eigenen Sichtweise. Aus der Sicht der Achtsamkeit ist die qualitative Unendlichkeit der Situationen, Dinge und Menschen eine prinzipielle Grenze jeder mentalen, aber auch praktischen Integration von Fremdheit, die nur gewaltsam und damit unachtsam überschritten werden kann. Der Respekt vor der Fremdheit der Dinge und Lebeweisen erlaubt weder eine Metaphysik des einen noch die Idee einer alles umfassenden Bewusstseinsform. Auch die Vision des Zen-Buddhismus von einer konzeptlosen Erfahrung kommt hier an eine Grenze, denn die Offenheit für den Anderen ist nur möglich, wenn wir versuchen, seine Mitteilungen in dem Horizont unserer eigenen Lebenswelt zu verstehen und diesen Horizont dabei zu verschieben. Das funktioniert nur durch Kommunikation und ein Zusammenwirken von Gesagtem und Ungesagtem, Sagbarem und Unsagbarem. Die monotheistischen vorderasiatisch-europäischen und die asiatischen Religionen und Kulturen sind unterschiedliche Wege gegangen. Ein wirklich weiter Begriff von spiritueller Achtsamkeit kann beide integrieren.

5.4.6 Akzeptanz der Abgründigkeit

In Workshops, Supervisionsgruppen, aber auch in Gruppen mit Patienten leite ich manchmal eine Übung an, die ich hier verkürzt wiedergebe:

„Nehmen Sie bitte eine achtsame Körperhaltung ein, also eine Haltung, die es Ihnen erlaubt wach zu bleiben. Nehmen Sie Kontakt mit Ihrem Körper auf, achten Sie auf Ihre Atmung ... Und nun stellen Sie sich bitte vor, dass Sie keine Hände haben. Stellen Sie sich vor, wie sich Ihr Leben dadurch verändern würde. Strengen Sie sich nicht an, schauen Sie einfach, welche Situationen Ihnen dazu einfallen ... Spüren Sie bitte auch, wie Sie sich dabei fühlen ... (ca. drei Min.) ... Und nun lassen Sie diese Vorstellungen wieder los, achten Sie wieder auf Ihren Atem und spüren Sie Ihren Körper ... Schenken Sie dabei auch Ihren Händen ein wenig Aufmerksamkeit ... Und nun achten Sie bitte noch eine Weile auf alles, was Ihnen begegnet, ohne es zu beeinflussen und ohne etwas festzuhalten ... Und nun beenden Sie bitte die Übung."

In dieser Übung habe ich eine Meditation verwertet und vereinfacht, die der amerikanische Zen-Lehrer Ezra Bayda unter dem Namen „Loss-Meditation" vorgestellt hat.[163] Baydas Übung ist wesentlich länger und schwieriger. Er schlägt vor, dass die Übenden 20 Kärtchen so beschriften, dass auf jedem Kärtchen etwas steht, was ihnen in ihrem Leben besonders wichtig ist. Es kann sich um Menschen, Tätigkeiten, Dinge usw. handeln. Dann sollen die Teilnehmer die Kärtchen mischen, verdeckt vor sich hin legen, ein Kärtchen ziehen und sich vorstellen wie ihr Leben weitergehen würde, wenn sie auf dieses „Etwas" verzichten müssten. Die Teilnehmer ziehen zwei bis drei Kärtchen und die Übung dauert etwa 30 Minuten. Sie haben das Recht, Kärtchen zurückzulegen und ein neues zu nehmen. Bayda berichtet selbst, dass er lange gebraucht hat, bis er die Übung auch durchführte, wenn der Name eines seiner Kinder auf dem Kärtchen stand. Wir haben auch diese ausführliche Übung mit Psychotherapeuten und in Achtsamkeit fortgeschrittenen Patienten durchgeführt. Sie ist wirklich nicht leicht. Die „Ohne-Hände"-Variante ist wesentlich einfacher und führt zu interessanten und ganz unterschiedlichen Reaktionen. Fast alle fühlen übrigens Dankbarkeit, wenn sie am Ende ihre Hände spüren, obwohl von Dankbarkeit keine Rede ist.

Was soll das? Es geht zunächst um den achtsamen Umgang mit unangenehmen bis schrecklichen Erfahrungen und Gefühlen. Die Übungen beginnen und enden mit der Einnahme einer achtsamen Haltung, die beibehalten werden sollte. Man kann die Übung als Anregung zum achtsamen Umgang mit Gefühlen auffassen. Dann wäre es eine der Übungen, die mittels Imagination und Achtsamkeit die Akzeptanz „negativer" Gefühle nahebringen. Es ist aber auch möglich, dass durch die „Ohne Hände"-Übung existenzielle Themen angestoßen werden. Ganz sicher dürfte das für Baydas Loss-Meditation gelten.

Im spirituellen Kontext haben Meditationen über Verlust, Tod und Vergänglichkeit eine lange Tradition. Allerdings werden solche Kontemplationen in religiösen Kontexten in der Regel mit Sinnstiftung, Hoffnung und Erlösungsgedanken verbunden. Im Rahmen der „neuen Spiritualität" werden in neotantrischen Seminaren Todeserfahrungen simuliert. Damit greifen sie eine alte tantrische Tradition auf. Tantriker haben gerne auf Friedhöfen meditiert und sollen bisweilen auch Knochen ausgegraben haben. Diese und andere abschreckende Praktiken führten zu ihrem durchaus zwiespältigen Ruf in der Bevölkerung.[164] Aber ihre Idee war, dass die Buddha-Natur allem Seienden innewohnt und deshalb alles, was zum Leben gehört, akzeptiert werden sollte. Aus welchen Gründen auch immer – der souveräne Umgang mit den Schattenseiten des Lebens wird in allen Religionen gefördert.

R. Solomon war ein Philosoph, der sich um ein Verständnis von Spiritualität bemüht hat, das ohne Irrationalität auskommt. Er sah in der Anerkennung des „tragic sense of life"[165] einen wesentlichen Bestandteil der Spiritualität. Solomon sprach von einer unauflöslichen Spannung: „not the mistaken one between reason and passion, but between our passionate commitments and our awareness that, nevertheless, our lives are ultimately not in our hands. It is in this unflinching recognition of an essential tension in our lives that spirituality is found."[166] U. Hennigs sieht in dem „Harmonieverlangen der sogenannten ‚spirituellen Menschen' ... ein eher regressives Verlangen und nicht unbedingt ... (einen) Ausdruck von Spiritualität. Die Natur des Universums als Harmonie zu bezeichnen ist nichts als ein frommer Wunsch."[167] Die achtsamkeitsorientierte Spiritualität sollte sich der Abgründigkeit des Lebens stellen, der Differenz, der Dysharmonie und dem Nicht-Sinn. Diese Auffassung widerspricht der verbreiteten Auffassung, dass Spiritualität als Suche nach einem höheren Sinn (oder in einer häufigen Formulierung als „Kontingenzbewältigung") verstanden werden kann. Spirituelle Erfahrungen sollen uns von den existenziellen Erfahrungen der Zufälligkeit, Absurdität, Undurchschaubarkeit und Hilflosigkeit (all das sind Konnotationen von „Kontingenz") erlösen, die uns in unserem Leben begleiten. Achtsamkeitsorientierte Spiritualität kann aus meiner Sicht hier nicht mitgehen. Sie besteht in der Akzeptanz, nicht in der Überwindung der Kontingenz, denn das, was gerade jetzt geschieht, wird nicht in eine Ordnung und nicht unter Kontrolle gebracht. U. Hennigs hat dies in seiner Auslegung einer tantrischen Schrift folgendermaßen auf den Punkt gebracht: „Wir kennen unseren Ursprung nicht, wir wissen auch nicht, wohin die Reise geht. Damit wird deutlich, dass wir unseren tieferen Sinn auch nicht kennen können. Dennoch, so sagt das *Tantra*, können wir Wirklichkeit leben – auch in einer Welt, die wir als paradoxal beschreiben müssen, als nicht erklärbar in einem endgültigen Sinne. Motive, die auf bloße Erklärbarkeit im weiteren Sinne des Wortes zielen, die zweckgebunden sind, müssen zunächst einmal begriffen sein (und verzichtbar werden), wenn ein spiritueller Weg beschritten wird. Ansonsten ist es eben nur Ausdruck der Suche nach der Plausibilität des eigenen Ichs."[168]

Die Praxis der Achtsamkeit führt von diesen selbstbezogenen Motiven weg, konfrontiert mit der Zufälligkeit, Differenz, Vergänglichkeit und mit der pathischen Seite des menschlichen Lebens. Meditationen sind keine „kleinen Fluchten". Wenn wir achtsam unsere Umgebung betrachten, hören, tasten, wenn wir unseren inneren Bildern und Gedanken folgen oder uns achtsamer Kommunikation öffnen, so erleben wir Überraschungen, lockere Assoziationen, Ungereimtheiten, Kontinuitäten und Diskontinuitäten. Gerade wenn wir achtsam sind, verzichten wir auf Ordnung, Organisation und Bedeutungshierarchien, wie sie sich aus Handlungsabsichten ergeben. Wir erleben mehr Kontingenz, nicht weniger. Wir achten auf das Einzelne. „Das Ganze" nimmt in der Regel wenig Rücksicht auf das Einzelne. Achtsamkeit betont „das Recht der nächsten Dinge gegenüber den letzten" (O. Marquard).[169]

R. Solomon hat auch auf eine wesentliche Gefahr hingewiesen, die die Spekulation mit sich bringt, dass in der Welt alles mit allem zusammenhängt und dass es keinen Zufall gibt. „The denial of tragedy begins in a seemingly innocent philosophical thesis: Whatever happens, happens for a reason."[170] Diese Idee führt dazu, dass Schuldige um jeden Preis gesucht werden. Schuldig sind die Anderen, im Zweifelsfall die Opfer oder man selbst. Menschen, die der These von der durch und durch sinnhaften Struktur der Welt anhängen, sehen oft jede Krankheit als vermeidbar an. Man muss nur das richtige Leben führen, seine seelischen Probleme, den Sinn der Krankheit erkennen usw. Dieses „blaming the victim" kann bei den Betroffenen viel Unheil anrichten.[171]

Die Erfahrung der Abgründigkeit wird in der Meditation durch die Erfahrung der Gegenwärtigkeit und der Verbundenheit ergänzt. Wer meditiert, erfährt auch, dass jede Situation – von seltenen Ausnahmen abgesehen – Halt gibt. Diese Aspekte der

Gegenwart erleichtern uns den Blick in die Abgründigkeit der menschlichen Existenz und ermöglichen uns, ohne Verleugnung damit zu leben, dass von einer Minute zur anderen unser eigenes Leben zu Ende sein kann, dass alle unsere Wahrnehmungen in höchstem Maße beschränkt sind, dass wir nie in der Lage sein werden, die Bedingungen zu erfassen, unter denen wir leben, und dass die eigene Identität nicht mehr ist als ein notwendiges und nicht ganz falsches Konstrukt.

Chögyam Trungpa hat die emotionale Seite dieser Haltung dargestellt: „… und wenn wir unsere Augen für die Welt öffnen, überkommt uns eine abgrundtiefe Traurigkeit. Diese Art von Traurigkeit hat aber nichts mit äußeren Gründen zu tun: Du bist nicht traurig, weil jemand dich verletzt hat oder weil du einen Verlust zu beklagen hast. Diese Traurigkeit ist grundlos. Sie rührt daher, dass dein Herz ganz bloßgelegt ist. Keine Haut scheint mehr darüber zu sein, es ist rohes Fleisch. Setzte sich eine winzige Mücke darauf, du wärst davon zutiefst berührt. Dein Empfinden ist ungeschützt und zart und sehr persönlich."[172]

Diese Traurigkeit folgt nicht aus einem Verlust, sondern aus einem Gewinn, nicht aus Trennung, sondern aus Kontakt, nicht aus Sehnsucht, sondern aus Präsenz. Trungpas meditative Praxis ist die der Achtsamkeit. Die von ihm empfundene Traurigkeit hat viel mit dem zu tun, was wir unter „Berührtsein" oder „Rührung" verstehen. Wenn wir gerührt sind, zeigen wir Zeichen der Trauer und einer sanften Freude – Tränen und Lächeln. Es sind Momente der Erfüllung, des gelungenen Kontakts, deren Vergänglichkeit wir uns bewusst sind. Wir sind gerührt von besonderen unwiederholbaren, fragilen Momenten, von Kleinheit und Verletzlichkeit. In diesen Begegnungen fühlen wir uns selbst verletzbar und liefern uns aus, öffnen uns für die Kostbarkeit und die Schwäche aller Kreaturen, und wir fühlen uns ihnen in einer gemeinsamen sternschnuppenartigen Existenzweise verbunden.

5.5 Der Transfer in den Alltag

Achtsamkeitsorientierte Spiritualität wird in der Regel ritualisiert praktiziert und artikuliert. Dabei sind die Rituale meist so beschaffen, dass sie die Differenz zum Alltag betonen. Dies hat nicht nur den Sinn, die spirituelle Erfahrung zu gestalten, sondern auch ihren naiven Transfer in den Alltag zu verhindern. Wenn ich in einer spirituellen Achtsamkeitsübung schweigsam bin und viele Fäden zerschneide, in die ich mich im Alltag verstrickt habe, so ist es wichtig, dass ich bereit bin, außerhalb des Übungsraumes einige Fäden wieder aufzunehmen. Das wirft das Problem eines sinnvollen Transfers spiritueller Erfahrungen in den Alltag auf. Es ist aus meiner Sicht das schwierigste Problem, das sich in der Praxis für die achtsamkeitsorientierte Spiritualität stellt. Wie schwierig dieser Transfer selbst für Menschen ist, die viel Erfahrung mit Meditation haben, hat J. Kornfield in einer umfassenden Untersuchung gezeigt.[173] Ich denke, für diesen Transfer gibt es drei prinzipielle Wege:

1. Die Umgestaltung des Alltags: Ich habe bereits darauf hingewiesen, dass es bei zunehmender Übungspraxis oder bei entsprechendem Talent eher möglich ist, auf „gute" ritualisierte oder spontane Bedingungen für spirituelle Erfahrungen zu verzichten, weil der geübte Blick diese Bedingungen den Situationen sozusagen abschaut oder sie leicht in ausreichendem Maße herstellen kann. Aber dies bedeutet nicht, dass wir uns völlig von unserer Umgebung abkoppeln können. Wer spirituelle Erfahrungen sucht, wird in gewissem Maße sein Leben so einrichten, dass ihm diese Erfahrungen erleichtert werden. Es ist schwer, Achtsamkeit im Alltag zu praktizieren, wenn man sehr vielen Inputs ausgesetzt ist, die zu Entscheidungen und Handlungen herausfordern.[174] Hilfreich ist auch eine Verlangsamung des eigenen Lebens. Für und durch die Achtsamkeitspraxis werden „Entschleunigungsinseln" (H. Rosa)[175] gebildet.

Wenn uns ständig wichtige und drängende Probleme beschäftigen, ist es schwer, in eine absichtslose Haltung oder zu weiter Achtsamkeit zu gelangen, und es ist ebenso schwer, sie zu bewahren. Jeder, der versucht zu meditieren, kennt dieses Problem.

Der Transfer spiritueller Erfahrungen ist auch schwierig, wenn man sehr viel mitteilen möchte oder muss. Wir müssen so sprechen und kommunizieren, dass genügend Gemeinsamkeiten mit Anderen deutlich werden, sonst scheitert die Kommunikation. Wir müssen uns deshalb immer in konventionellen Bahnen bewegen, wenn wir Kontakt halten wollen. Wenn wir schweigen, fühlen wir uns oft freier und unsere Sinneseindrücke werden intensiver. Daher ziehen sich Menschen, die intensiv Achtsamkeit üben, gerne in die Einsamkeit zurück.

Aber ein vollständiger Transfer ist auf diesem Weg weder sinnvoll noch möglich. Möglich wäre er nur, wenn wir unser Leben ausschließlich auf spirituelle Erfahrungen ausrichten. Eine zweite Möglichkeit des Transfers versucht einen Ausweg aus diesem Dilemma:

2. Es ist möglich, die spirituelle Erfahrung als Hintergrund in den Alltag mitzunehmen. Die Empfehlung lautet: Gehe in die Welt, akzeptiere sie, aber sei dir gleichzeitig der spirituellen Dimension bewusst. Es gibt keinen Widerspruch zwischen diesen Welten. Ta Hui, ein Zen-Meister des 11. Jahrhunderts, hat dies folgendermaßen ausgedrückt:

> „... once the Storehouse Consciousness has been cleared away, then birth and death and delusion have no place to stay. When birth and death and delusion have no home, then thinking and discrimination themselves are nothing but transcendent wisdom (prajna) and subtle knowledge: there's not the slightest thing further to obstruct you. Thus it is said:
>
> Observing the sequence of phenomena,
> Using wisdom to discriminate,
> Judging right and wrong –
> This doesn't go against the Seal of Truth.
>
> When you've reached this stage, then even if you act smart and expound principles, it's all the great perfect peace of nirvana, the great ultimate, the realm of great liberation – there isn't anything else. So P'an Shan's saying, "A complete mind is Buddha; a complete Buddha is human"- means this."[176]

Ta Hui vertritt die Auffassung, dass man sich auch dann noch im Reich der großen Freiheit bewegen kann, wenn man aufgerufen ist, klug zu handeln und Prinzipien zu vertreten. Für den Zen-Buddhismus sind „samsara", also das Verstricktsein in die Bindungen und Zwänge, die das menschliche Leben bestimmen, und „nirvana", der Zustand der Erlösung/Befreiung von diesen Verstrickungen, untrennbar.[177] Dies führt zu der Grundhaltung, dass die Erlösung, die Wahrheit nur im Gewöhnlichen, im Alltäglichen zu finden ist, nicht in einer Parallelwelt. Ich habe bereits im Abschnitt 1.6 (zum Verhältnis von fokussierter und weiter Achtsamkeit) darauf hingewiesen, dass solche Überblendungen für uns nicht ungewöhnlich sind. Wir können Lebensformen miteinander verbinden wie Vordergrund und Hintergrund oder wie verschiedene Perspektiven. Dies gilt ganz allgemein, für Stimmungen und Gefühle, für Beziehungsformen wie Liebe und Streit, für Aktivitäten oder verschiedene Einschätzungen einer Sachlage. Diese Pluralität ist einfach unsere Existenzweise und in diesem Sinne ein Reichtum, kein Mangel. Die Differenzen bleiben, aber sie koexistieren wie die harmonischen Spannungen, die Musik erst interessant machen, oder wie farbliche Kontraste, die ein Bild beleben.

3. Spirituelle Erfahrungen können andere Lebensformen beeinflussen. Der achtfache Pfad des Buddhismus besteht vor allem aus moralischen und praktischen Empfehlungen. Meditation ist nur ein Teil dieses Weges. Die jüdische Religion, das Christentum und der Islam kennen eine Vielzahl von Vorschriften, die in den Alltag der Menschen eingreifen. Diese Vorschriften haben alle möglichen historischen und sozialen Ursachen und stehen nicht nur oder manchmal gar nicht mit dem spirituellen Aspekt der Religionen in Verbindung. Manche dienen der Ermöglichung und der Ritualisierung spiritueller Praxis, aber viele sind soziale Regeln wie andere auch. Inwieweit hat die Achtsamkeitspraxis einen Einfluss auf andere Lebensformen? Dies wäre eine dritte Möglichkeit des Transfers der Achtsamkeit und der achtsamkeitsorientierten Spiritualität in den Alltag.

Ich werde in Kapitel 6 untersuchen, inwieweit Achtsamkeit und achtsamkeitsorientierte Spiritualität unser Denken, Fühlen und Handeln in nicht-rituellen Kontexten beeinflussen können, und in Kapitel 7, welche psychotherapeutische Relevanz sie haben. Ich gehe in diesen Kapiteln davon aus, dass die alltäglichen Lebensformen ebenso wie die soziale Praxis der Psychotherapie jeweils ihre eigene Reichweite und Rationalität besitzen. Es gibt eine „Rationalität der Gefühle" (R. de Sousa)[178] ebenso wie eine Rationalität des Handelns, der zwischenmenschlichen Beziehungen oder therapeutischer Institutionen. Wenn wir Spiritualität nicht als „höhere" oder „tiefere" Lebensform behandeln, die irgendeinen privilegierten Zugang zu Wahrheit, Lebenssinn, Glück oder anderen Werten hat, sondern als Erweiterung unseres Lebens, müssen wir uns auch fragen, wie sie zu anderen Lebensformen passt, die nicht weniger Berechtigung haben. Wann ist sie hilfreich?

6. Achtsamkeit und achtsam-keitsorientierte Spiritualität in der Lebenskunst

„Dass Menschen nicht fähig sind, sich auf sich selbst zu verlassen oder, was auf dasselbe herauskommt, sich selbst vollkommen zu vertrauen, ist der Preis, mit dem sie dafür zahlen, dass sie frei sind; und dass sie nicht Herr bleiben über das, was sie tun, dass sie die Folgen nicht kennen und sich auf die Zukunft nicht verlassen können, ist der Preis, den sie dafür zahlen, dass sie mit anderen ihresgleichen zusammen die Welt bewohnen, der Preis, mit anderen Worten, für die Freude, nicht allein zu sein, und für die Gewissheit, dass das Leben mehr ist als nur ein Traum."
– *Hannah Arendt*[179]

Achtsamkeit, Spiritualität und Vernünftigkeit sind verschiedene Haltungen, die wir im Leben einnehmen können. So wie sich ein Tennisspiel nur an Hand der Verhaltensweisen, Ziele und Regeln der Spieler erklären lässt, können wir Achtsamkeit, Spiritualität oder Vernunft nur dadurch erklären, dass wir zeigen, was zu tun ist, wenn wir achtsam, spirituell oder vernünftig sein wollen. Und wie bei einem Tennisspiel können diese Verhaltensweisen und Bestrebungen mehr oder weniger gelingen. Es gibt in diesem Sinne „gute" Tennisspiele. Ein gutes Tennisspiel ist kein Zustand, sondern ein vorübergehendes Gelingen. In diesem Sinne gelingen auch Erkenntnisse. Was immer sie noch sind, sie sind auch Geschehnisse in einem bestimmten Augenblick. In Zen-Geschichten wird dies gerne dadurch ausgedrückt, dass eine Geste oder Handlung eine Aussage ersetzt.[180] Eine Geste und eine Handlung können eine neue Sicht auf die Welt eröffnen so wie ein Satz, ein Handwerkszeug, eine Theorie. Wahrheit ist ein „Geschehnis" (M. Heidegger)[181], nichts Beständiges. Achtsamkeit, Spiritualität und Vernünftigkeit unterscheiden sich in dieser Hinsicht nicht voneinander und nicht von anderen Lebensformen, die neben und mit ihnen existieren.

In diesem Kapitel möchte ich in jedem Abschnitt so vorgehen, dass ich zunächst verschiedene Aspekte unseres alltäglichen Lebens daraufhin untersuche, ob sie aus sich heraus eine Anschlussmöglichkeit für Achtsamkeit und achtsamkeitsorientierte Spiritualität bieten, und dann überlege, wie sie sich unter diesem Einfluss verändern können.

Es ist eigentlich leicht zu sehen, dass Achtsamkeit, Spiritualität und Vernünftigkeit keine beliebig verallgemeinerbaren Haltungen sind. Die Idee, man könne und solle stets und nur achtsam sein, ist angesichts der Komplexität des menschlichen Lebens genauso unangemessen wie die Idee, man könne und solle stets offen und ehrlich sein oder man solle alles, was man tut und sagt, mit guten Gründen rechtfertigen.[182]

Der vielfältigste Kontext der Achtsamkeit ist die Lebensgestaltung oder Lebenskunst. „Lebenskunst" erscheint mir aussagekräftiger. Man kann sich nämlich fragen, wie man überhaupt auf die Idee kommt, das Leben könne Gegenstand einer Kunst oder eines Könnens sein. Die Antwort liegt darin, dass wir immer wieder mit dem Gelingen unseres Lebens beschäftigt sind: mit dem Gelingen unserer Beziehungen, unseres Familienlebens, unserer Elternschaft, unserer Berufskarriere, der Erfüllung moralischer Ansprüche, der Erfüllung unserer Wünsche. Häufig bilanzieren wir, schauen wir, wo wir stehen, wie weit wir gekommen sind, was wir können und was nicht. Achtsamkeit kann in diesem weiten Feld hilfreich sein.

6.1 Glück

Glück ist bekanntlich etwas, was einem widerfährt. Es hat etwas Überraschendes und bringt uns in eine empfangende Haltung. Wir können Bedingungen schaffen, die das Glück hervorlocken und ihm einen freundlichen Empfang bereiten.

Glück hat immer ein Moment von Zeitlosigkeit und bringt uns dazu, die Differenz von Vergangenheit, Gegenwart und Zukunft aufzuheben. Glück ist eine runde Sache. Dass Erinnerungen und Hoffnungen glücklich machen können, entspricht unserer Erfahrung, aber diese Einstellungen sind doch immer auch mit Melancholie gemischt. Reiner und einfacher ist das Glück in der Gegenwart durch etwas, das gerade jetzt geschieht. Im Hier und Jetzt aber müssen wir uns auf das, was geschieht und was uns beglücken kann, einschwingen. Bisweilen ist die Wirkung so mächtig, dass es nahezu unmöglich ist, sich ihr zu entziehen wie z.B. bei der Geburt eines Kindes oder vermutlich bei einem Lottogewinn. Häufiger aber spielt unsere Einstellung eine Rolle.

Normalerweise ist unser Glück nicht nur deswegen begrenzt, weil es von glücklichen Umständen abhängt, sondern auch, weil wir uns schwer tun, in der Gegenwart zu bleiben. August Strindberg hat dies in einem kurzen Dialog eines frisch vermählten Paares auf den Punkt gebracht:

> *„Der Mann (zur Frau).* Meine Seligkeit ist so grenzenlos, dass ich sterben möchte ...
> *Die Frau.* Warum sterben?
> *Der Mann.* Weil mitten im Glück das Unglück aufkeimt; das Glück verzehrt sich selbst, wie ein Feuerbrand ... der kann nicht ewig brennen, er muss erlöschen. Diese Vorahnung des Endes erstickt die Seligkeit gerade auf ihrem Höhepunkt.
> *Die Frau.* Lass uns zusammen sterben, in diesem Augenblick!
> *Der Mann.* Sterben! Ja! Denn ich fürchte das Glück! Das trügerische Glück!"[183]

Buddhas großartige Einsicht bestand darin, dass unnötiges Leiden durch unnötige Erwartungen entsteht. Nicht das Leben ist schon Leiden, sondern unsere Gewohnheit, es mit Erwartungen zu verbringen und an ihnen festzuhalten. So zertreten wir das Glück, das vor unseren Füßen liegt. Wir fürchten es, weil uns die Gegenwart nicht genügt und weil wir die Vergänglichkeit vermeiden wollen. Wir machen uns und andere unglücklich, schneiden uns vom Leben ab, begehen Selbstmord aus Angst vor dem Tod. Minimale Achtsamkeit ist daher ein notwendiger und vollkommene Achtsamkeit ein hinreichender Grund für zumindest vorübergehendes Glück.

Achtsamkeit führt in die Gegenwart, macht sinnlich, verjagt Sorgen, Befürchtungen und die Dämonen der Vergangenheit. Sie schenkt uns das Glück der Freiheit, das wir erleben können, wenn wir etwas loslassen – unangenehme Erinnerungen, Schuld, Enttäuschungen, unrealistisch gewordene Projekte und Ängste. Achtsamkeit lässt uns auf den Prozess achten, nicht auf das Ergebnis, und auch das ist eine gute Voraussetzung für Glück.[184] Ein geschenkter Sieg verdirbt das Glück des Spiels. Spielen, Wandern oder Skifahren machen nicht dadurch Freude, dass wir schnell ankommen. Die Orientierung auf den Prozess macht es uns leichter, mit uns selbst zufrieden, einverstanden, „im Reinen" zu sein. Achtsamkeit verlangsamt und intensiviert Erfahrungen. Achtsam können wir das Glück mit offeneren Armen empfangen. Kurzum, Achtsamkeit kann ein Glückskatalysator sein und das ist sicher einer der Gründe, warum Achtsamkeit zum Zeitgeistthema geworden ist.

Umgekehrt kann eine glückliche Verfassung auch zu mehr Achtsamkeit verhelfen. Wer glücklich ist, verweilt eher in der Gegenwart, bekommt Energie, wird kreativer und beziehungsorientierter, erweitert sein Selbst, öffnet sich der Situation.[185]

Achtsamkeit macht aber auch verletzlich. Je weiter wir die Achtsamkeit gestalten, umso weniger können wir absehen, worauf wir uns einlassen. Daher ist weite und spirituelle Achtsamkeit für die aktive Suche nach vertrautem Glück ungeeignet. Nur wenn wir es weder suchen noch festhalten wollen, kann es sich in Form der Daseinsfreude ereignen.

6.2 Zwischenmenschlichkeit

Wenn Achtsamkeit oder achtsamkeitsorientierte Spiritualität sich auf unsere Beziehungen auswirken sollten, dann müssten sie sich irgendwie mit unseren Interaktionsmustern verweben. Menschen können verschiedenen idealtypischen Beziehungsmustern folgen. Idealtypen müssen nicht existieren, sie dienen der Ordnung von Sachverhalten. Ich möchte drei solcher Idealtypen vorstellen, die für unser Thema relevant sind:

1. Der Andere als subjektives Objekt

Wir können andere Menschen als Objekte wie alle anderen betrachten. Menschliche Verhaltensweisen lassen sich wie alle anderen Prozesse teilweise vorhersagen. Die Komplexität der menschlichen Psyche und der Lebensumstände macht Voraussagen manchmal schwierig. Aber durchaus nicht immer. Ignorieren wir die Subjektivität des Anderen vollständig, handelt es sich gar nicht um eine Form von Zwischenmenschlichkeit (Subjekt-Subjekt-Beziehung), sondern um eine einfache Objektivierung. In den meisten Situationen kommen wir ohne Einbeziehung der Subjektivität des Anderen aber nicht weit. Wir müssen abschätzen können, was er wahrnimmt, fühlt, denkt, plant, kann usw. Wer einen anderen Menschen erfassen, sein Verhalten voraussehen, ihn kontrollieren, manipulieren will, muss sich mit ihm beschäftigen, aber sein Interesse ist zielgerichtet. Sehe ich den Anderen als Objekt, so interessiere ich mich für ganz bestimmte Fragen. Dagegen ist nichts einzuwenden. Ohne diese Einstellung könnte weder ökonomisch noch ökologisch noch ganz alltäglich gehandelt werden.

2. Kooperation (der Andere als Mit-Subjekt)

In dieser Interaktionsform werden beide (Ego und Alter) zu Kooperationspartnern. Man könnte auch von „Partnerschaft" sprechen. Sie wenden sich gemeinsam einem Dritten zu. Ego sieht Alter nicht als subjektives Objekt, sondern als Subjekt, dessen Perspektive auf ein Objekt, eine Situation etc. gleichberechtigt neben der eigenen existiert. Beide können sich austauschen, bereichern, unterstützen. Der Andere ist als solcher nicht ersetzbar, er ist kein Werkzeug. Kooperation beinhaltet, dass der Andere auch einen eigenständigen Beitrag, z.B. zu einem Projekt oder einem Gespräch liefert. Er soll gerade nicht vollständig berechenbar und kontrollierbar sein.

Man sieht rasch, dass sich in realen Interaktionen die beiden bisher genannten Interaktionsmuster mischen. Häufig kalkulieren wir das Verhalten des Anderen, versuchen es vorauszusehen und zu beeinflussen, brauchen aber auch seine Sicht auf die Dinge und auf uns. Und nicht nur seine Sicht auf die *Dinge*. Wir können auch selbst als Subjekt, als Mensch mit dieser oder jener Identität, Leistung etc. nur anerkannt werden, wenn wir dem Anderen die Fähigkeit, uns anzuerkennen, also ein Mindestmaß an Subjektivität, Autonomie, Freiheit und Gleichberechtigung zugestehen.[186]

3. Begegnung (der Andere als Subjekt)

In dieser Interaktionsform wird der Andere idealtypisch als „reines Subjekt" genommen. Jetzt stelle ich den Anderen in seiner Subjektivität in den Mittelpunkt meines Interesses. Durch diese dritte Interaktionsform kommt etwas Neues hinzu. Wir sind jetzt nicht mehr daran interessiert, den Anderen zu berechnen und zu kontrollieren, auch nicht daran, mit ihm gemeinsam etwas zu erforschen, zu entwerfen oder zu bearbeiten. Jetzt interessieren wir uns für die Erlebensweise, das Denken und Fühlen des Anderen. Wir wollen wissen, was ihm wichtig ist, nicht was uns wichtig ist. Es handelt sich in diesem Sinne um eine fokussierte Achtsamkeit. Aber in eigentümlicher Weise ist sie auch weit: Der Andere ist mehr als jedes Objekt eine Herausforderung: Seine Subjektivität gestaltet sich in jedem Moment neu und sie reagiert auf uns.

Idealerweise beruht diese Haltung auf Gegenseitigkeit und dann sprechen wir von „Begegnung". Eine Begegnung ist ein Geschehen zwischen Menschen, das in hohem Maße eine eigene Dynamik und eine eigene Atmosphäre entwickelt. In der Regel schwingen wir uns unbewusst wechselseitig auf eine Interaktion ein, schaffen Vertrautheit, Sicherheit, eine gemeinsame Atmosphäre, Verbundenheit.[187] Diesen Prozessen widmet sich die relationale Achtsamkeit. Diese Dimension wird umso deutlicher, je weniger wir handelnd das Geschehen kontrollieren wollen. Die Verbundenheit schafft den Boden für die Wahrnehmung des Anderen als Subjekt.

Unsere Wahrnehmung des Anderen ist sicher de facto nie interesselos oder ohne jegliche Vorannahmen. Aber sie kann dennoch seiner Seinsweise, seiner Persönlichkeit, seiner Subjektivität, „ihm selbst" gelten. Wir spüren durchaus, ob dies der Fall ist – an der Art unseres Interesses, unserer Art und Weise, ihm zu begegnen, und der Andere wird es ebenfalls spüren. In umfassenden Beziehungen spüren wir besonders deutlich, ob wir gerade in einer Situation der Begegnung, der Partnerschaft oder der Objektivierung sind bzw. wie sich diese Formen gerade mischen. Eine Wertung ist damit nicht verbunden, denn die Situation und die Wünsche der Beteiligten entscheiden, was gerade angemessen ist. In der Regel ist es aber angenehm, wenn sich die Beteiligten explizit oder implizit auf eine gemeinsame Mischung einigen. Deutliche Differenzen führen zu Verwirrung und Enttäuschungen.

Schauen wir, inwiefern es Überschneidungen zwischen der Achtsamkeit und unserer Art und Weise, mit anderen Menschen umzugehen, also unserer Zwischenmenschlichkeit gibt. In jeder dieser Interaktionsformen ist es notwendig, dass wir den Anderen als Subjekt sehen und verstehen. Im Falle der Objektivierung reicht es uns, wenn wir genügend Informationen bekommen (implizit oder explizit), um mit dem anderen Menschen umgehen und realistische Erwartungen entwickeln zu können. Die

Einbeziehung seiner Sichtweise ist unvermeidlich, aber wir reduzieren sie auf das Notwendige. In einer Kooperationsbeziehung müssen wir die Subjektivität des Anderen stärker einbeziehen, sie ist gerade das, worauf es ankommt. Aber nach wie vor ist das Ausmaß unseres Interesses durch das gemeinsame Anliegen begrenzt. Dies kann sich von einem beiläufigen Gespräch bis zu einer gemeinsamen Lebensplanung erstrecken.

In einer (idealtypischen) „Begegnung" interessiert uns nichts als die Subjektivität des Anderen. Es mag sein, dass er verrückte Dinge äußert – wir wollen wissen, was er denkt. Auch hier reicht die Bandbreite von einer einzelnen Frage bis zu einem Interesse an dem Lebensentwurf, der Geschichte oder dem ästhetischen Empfinden des Anderen – Aspekte, die wir gewöhnlich in Freundschaften oder Liebesbeziehungen kennenlernen wollen. Wir selbst *öffnen uns* von der Objektivierung über die Kooperation zur Begegnung zunehmend für die Subjektivität des Anderen und sehen die Welt, sogar uns selbst zunehmend mit seinen Augen. Weite Achtsamkeit unterstützt daher den Begegnungsaspekt unserer zwischenmenschlichen Beziehungen.

Von der Objektivierung über die Partnerschaft zur Begegnung bewegen wir uns nicht nur in Richtung weiter Achtsamkeit, sondern auch in Richtung *Rezeptivität*. Während die Objektivierung strikt dem Muster der absichtlichen Handlung folgt, erfordert Kooperation bereits die Hinnahme eines eigenständigen, prinzipiell gleichwertigen Beitrags des Anderen. In der Begegnung gestehen wir dem Anderen (und im Falle der echten, wechselseitigen Begegnung) auch uns selbst das Maximum an Freiheit zu, an Freiheit zu sein, sich zu zeigen, sich auszudrücken. Die „qualitative Unendlichkeit", die Unergründlichkeit des Anderen entsteht durch seine Komplexität, seine Spontaneität, seine Kreativität und seine Fähigkeit zum „Überstieg" (K. Conrad). Der Andere kann immer wieder auf sich, mich und die Beziehung Bezug nehmen und dadurch die ganze Situation verändern, in einen neuen Kontext stellen.

Eine Begegnung ist nicht auf die Ebene der symbolischen Mitteilungen beschränkt. Vielleicht erinnert sich der ein oder andere Leser an die Schlussszene von „Schlaflos in Seattle"[188]: Plattform des Empire State Building. Sie (Meg Ryan) und er (Tom Hanks) sehen sich zum ersten Mal wirklich. Die Szene lebt von ihren verwunderten, staunenden, offenen, vertrauensvollen Blicken. Sie schaut etwas heiterer und verspielter, er ein wenig feierlicher. Er reicht ihr die Hand, sie legt ihre Hand hinein. Er: „Wir sollten gehen ... Gehen wir?" Sie gehen Hand in Hand zum Aufzug und schauen sich immer wieder an als wollten sie sagen: ‚Du bist es also – wer bist du?' Der Aufzug schließt sich und bringt sie nach unten. Blick auf das nächtliche Empire State Building und die Stadt. Ein Ankommen und Aufbrechen, ein wundersames Ende und ein wundersamer Anfang.

Sexualität ist ein besonders prekäres, aber auch starkes Medium. Prekär, weil wir sie gewöhnlich auch mit Lustmaximierung, Triebbefriedigung und Beziehungswünschen wie Liebe, Sicherheit oder dergleichen verbinden. Stark, weil Menschen sich in der sexuellen Begegnung in besonderer Weise zeigen und öffnen, miteinander spielen, sich verbergen und zeigen, verschließen und hingeben und weil sie sich intensiver als sonst dem Geschehen, dem Dritten (dem eigenen Körper, der Atmosphäre, dem Spiel, der Dynamik) überlassen.[189] Sexuelle Begegnungen umfassen potentiell die ganze Bandbreite zwischenmenschlicher Beziehungen: Objektivierung des Anderen als subjektives Objekt, Kooperation und Begegnung.

6.3 Gefühle

Wir sind unsere Gefühle. Nicht nur, aber auch. Die in spirituellen Diskursen und achtsamkeitsbasierten Psychotherapien beliebte Formulierung „Du bist nicht deine Gefühle" verlangt aus meiner Sicht ein „Nur": „Du bist nicht *nur* deine Gefühle". Leider fällt dieses „Nur" nicht zufällig unter den Tisch, denn im Hintergrund steht meist der Gedanke: „Eigentlich bist du ein reines Bewusstsein, das ist dein wahres überpersönliches, ewiges Sein usw." Aber wenn wir überhaupt Menschen und Personen, ein Ich oder ein Du sind, so sind wir unsere Gefühle. Ohne unsere Gefühle können wir nicht denken, nicht handeln, nicht kommunizieren. Nichts hätte Bedeutung und Gewicht.

Ein achtsamer Umgang mit Gefühlen bedeutet in erster Linie, dass man seine Gefühle annimmt, ohne sie zu bewerten. Alle Gefühle sind wertvoll und geben uns Aufschluss über die Welt, uns selbst und die Situation, in der wir uns befinden. Alle Gefühle haben einen kognitiven Gehalt und die meisten Gefühle sind auch evaluativ, d.h. sie bewerten die Situation nach ihrer Bedeutung für uns und nach ihrer Relevanz für unser Handeln.[190] Gefühle sind von ihren kognitiven Inhalten nicht zu trennen. Sie sind nicht das, was sie sind, wenn sie sich nicht auf das beziehen, auf das sie sich eben beziehen.[191] Es ist nicht so, dass wir erst etwas erkennen und dann mit einem Gefühl darauf reagieren, sondern das Gefühl schließt uns sozusagen die Welt auf und entwickelt sich gemeinsam mit den Wahrnehmungen, Interpretationen, Assoziationen, Handlungsimpulsen. Wir sehen jemanden, den wir hassen, anders als jemanden, den wir gerne haben – so wie wir einen Garten, den wir umgraben, anders betrachten als einen Garten, in dem wir nur spazieren gehen. Unser Ärger sagt uns etwas über das Verhalten eines anderen Menschen, unser Ekel etwas über einen Gegenstand oder eine Szene, Langeweile oder Aufgeregtheit sagen uns etwas über die Beziehung zu einem anderen Menschen, Lampenfieber oder Schuldgefühle über uns selbst.

Es gibt keinen Grund, Leidenschaft, Aufregung oder Aggression aus dieser Sichtweise auszuschließen, sie negativ zu bewerten oder sie generell minimieren zu wollen. Sie sagen uns genauso viel und genauso Wichtiges über die Wirklichkeit wie ethisch wertvollere Gefühle. Alle Gefühle helfen uns prinzipiell gleichermaßen bei der praktischen und auch der moralischen Orientierung. Aber gelingen kann nur, was auch scheitern kann. Gefühle beziehen sich nicht einfach auf Dinge oder Menschen, sondern auf Objekte in bestimmten Zusammenhängen, mit bestimmten Bedeutungen usw. Mit unseren Gefühlen können wir daneben liegen und uns täuschen. Ob dies der Fall ist, können wir nicht an den Gefühlen selbst erkennen, sondern nur durch einen kritischen Blick auf die Kognitionen und Handlungsimpulse, die sie beinhalten. Oft brauchen wir dazu die Einschätzungen anderer. Achtsamkeit fördert diese kritische

Grundhaltung, weil sie uns unsere Gefühle und Denkmuster als hilfreiche, mehr oder weniger passende, aber immer auch fehlerhafte Orientierungsversuche bewusst macht. Wer achtsam ist, billigt sich und anderen leichter entsprechende Fehler, d.h. auch unpassende Gefühle zu. Er ist weniger nachtragend, aber auch weniger kränkbar.

Der achtsam akzeptierende Umgang mit allen Gefühlen setzt voraus, dass wir zwischen Handlungen und Handlungsimpulsen klar unterscheiden. Handlungsimpulse gehören zu Gefühlen, Handlungen nicht. Gerade Achtsamkeit legt uns nahe, unsere Handlungsimpulse wahrzunehmen und sie als Teil der Gefühle zu achten, ohne sie umzusetzen. Denn wenn wir Impulse in Handeln verwandeln, müssen wir die rezeptive Haltung verlassen und über eine handlungsrelevante Bewertung eine Handlung beginnen bzw. zulassen. Die achtsame Wahrnehmung unserer Gefühle kann uns deswegen die Angst vor unseren eigenen Gefühlen nehmen. Ein Handlungsimpuls ist ein Handlungs*impuls* ist ein Handlungsimpuls und immer noch nur ein Impuls. Deswegen können wir alle Gefühle gleichermaßen achten.

Es gibt noch einen weiteren Grund, genau dies zu tun. Da wir unsere Gefühle sind, ist jede Entwertung unserer Gefühle eine Selbstentwertung. Und wir sollten weder anderen noch uns selbst gestatten, uns zu entwerten, weil wir so sind wie wir sind.

Es ist erstaunlich, wie viele Menschen sich zu Herzen nehmen, wie andere auf sie reagieren, ohne in Erwägung zu ziehen, dass es sich dabei zunächst einmal um eine Weltsicht der Mitmenschen handelt, eventuell erst einmal um „ihr Problem". In einer achtsamen Haltung wird eine solche Haltung zur Selbstverständlichkeit. Das heißt nicht, dass man nicht ernst nimmt, was andere Menschen denken und fühlen. Es wird sogar umgekehrt leichter, die Reaktionen und die Emotionen anderer Menschen ernst, interessant und bereichernd zu finden, wenn man sie nicht fürchten muss, sondern sie eher als Ausdruck, Hypothese oder Anregung nehmen kann. In dieser Haltung beschäftigen wir uns ruhiger und ausführlicher mit einem anderen Menschen, seinen Gefühlen und seiner Geschichte. Allerdings müssen wir dafür die egozentrische Position aufgeben, in der wir uns zum Mittelpunkt der Äußerungen, Meinungen und Interessen anderer Menschen machen. Diese Position ist oft die Folge einer Unsicherheit und Bedürftigkeit. Andere Menschen sollen uns wahrnehmen und anerkennen. Diese Erwartungen lenken die Wahrnehmungen und Interpretationen verstärkt auf das, was der Andere vielleicht über uns denkt oder sagt. Lassen wir diese Erwartungen los, stellt sich vielleicht heraus, dass der Andere sich gar nicht so sehr mit uns beschäftigt. Und wenn er es doch tut, ist eine Defusion (s. Abschnitt 1.2) der Sichtweise des Anderen angesagt. Was immer er über uns sagt, es ist zunächst einmal *seine* und nur seine *Sichtweise* und seine emotionale Reaktion. Selbstbewussten und weniger erwartungsvollen Menschen ist dies selbstverständlich, anderen nicht, aber auch umgekehrt kann eine gute Defusion des Anderen das Selbstbewusstsein steigern.

Es kann gute Gründe geben, unsere Gefühle in konkreten Situationen in Frage zu stellen. Vielleicht sind sie unangemessen oder wir leiden unter ihnen. Und es gibt auch viele Möglichkeiten, sie zu verändern. Wir können nicht immer, aber oft die Situationen, die unsere Gefühle hervorbringen, gestalten oder verlassen. Wenn das nicht möglich ist, so haben wir doch fast immer einen Einfluss auf unsere Kognitionen, unsere körperlichen Reaktionen und andere Aspekte der Gefühle. Es gibt aber auch die Möglichkeit, nicht verändernd und einfach nur achtsam mit den Gefühlen umzugehen. Auch dann verändern sie sich. Achtsamkeit verändert die Gefühlswelt auf verschiedene Weise:

···⟩ Die Gefühle verändern sich dadurch, dass wir mit ihren intentionalen Gegenständen, also mit dem, worauf sie sich beziehen, achtsam umgehen. Wir gehen nicht aktiv in die Haltung der Bewertung, sondern beschäftigen uns weiter beschreibend und wahrnehmend mit den Objekten unserer Gefühle. Wir steigern uns nicht in die Gefühle hinein, sondern bleiben offen für das, was gerade geschieht.

···⟩ Wir gehen achtsam mit unseren Gefühlen um, d.h. wir halten sie nicht dadurch fest, dass wir sie kategorisieren und bewerten. Sie haben ihre eigene Dynamik und sind nicht von Dauer.

···⟩ Wir nehmen wahr, dass sie Handlungsimpulse, aber keine Handlungen implizieren, d.h. wir verstärken sie nicht durch Handlungen.

···⟩ Es gibt Gefühle, die sich quasi als spirituelle Gefühle verstehen lassen: „Daseinsfreude" und „Traurigkeit". Spirituelle Achtsamkeit bringt als besondere Weise, in der Welt zu sein, auch besondere Gefühle mit sich.

···⟩ Es gibt Gefühle, die eine besondere Nähe zu spirituellen Erfahrungen haben und auch in spirituellen und religiösen Diskursen häufig auftauchen wie z.B. Dankbarkeit, Vertrauen oder Liebe. Es ist zu vermuten, dass der Grund in strukturellen Verwandtschaften, Anschlussmöglichkeiten und Verflechtungen liegt.

Dieser letzten Überlegung möchte ich jetzt ausführlicher nachgehen.

6.3.1 Freude

Beginnen wir noch einmal mit der Freude. Ich habe im Abschnitt 3.5.4 „Daseinsfreude" als wesentliches Element von Spiritualität beschrieben. Mit dieser „grundlosen" Freude hat es die Besonderheit, dass sie nur im Rahmen spiritueller Erfahrungen – seien sie als solche benannt oder nicht – erlebbar ist. Wieso aber Freude und nicht einfach „Gefühl des Daseins" (Rousseau, C. Trungpa)? Mir scheint „Freude" reichhaltiger und treffender, weil hier eine Überschneidung zwischen spiritueller Erfahrung und einem alltäglichen Gefühl vorzuliegen scheint. Lässt sich diese Überschneidung genauer beschreiben?

Zur Freude gehört:

···⟩ Ein Ereignis oder ein Zustand, der uns in Einklang mit unserer Umgebung bringt. Ein Wunsch wird erfüllt, ein Konflikt oder Problem gelöst, eine Gestalt schließt sich.

···⟩ Wir fühlen uns durch dieses Ereignis bereichert: an Geld, Erfolg, Gesundheit, Erkenntnis, Anerkennung, Lust, Freiheit, Lebendigkeit, Möglichkeiten usw.

···⟩ Das freudige Ereignis ist kontingent, d.h. nicht zwangsläufig eingetreten, nicht selbstverständlich, es hätte auch anders kommen können. Ein Plan hätte misslingen, eine vertraute Begebenheit hätte sich nicht wiederholen können.

···⟩ Die Atmosphäre der Freude, die durch das Ereignis und unsere Resonanz entsteht, ist gekennzeichnet von Leichtigkeit, Weite, expansiver Leiblichkeit, Zeitlosigkeit und Überwindung der Sorgestruktur des Daseins.[192]

„Daseinsfreude" teilt alle dieser Eigenschaften. Auch hier schließt sich eine Gestalt (mehr oder weniger und nie endgültig) – nur auf einer anderen Ebene: auf der Ebene existentieller Strukturen formt sich eine neue Struktur. Wir fühlen uns dadurch bereichert, dass wir eine neue Sichtweise, eine neue Existenzmöglichkeit dazugewinnen. Diese Transformation geschieht oft als kleiner oder größerer Durchbruch (mehr oder minder beständig), aber stets überraschend, man kann sie nicht wollen, sie entsteht – so wie man die Lösung eines Problems findet oder den richtigen Ton trifft. Daseinsfreude ist mit einem Gefühl der Befreiung, der Leichtigkeit, Weite und Überwindung der Sorgestruktur verbunden – eben ganz wie Freude allgemein. In diesem Falle ist es also die spirituelle Erfahrung der Daseinsfreude, die unser normales Erleben von Freude beeinflusst. Wie?

Normale Freude hat einen Schönheitsfehler: Sie ist ziemlich dynamisch und vergeht – ähnlich wie Wut – rasch. Das liegt daran, dass sie an die Wahrnehmung besonderer Ereignisse und Situationen gebunden ist. Diese sind in der Regel neu, mögen auch wiederkehrend sein, aber sie dürfen nicht so vertraut sein, dass sie nicht mehr auffallen. Wir können uns immer wieder über etwas freuen, sofern wir es als nicht selbstverständlich erleben.

Spirituelle Erfahrungen verschieben unsere alltägliche Freude: Von der Besonderheit freudiger Ereignisse zu ihrer Alltäglichkeit, von der Selbstverständlichkeit zur Nicht-Selbstverständlichkeit, von besonderen Wünschen und Aktivitäten zur Rezeptivität für das, was uns ohnehin schon bereichert. Das klingt ziemlich biedermeierlich, aber nichts ist damit gesagt gegen besondere Events, Weltreisen, Bergsteigen oder große Oper. Wohl aber schaffen spirituelle Erfahrungen eine gewisse Unabhängigkeit von solchen Events. Wir mögen sie schätzen oder auch nicht, jedenfalls sind wir nicht darauf angewiesen, um Freude zu erleben. Das erklärt die antikonsumistische Einstellung, die viele Menschen haben, wenn sie sich der Haltung der Achtsamkeit nähern. Achtsamkeit färbt das Szenario der Freude durch Rezeptivität und Gegenwärtigkeit ein, auch da, wo sie sich – wie jede Freude – auf etwas bezieht.

Wir hatten in Berlin in einer Wohngemeinschaft einmal monatelang einen japanischen Mönch zu Gast, der für den Frieden unterwegs war. Er ernährte sich von den Speiseresten, die er in der Mensa aus den Abfalltonnen fischte. Er lagerte sie in einer Plastiktüte in unserem Kühlschrank, was – neutral formuliert – einiges Aufsehen erregte, und kochte aus ihnen von Zeit und Zeit eine Suppe. An unseren Mahlzeiten nahm er aber ebenso gerne teil und er begleitete uns auch auf Feste und aß dort mit Vergnügen alles, was ihm angeboten wurde, sogar Fleisch. Diese Flexibilität hat mich beeindruckt. Er strahlte für mich eine beständige Freundlichkeit und Lebensfreude aus und war übrigens auch in der Lage, bei großem Lärm am Rande der Tanzfläche zu schlafen, wenn ihm danach war – etwas, was sonst nur meine Tochter schaffte, die damals ein Säugling war.

6.3.2 Dankbarkeit

Dankbarkeit ist zunächst einmal eine Form der Interaktion. X wird etwas geschenkt und bedankt sich. Das Gefühl der Dankbarkeit ist nicht möglich, wenn jemand diese Interaktionsform nicht ausreichend gelernt hat. X muss den Eindruck haben, dass ihm etwas geschenkt wurde, d.h. dass der Andere nicht dazu verpflichtet war, ihm etwas zu geben, sondern es muss etwas Überraschendes darin liegen, das mit dem Ermessensspielraum des Anderen zu tun hat.[193] Was X bekommt, stand ihm nicht zu, er hätte es nicht einfordern können. Daher ist Dankbarkeit Teil einer Szene, zu der auch Großzügigkeit gehört. Wenn Achtsamkeit das Gefühl der Dankbarkeit fördert, so auch die Haltung der Großzügigkeit.

Dankbarkeit ist eine rezeptive Einstellung. X ist dankbar, weil er etwas bekommt und sofern er bereit ist, es entgegenzunehmen. Dankbarkeit ist eine Reaktion, eine Resonanz auf ein Ereignis. Wie jede Resonanz erfordert sie, dass man sich auf sie einlässt. Im Sinne eines Anflugs mag Dankbarkeit unausweichlich sein, aber als „tieferes" Gefühl verlangt sie diese Bereitschaft. Sie beinhaltet auch, dass man auf unmittelbaren Ausgleich verzichtet. Man zerstört die Dankbarkeit, wenn man auf einem sofortigen Ausgleich des Gebens und Nehmens besteht.

Ich kann einer Person dankbar sein, einer Gruppe, einer Gesellschaft, dem Schicksal. Wir können eine Dankbarkeit gegenüber dem verspüren, was uns unbekannterweise stützt, fördert, belebt, nährt usw. Dies kann einen religiösen oder metaphysischen Charakter bekommen, wenn diese Unterstützung einem transzendenten Subjekt oder Prinzip zugeschrieben wird.[194] Wer aber immer der Adressat ist, er ist uns in diesem Moment überlegen. Wer in mir Dankbarkeit auslösen kann und darf, dem gebe ich eine gewisse Macht über mich, ich anerkenne ihn als jemanden, der mir etwas Gutes tun will und kann. Wer dankbar ist, unterstellt dem Adressaten, dass er sein Wohl auch beabsichtigt hat, und das bedeutet, dass er ihm zubilligt, dass er ihn in gewissem

Sinne kennt und dass er ihm erlaubt, auf sein Wohl Einfluss zu nehmen. Insofern ist Dankbarkeit gegenüber der Lottogesellschaft, dem Schicksal oder der Natur nur abgeleitet.

Man sieht rasch, wie intim und riskant Dankbarkeit ist. Deshalb ist dieses Gefühl für viele Menschen schwierig. Man fühlt sich dabei ein wenig klein. Es braucht Selbstsicherheit, ein klares Gefühl für die Beziehung und Vertrauen in eigene Ressourcen, um dies zulassen zu können.

Achtsamkeit kann die Sensibilität für das Beschenktwerden und die „innere" Bereitschaft zur Dankbarkeit fördern. Sie gibt diesem Gefühl eine bestimmte Färbung. Eine wesentliche Überschneidung beider Haltungen liegt in der Rezeptivität. Achtsamkeit weitet meinen Blick, sodass ich wahrnehme, wie stark ich verschiedensten Einflüssen unterliege und eben auch Hilfe und Förderung erfahre. Dazu können neben der Rezeptivität auch die relationale Achtsamkeit und die Erfahrung der Verbundenheit beitragen. Alltäglich sehen wir in uns die Macher unseres Lebens und werden dazu erklärt. Diese Sichtweise ist nicht falsch, aber beschränkt. In der Haltung der Achtsamkeit erleben wir uns als verbunden und als Teil einer Beziehung, in der wir beschenkt werden.

6.3.3 Vertrauen

Vertrauen beruht auf der Notwendigkeit und der Bereitschaft, sich in Abhängigkeit zu begeben und das damit verbundene Risiko zu tragen. Vertrauen ist das Gefühl, dass dieses Risiko getragen werden kann und dass dies durch bisherige Erfahrungen nahe gelegt, wenn auch nicht sicher begründet ist. Leben ohne Vertrauen ist unmöglich, denn wir können nicht wirklich kontrollieren, was jetzt oder in Zukunft geschieht. Aber es ist ein Unterschied, ob wir naiv vertrauen oder im Bewusstsein des Risikos.[195] Vertrauen ist in der Regel vorbewusst, also Vertrauen in das „Immer weiter so ..." der Routinen, Beziehungen und Institutionen. Am Straßenverkehr teilzunehmen erfordert sehr viel Vertrauen in die anderen Verkehrsteilnehmer, Autos, Ampeln, Brücken, Versicherungen usw., ohne dass uns dies bewusst ist, wenn wir starten. Bewusst wird uns dieses Vertrauen erst, wenn es gestört wird oder enttäuscht. Zu bewusstem Vertrauen gehört (im Unterschied zu „Vertrautheit") auch ein Gefühl der Unberechenbarkeit, der Brüche. Bewusstes Vertrauen ist eine Haltung des Trotzdem. Je komplexer unsere Umwelt, desto mehr Vertrauen ist notwendig. Aber umso schwieriger ist es auch, denn Vertrauen ist leicht störbar.[196] Menschen mussten immer schon viel Vertrauen aufbringen, um überleben zu können, heute sind die Risiken nur unüberschaubarer.

Achtsamkeit trägt weniger dazu bei, die Risiken abzuschätzen. Dies auch, aber dafür würde es genügen, im üblichen Sinne aufmerksam zu sein, „aufzupassen". Achtsamkeit fördert die Bereitschaft, die Unberechenbarkeit, die zum Vertrauen gehört, zu akzeptieren und sie nicht um jeden Preis zu vermeiden. Auf einer spirituellen Ebene entspricht dies dem Sinn für die Abgründigkeit des Lebens. Die Hinfälligkeit, die Gefährlichkeit und die Unübersichtlichkeit des Lebens zu akzeptieren und gleichzeitig all das zu sehen, was trägt und verbindet, ist ein wesentlicher Bestandteil achtsamkeitsorientierter Spiritualität und findet auch in den Religionen vielfältigen Ausdruck.

Was immer geschehen mag: Jetzt ist jetzt und jetzt ist noch nicht geschehen, was ich befürchte. „Jetzt" ist meistens harmlos.[197] Das ist eine wichtige Botschaft der Achtsamkeit. Verankert in der Gegenwart, sind wir eher bereit, Risiken zu tragen, weil wir uns weniger von der Zukunft und von konkreten Bedingungen abhängig fühlen. Wer achtsam ist, gerät daher auch bei unangenehmen und bedrohlichen Ereignissen nicht so schnell in Panik. Vor allem weite Achtsamkeit kann eine „Problemtrance" verhindern.

Vertrauen wird auch durch die Erfahrung der Verbundenheit gestiftet. Sie lässt uns Ressourcen und Vernetzungen erkennen und wirkt dem Gefühl entgegen, von allen verlassen zu sein und sich auf niemanden verlassen zu können. Das alles schafft Vertrauen, dass es irgendwie schon weitergeht.

Das Gegenteil ist die Verleugnung der Abgründe und Risiken. Eine Form der Verleugnung ist Aktivismus. Indem sie überhaupt etwas oder möglichst viel tun, versuchen sich viele Menschen zu suggerieren, dass sie die Kontrolle über die Situation behalten, weil sie spüren, dass sie sie verloren haben bzw. in einem existenziellen Sinne nie haben können. Je unsicherer sie werden, umso aktiver werden sie. Sie fürchten eine rezeptive Haltung, weil sie dann Kontrolle abgeben, auch gegenüber den eigenen Gefühlen, inneren Bildern, Befürchtungen, Erinnerungen. Stattdessen werden sie aktiv. Dadurch wiederum steigern sie häufig die Unübersichtlichkeit, die Fehlerquote und die eigene Unruhe und Unsicherheit.

Achtsamkeit fördert die Kunst des Scheiterns, weil sie damit rechnet und Misserfolge nicht festhält.

Innere Achtsamkeit ist wichtig, um zu erfassen und zu spüren, wann man überfordert, wann die eigenen Interessen verletzt werden. Sie fördert das Selbstvertrauen. Wir behalten den Kontakt zu uns, wissen und spüren, was wir wollen und können. Sich selbst zu spüren und sich so zu akzeptieren wie man ist, ist eine elementare Form von Selbstachtung, eine unverzichtbare Basis des Selbstwerts. Dazu gibt es zahlreiche Übungen, von reinen Achtsamkeitsübungen bis zur gezielten Verbesserung des Selbstwerts. In achtsamkeitsorientierter Körperarbeit ist es wichtig, immer wieder am „Grounding" zu arbeiten, also am Kontakt mit dem Boden. Dabei genügt es schon, diesen Kontakt wahrzunehmen, die eigene Stabilität, die Tragfähigkeit des Bodens. Es kann aber auch notwendig sein, diesen Kontakt zu verbessern.

Viele Menschen werden schon unsicher, wenn sie in einen näheren Kontakt mit anderen Menschen kommen, vor allem wenn sie ihn nicht verbal oder handelnd herstellen. Es ist nicht leicht, gleichzeitig „innere" und „äußere" Achtsamkeit beizubehalten. Aber es ist von elementarer Bedeutung, im Kontakt mit uns selbst zu bleiben, wenn wir im Kontakt mit anderen Menschen sind. Auch dies kann man mittels Achtsamkeit üben. Eine einfache Paar-Achtsamkeitsübung erfasst vieles von dem, was in diesem Abschnitt zur Sprache kam:

Beide Partner sitzen sich gegenüber und schließen die Augen. Jeder atmet für sich. Dann öffnen beide die Augen, ohne Absprache, schauen sich an, irgendwann treffen sich die Blicke. Nun stimmen beide ihre Atmung aufeinander ab, ohne den Kontakt zu ihrem eigenen Atem zu verlieren. Wenn einer von beiden ihn verliert, schließt er wieder die Augen, um ihn wieder zu finden usw.

6.3.4 Trauer

Normale Trauer scheint zunächst einmal ein Gefühl, das wenig mit Achtsamkeit und Spiritualität zu tun hat. Wir trauern um etwas, das wir verloren oder nie bekommen haben. Das ist nur möglich, solange wir mental die Vergangenheit oder die verfallenen Möglichkeiten lebendig halten, also uns mit etwas beschäftigen, das nicht mehr ist. Diese mentale Beschäftigung besteht zwar nicht im schlichten Behalten dessen, was war, sondern in einer Integration der Erinnerung in die Gegenwart – aber ein Pendeln zwischen Vergangenheit und Gegenwart ist doch notwendig.

Gerade aus dieser Pendelbewegung ergibt sich aber eine potentielle Verflechtung mit Achtsamkeit und achtsamkeitsorientierter Spiritualität. Trauer ist eine Verbindung unterschiedlicher Lebensformen. Achtsamkeit fördert das Loslassen und dadurch die Fähigkeit, Erinnerung wirklich als Erinnerung und Vergangenheit als Vergangenheit zu gestalten. Gerade dieser Teil der Trauer ist schwierig, aber ohne ihn bleiben wir in dem Wunsch nach Wiedergutmachung und in der Vergangenheit stecken. Trauer ist sozusagen der klassische Fall von Akzeptanz: Akzeptieren von etwas, was definitiv nicht zu ändern ist. Trauer konfrontiert mit dem worst case: Aktivität macht keinen Sinn. Alternativen wären Verleugnung, Aktivismus, Abspaltung der Gefühle oder dergleichen – all das ist mit Achtsamkeit nicht zu machen. Trauer ist daher ein Gefühl, das in der Achtsamkeitspraxis häufig auftritt. In ihr kommt sie, weil sie zugelassen wird und durch Akzeptanz gefördert wird, und hier geht sie, weil die Gegenwart das jeweils nächste Wort behält. Als Erinnerung bewahrt sie das, worum wir trauern. Damit überschreitet sie die treulose Einstellung der Achtsamkeit.

Die „Traurigkeit" im Sinne Chögyam Trungpas habe ich oben in Abschnitt 5.4.6 dargestellt. Sie ist ein Gefühl, das auf der Akzeptanz der fragilen und zufälligen Aspekte unseres eigenen und fremden Lebens beruht. Die Erfahrung der Traurigkeit bereitet uns auf Trauer vor und integriert sie. Sie gibt der ganz normalen Trauer eine besondere Färbung und Bedeutung. Trauer bekommt durch sie eine existenzielle Dimension. Die Bedeutung dessen, was wir verloren haben, strahlt auf andere Menschen und Dinge über. Wir sehen sie mit neuen Augen – als ebenso zerbrechlich und vergänglich wie das, was wir verloren haben. Wir müssen mit der spirituellen Erfahrung im Rücken Trauer nicht mehr vermeiden, z.B. indem wir an allem festhalten, was uns wichtig ist, gleich welchen Preis wir dafür zahlen. Wir können Trauer leichter und selbstverständlicher in unser Leben integrieren.

6.3.5 Liebe

Menschen lieben Landschaften, Autos, Hobbys, Tiere, andere Menschen, Gott oder sich selbst. Wie ist es möglich, dass wir all diesen grundverschiedenen Objekten gegenüber ein ähnliches Gefühl entwickeln? Wir lieben etwas, weil es so ist wie es ist. Wir lieben etwas, weil wir Freude daran haben, weil wir seine Nähe, seinen Anblick, seine Ausstrahlung genießen. Deshalb sorgen wir uns um seinen Erhalt, pflegen und kultivieren es. Wenn wir ein Lebewesen lieben, so lieben wir auch seine Bedürftigkeit, seine Wahrnehmungen, seine Gefühle und Aktivitäten und wir bemühen uns, sie zu unterstützen und zu fördern.

Nun sieht der Liebende sein Liebesobjekt aber unter einem bestimmten Blickwinkel. Sein Blick umfasst es nie vollständig, sondern stets beschränkt durch seine eigenen Erwartungen, Wünsche, seine Sensibilität und seine Art von Resonanz. Zudem entscheidet die Beziehung zwischen zwei Menschen, was der eine am anderen überhaupt wahrnimmt, wertschätzt und schließlich liebt. Entsprechend kennt die Liebe viele Szenarien – von fürsorglicher über freundschaftlicher zu erotischer Liebe. Diese Szenarien sind kulturspezifisch.[198]

Die Liebe zu Menschen schließt auch die Liebe zu ihrer Persönlichkeit ein, zu ihrer Art und Weise zu sein. Sie ist also tendenziell ganzheitlich, wobei wir im Alltag damit zufrieden sind, wenn ein Szenario *ausreichend* erfüllt ist. Aber es macht für uns keinen Sinn zu sagen, dass wir jemanden lieben, wenn wir ihn nur sexuell aufregend finden und gerne mit ihm schlafen. Wir lieben dann den Sex mit diesem Menschen, seinen Körper oder sein sexuelles Verhalten, aber nicht diesen Menschen.

Ein Gefühlsszenario hat einen idealtypischen Charakter. Im Falle der Liebe sind viele Varianten und Abweichungen davon möglich, aber natürlich nicht unbegrenzt. Es mag sein, dass wir einem afghanischen Vater zugestehen, dass er seine 14-jährige Tochter liebt, auch wenn er sie gegen ihren Willen verheiratet. Aber das akzeptieren wir nur im Rahmen seines Bezugssystems und gegen unser eigenes Gefühl. In unserem Bezugssystem gehört zur Liebe der Respekt vor der Subjektivität des Liebesobjekts und der Wunsch, dass der Andere so sein kann wie er ist und sich so frei entfalten kann, wie es die Umstände erlauben. Der afghanische Vater erfüllt vielleicht unser Szenario von Fürsorglichkeit unter Bedingungen, die nichts anderes (z.B. aus Bildungsgründen oder sozialen Zwängen) erlauben, aber unser Szenario der Liebe sieht Grenzen für die Ausübung von Zwang und für die Verletzung der Wünsche des Anderen vor. Für unsere Wahrnehmung der Liebe ist nicht entscheidend, was ein Mensch zu fühlen glaubt. Selbst ein Vater, der seine Tochter missbraucht, mag das Gefühl haben, sie zu lieben. Wir würden ihm dies nicht zugestehen, weil ein Gefühl haben heißt, einem bestimmten Szenario zu folgen. Es reicht nicht zu glauben, dass man liebt, wenn die Äußerungen, Gedanken, Handlungen usw. eher für Ausbeutung oder Machthunger sprechen.

Zum Gefühl der Liebe gehört eine Erfahrung der Verbundenheit, des „Passens". Das unterscheidet sie von einer reinen Begegnung, die durchaus ohne Liebe möglich ist. Es gibt unendlich viele Motive und Schemata des Passens, die uns einen anderen Menschen (oder ein nicht-menschliches Objekt) liebenswert machen. Aber in irgendeiner Weise müssen sie uns berühren, eine positive Resonanz hervorrufen. Idealerweise ist dies wechselseitig der Fall und führt zu einem ausgeprägten „Wir-Erleben".[199] Es gehört zu unserem Szenario der Liebe, dass dieses „Wir-Gefühl" fehlen kann. Eine unglückliche Liebe gilt uns als genauso ernsthafte Form der Liebe wie die erfüllte. Auch eine unglückliche Liebe beinhaltet das Szenario der Liebe – als Wunsch. Das Entscheidende ist, dass wir in der Liebe dem Anderen zugewandt sind, so wie er ist, sogar wenn er uns zurückweist, und auch dann, wenn es unseren eigenen Interessen zuwiderläuft. Liebe tendiert in unserer Vorstellung zu Selbstlosigkeit und Hingabe. Wer liebt, ist opferbereit, wenn es darum geht, den Anderen zu fördern, zu unterstützen, zu retten. Dies gehört zur Liebe zwischen Eltern und Kindern, Freunden und Liebespartnern.[200] Deshalb finden wahrscheinlich die meisten Menschen in unserer Kultur, dass Humphrey Bogart in „Casablanca" dem Szenario der Liebe gerecht wird.

Liebe wird von Achtsamkeit deutlich unterstützt, vor allem durch äußere und begleitende Achtsamkeit und durch eine Verbindung von weiter und fokussierter Achtsamkeit. In der Liebe wollen wir dem Anderen begegnen und sehen uns selbst nicht mehr als Nabel der Welt. Wir tendieren zu Hingabe und Opferbereitschaft. Liebe wird durch die Dezentrierung oder „Selbstrelativierung" (E. Tugendhat[201]) unterstützt, die sich in einer spirituellen Suche entwickelt und umgekehrt. Deshalb stehen sich Liebe und Spiritualität so nahe.

Es gibt eine Form der Liebe, die sich nicht an der Individualität, sondern an der Menschlichkeit des Anderen orientiert. „Menschenliebe" beruht auf dem, was alle Menschen miteinander verbindet: die conditio humana, gemeinsame Bedürfnisse, Verletzlichkeiten, Gefahren, Gefühle, Fähigkeiten usw. Mc Ewan schildert ein Beispiel für diese Erfahrung. Briony, seine Heldin in seinem Roman „Abbitte" arbeitet als Krankenschwesterschülerin im 2. Weltkrieg in einem Militärhospital:

„Und manchmal, wenn Briony sich um einen Soldaten kümmerte, der schreckliche Schmerzen litt, überkam sie ein unpersönliches Mitgefühl, das sich gleichsam vor sein Leid schob, wodurch es ihr möglich wurde, die Arbeit zügig und ohne jeden Widerwillen zu erledigen. In solchen Momenten begriff sie, was Krankenpflege bedeuten konnte, und sie wünschte sich nichts mehr, als ihren Abschluss zu machen und das Schildchen einer ausgebildeten Krankenschwester zu tragen. Dann konnte sie sich sogar vorstellen, dass sie ihren Ehrgeiz aufgab, Schriftstellerin werden zu wollen, um ihr Leben ganz diesen Augenblicken glücklicher, unterschiedsloser Menschenliebe zu widmen."[202]

Wir können ein Mitgefühl mit Menschen entwickeln, selbst wenn wir sie nicht persönlich kennen und wenn sie uns sehr fern stehen. Mit jedem Menschen verbinden uns elementare Erfahrungen wie Schmerz, Hoffnung, Einsamkeit, Freude. Je nach unseren eigenen Erfahrungen können wir unterschiedliche Erlebnisse nachempfinden. Menschen, die das Ende des 2. Weltkriegs erlebt haben, fühlen manchmal heftig mit, wenn Menschen nach einem Erdbeben vor Ruinen stehen, andere, die eine Krebserkrankung hinter sich haben, sind mitfühlend, wenn andere Menschen in diese schwierige Situation geraten, sie „wissen, wie es ist". Briony in „Abbitte" wird brutal mit dem Leid der Soldaten konfrontiert, auch das genügt.

Eine Variante dieser allgemeinen Menschenliebe finden wir im Mahayana-Buddhismus. In ihm spielt das Mitgefühl für alle Menschen und auch die nicht-menschlichen Wesen eine große Rolle. Der Mahayana-Buddhismus „betrachtet die Wesen aller Daseinsformen als mit dem Absoluten identisch und essentiell erlöst". Das gibt ihm eine spezifische „Gefühlswärme". Die Mahayana-Buddhisten verpflichten sich auf das Ziel, „alle Wesen zur Erlösung zu führen" (H.W. Schumann).[203] Dieses Mitgefühl gilt vorrangig dem Leiden, das durch Begierde und ihre Verblendung entsteht. Es ist eine andere Form der „unterschiedslosen Menschenliebe", die McEwan Briony empfinden lässt.

Mc Ewan spricht deutlich aus, dass sich für Briony hier eine Form von Mitgefühl vor eine andere schiebt, die zu bedrohlich für sie wäre. Aber auch dieses ganz persönliche Mitgefühl erspart er ihr im Fortgang der apokalyptischen Lazarettszene nicht. Sie wird aufgefordert, sich um einen ganz jungen französischen Soldaten zu kümmern. Es zeigt sich, dass er auf Grund einer Kopfverletzung deliriert und keine Überlebenschance hat. Er wähnt sich in Frankreich und sie als seine Freundin, die er bald heiraten wird. Briony stellt sich ihm mit ihrem Schwesternnamen Tallis vor und ist bemüht, diese Identität zu behalten. Aber dann bricht sie ein und akzeptiert seine Phantasie:

„Sie hielt seinem Blick stand. Jetzt wusste sie, warum sie hergeschickt worden war. Er konnte nur mit Mühe schlucken. Schweißperlen traten ihm auf die Stirn und sammelten sich am Verband auf seiner Oberlippe. Sie wischte sie fort und wollte ihm gerade etwas Wasser geben, als er fragte: ‚Liebst du mich?'
Sie zögerte. ‚Ja.' Eine andere Antwort war nicht möglich. Und im Augenblick liebte sie ihn tatsächlich. Er war ein hübscher Junge, weit fort von daheim, und er würde bald sterben."
Kurz darauf stirbt er. „‚Ich heiße Briony', sagte sie so leise, dass nur er sie hören konnte."[204]

Hier bewegt sich das Mitgefühl auf eine Begegnung zu. Briony lässt sich auf das Erleben des Sterbenden ein, der einen Namen hat (Luc), und möchte gleichzeitig die Wahrhaftigkeit retten, die für sie zu einer Begegnung gehört. Dies kann nicht gelingen, da er stirbt, aber das Mitgefühl ist persönlich geworden. Sie konnte es nicht mehr vermeiden. „Sie hielt seinem Blick stand" und „eine andere Antwort war nicht möglich".

Dieses persönliche Mitgefühl ist das, was im Christentum unter Nächstenliebe verstanden wird. Das Mitgefühl des Samariters gilt den Wunden des überfallenen Wanderers, seiner realen, nicht seiner transzendentalen Obdachlosigkeit. Der Samariter belehrt ihn nicht, sondern bringt ihn in eine Herberge. Jesus heilt den Aussätzigen, der ihn gegen alle Tabus anspricht: „Du kannst mich heilen, wenn du nur willst" und er verpflichtet ihn, in seine jüdische Gemeinde zurückzukehren und die Heilung für sich zu behalten. Hier geht es nur um den ganz persönlichen Charakter des Leidens und die persönliche Ansprache („Und es jammerte ihn, und er streckte die Hand aus, …").[205] Der Punkt ist nicht, dass das Wunder nicht für die Mission eingesetzt wird, sondern dass es überhaupt nicht um Bekehrung geht.

Damit soll nicht gesagt sein, dass ein solches Handeln Buddhisten oder Nicht-Christen fremd ist. Es geht um die Botschaft, die in diesem Fall der Evangelist vermitteln will. Diese Botschaft formuliert eine andere Idee von Mitgefühl: Das allgemein Menschliche zeigt sich gerade in der Individualität des Anderen.[206] Dies klingt schwieriger als es ist. Wenn wir die Natur lieben, so lieben wir sie doch gerade in diesem Baum, dieser Landschaft, dieser Wiese. Und Musik lieben wir in dem Stück, das wir gerade hören oder spielen. Mc Ewans Darstellung zeigt eindringlich, welchen unterschiedlichen Szenarien das Mitgefühl folgen kann: allgemeine Menschenliebe und ganz persönliche Begegnung.

Das Verhältnis dieser beiden Beziehungsformen wird auf interessante Weise im *Neotantra* zugespitzt. Es verfolgt die Idee, Sinnlichkeit im Allgemeinen und Sexualität und Liebe im Besonderen in die spirituelle Praxis einzubeziehen. Daraus soll sich auch eine neue Kultur der Sexualität und der Liebe entwickeln. Ich möchte diesen Ideen einen Exkurs widmen.

Exkurs: Neotantra

Das westliche Neotantra ist ein Versuch, die Tradition des vorbuddhistischen und des buddhistischen Tantra in der westlichen Kultur aufzugreifen. Dabei werden Ideen der humanistischen Psychologie zu Hilfe genommen und alle möglichen spirituellen, esoterischen, schamanischen Elemente integriert. Achtsamkeit spielt eine wichtige Rolle.[207] Das Spannende und gegenüber tendenziell asketischen Achtsamkeitspraktiken Gewinnende ist, dass eine Vielzahl körperlicher Interaktionen (vom Blickkontakt über viele Experimente mit Körperkontakt, Massagetechniken bis zur körperlichen

Vereinigung) so inszeniert werden, dass sie eine Gegenwart schaffen, die achtsame Präsenz erleichtert und mit einer Erfahrung intensiver Verbundenheit und Lebendigkeit verbindet. Dazu dienen auch raffinierte atmosphärische Gestaltungen.

Zärtliche Berührungen und Sexualität gehören für die meisten Menschen zu den intensivsten sinnlichen und emotionalen Erfahrungen. Es liegt daher nahe, mit ihnen eine Haltung der Präsenz, der körperlichen und seelischen Gegenwärtigkeit hervorzurufen und zu gestalten. Umgekehrt ist es eine Herausforderung, eine spirituelle Haltung auch in einer persönlich so wichtigen, bewegenden Situation umzusetzen. Beides bietet sich an, beides ist schwierig.

Ein Problem in der Praxis ist, dass in unserer Kultur kein Beziehungsmuster für eine tantrisch-spirituelle Partnerschaft existiert. Im Neotantra stößt die Frage nach der Art von Beziehung, die durch intime tantrische Rituale (und das sind durchaus nicht alle) kreiert wird, auf ein Vakuum. Unsere gewöhnliche Idee von erotischen Begegnungen kollidiert mit der Idee, Intimität und körperliche Nähe spirituell zu nutzen. Wir ordnen sie in der Regel entweder Liebesbeziehungen und/oder sexuellen Beziehungen zu. Sofern intime Rituale in Liebesbeziehungen stattfinden (und diese Ausgangssituation wird von manchen Tantralehrern bevorzugt), ist dies kein Problem.

In anderen Beziehungen bietet sich die Möglichkeit an, sich auf den sexuellen Aspekt zu konzentrieren. Er ist wieder relativ unproblematisch. Neotantra kann und wird häufig als Verbesserung der Sexualkultur gesehen und ist hier sicher eine gute Möglichkeit. Sexuell betonte Beziehungen sind auch in unserer Kultur vorgesehen und nicht per se problematisch. Auch Sexualtherapie ist ein relativ klares Konzept.

Wird aber der spirituelle Aspekt hervorgehoben, so geht es nicht mehr um vertraute Beziehungserwartungen oder Sexualität, sondern um eine gemeinsame Meditation. Dabei kann die Begegnung mit der Individualität des oder der Anderen begrenzt bleiben, sowohl qualitativ als auch zeitlich und räumlich. Was während des Rituals geschieht, hat keine normale Verbindlichkeit für das Leben außerhalb. Natürlich kann diese hergestellt werden und zur Voraussetzung gemacht werden, aber es ist nicht notwendig, weil es in der tantrischen Meditation nicht um übliche Beziehungsgestaltungen geht, sondern um gemeinsame spirituelle Erfahrungen. Im Extrem wird daher manchmal eine generelle Austauschbarkeit der Partner vertreten. In der Praxis ist dies eine stete Quelle praktischer und emotionaler Komplikationen. Es entstehen ja nicht nur eine körperliche, sondern auch eine seelische Nähe, ein Austausch über Empfindungen, Gefühle, Erfahrungen. Zu der rituellen Offenheit gehört eine kommunikative Offenheit. In tantrischen Ritualen wird viel von der Persönlichkeit des Anderen deutlich. Implizit oder explizit werden in den Ritualen Gefühle und existenzielle Themen angesprochen. Das erfordert eben normalerweise eine Freundschaft oder eine Liebesbeziehung.

Versuche, diese Ansprüche und Erwartungen zu überwinden und in erster Linie „das Göttliche" in dem Anderen zu sehen, stellen tief verankerte persönliche und gesellschaftliche Muster in Frage, insbesondere Besitzansprüche und Sicherheitsbedürfnisse. Auch eine tantrisch-spirituelle Freundschaft ist noch eine erhebliche Herausforderung für traditionelle Beziehungsmuster. Da unsere differenzierten und komplexen Gefühle der Zuneigung und der Liebe immer auch soziale Konstruktionen sind, ist es prinzipiell nicht aussichtslos, ein solches Szenario zu entwickeln und umzusetzen. Dazu muss allerdings das tantrische Element gut in eine allgemeine spirituelle Haltung der Beteiligten eingebettet sein.

Aber Achtsamkeit und achtsamkeitsorientierte Spiritualität einschließlich tantrischer Praxis können auch auf einfachere Weise unsere intensiven und intimen Beziehungen mitgestalten. Gerade auf dem Gebiet der Liebe sind die Gewohnheiten, Empfindlichkeiten, Wünsche, Ängste übermächtig. Die Not ist hier groß. Sieht man sich all die Filme und Serien mit ihren stereotypen Beziehungsdramen an, mit denen schon Kinder und Jugendliche gefüttert werden, besteht wenig Hoffnung für eine achtsamere Liebeskultur. Angesichts des sich verbreitenden Leidens an der Liebe und an der Einsamkeit ist die kollektive Einfallslosigkeit ernüchternd. Achtsamkeit könnte dem Alles-oder-Nichts-Denken, dem Pendeln zwischen übertriebenen Erwartungen und Einsamkeit, zwischen Abhängigkeiten und gewaltsamer Distanzierung, den Besitzansprüchen, der Eifersucht und den inflationären Trennungen entgegenwirken. Die Haltung der Achtsamkeit ist dazu geeignet, weil sie die Verbundenheit genauso akzeptiert wie die Differenz der Partner. Sie fördert das Zuhören genauso wie die authentische Mitteilung, das Nicht-Bewerten, die Offenheit und das Loslassen. Alle Achtsamkeitsformen können zu einer achtsameren Liebeskultur beitragen. Die Liebe gilt zunächst einmal dem Anderen. Durch Vertrautheit und Empathie wird sie umfassend. Die innere und die relationale Achtsamkeit, die Selbstliebe und die Freude an der Beziehung bringen sie zur Entfaltung. Und schließlich ist die begleitende Achtsamkeit mindestens so wichtig wie die beobachtende. Die Liebe kann nicht überleben, wenn der Liebende sich in Sicherheit bringt.

6.4 Begehren

Die erotische Liebe braucht auch das Begehren. Wenn wir etwas begehren, wünschen wir, dass wir etwas bekommen, ein bestimmter Zustand eintritt. Begehren will sich selbst aufheben, will einen anderen Zustand. Es hat in der Antizipation eine lustvolle und in dem Verspüren des Mangels eine unangenehme Seite. Begehren kann aus „inneren" Prozessen entstehen oder „äußeren" Wahrnehmungen und Anmutungen folgen. In der Regel wirkt beides zusammen. Seine Erfüllung ist mit Lust und Freude verbunden.

Wie die Trauer scheint auch das Begehren zur achtsamkeitsorientierten Spiritualität wie die Faust aufs Auge zu passen. Bei den meisten spirituellen Autoren hat es einen genauso schlechten Ruf wie Leidenschaft oder Aufregung.[208] Begehren ist der natürliche Feind des Wegs nach innen. Es lässt sich durch Willenskraft, Vermeidung von verführerischen Sinnesreizen und beobachtende Achtsamkeit zähmen und einigermaßen bändigen. Geht unsere Achtsamkeit eher in Richtung innerer *und* äußerer Wahrnehmung und der Wahrnehmung des „Zwischen" sowie in Richtung begleitender Achtsamkeit, so sieht das Begehren sympathischer aus. Man kann sehen und schätzen, dass es Beziehungen stiftet. Etwas zu begehren ist für sich und unabhängig von seiner Erfüllung eine intensive, vitale Erfahrung. Es verbindet uns mit Dingen und Menschen, gibt unseren Wahrnehmungen Farbe und Bedeutung, macht uns große Augen und lässt uns tiefer atmen.

Aber fraglos bindet Begehren uns auch und damit steht es einer weiten Achtsamkeit entgegen. Auch die Gegenwärtigkeit scheint sich davonzumachen, wenn wir begehren. Begehren beinhaltet ein Element von Zukunft und Phantasie und die Akzeptanz des Begehrens führt aus der Gegenwärtigkeit heraus zu dem, was wir gerne hätten, was aber nicht ist.

Man könnte es dabei belassen und sich besinnen, dass mit Achtsamkeit kein ganzes Leben zu bestreiten ist und dass die Akzeptanz unterschiedlicher Welten und Rationalitäten ja gerade für ein rationales und das heißt immer bescheidenes Weltbild wesentlich ist. Dies ist sicher richtig, aber ich habe mir in diesem Kapitel ja die Aufgabe gestellt, nach Verflechtungen und Einflussnahmen zu schauen, nach der Relevanz von Spiritualität für unser Leben.

Auch im Falle des Begehrens gibt es Verflechtungen. Zum einen verstärkt Achtsamkeit die rezeptive Seite des Lebens als Quelle der Lust und der Freude. Wir nutzen nur einen Bruchteil unserer Sensibilität. Denken wir an Olivenöl-, Wein- oder Whisky-Verkoster, an Kenner von Vogelstimmen, an musikalische Menschen, die Darstellungen indischer Liebeskunst oder an Autoren wie Rilke, Nabokov oder Proust, so ahnen wir, wie wenig wir eigentlich von der Welt und dem Leben mitbekommen. Sie so detailliert und umfassend zu sehen bedeutet aber auch, sie als Quelle von Empfindungen, Erlebnissen, Lust und Freude zu erleben, sie zu genießen, also als begehrenswert zu erleben. Dafür ist oft kein besonderer Aufwand notwendig, sondern Sensibilität, Interesse und eben Achtsamkeit.

Vielleicht würden wir für ein normales Leben unbrauchbar, wenn wir unsere Sensibilität ständig weiter erhöhen würden. Wir würden uns vielleicht in der endlosen Weite unserer Erlebnisse verlieren und nicht mehr in unser tätiges Leben zurückfinden. Proust wäre ohne sein Erbe nicht Proust gewesen, eigenen Erfolg hatte er erst kurz vor seinem Tode. Es könnte auch sein, dass wir die Intensität der Erlebnisse und Empfindungen, die uns unsere Umwelt, unser Körper und unsere Psyche mit wenig Aufwand liefern, nur schwer aushalten. Viele Menschen, die meditieren, machen die Erfahrung, dass ihnen schon mit wenig Übung nach einer Meditationssequenz die Umwelt mit höherer Intensität begegnet: die Farben werden stärker, die Konturen schärfer, die Formen plastischer, die Stimmen lauter, der Körper reagiert stärker. Das Alltägliche kommt uns schwer erträglich, zu laut und zu schnell vor. Wir fragen uns dann, was für ein seltsames Leben wir eigentlich führen.

Tritt nicht gerade ein besonderer Mangel an – teilweise individuell verschiedenen – Gütern wie Wasser, Nahrung, Kontakt, Sex, Licht usw. auf, so ist die durchschnittliche Gegenwart von einem Reichtum, der das Begehren nach Mehr oder etwas Anderem schräg erscheinen lässt, nicht aber das Begehren überhaupt.

Die zweite Verflechtung von Achtsamkeit und Begehren ergibt sich folgendermaßen: Man kann das Begehren kultivieren, indem man seine Gegenwärtigkeit gegenüber seiner Erfüllung betont. Dies lässt sich wieder gut an der Sexualität demonstrieren. Im Tantra (und dies gilt auch für das alte Tantra) wird Sexualität in besonderer Weise kultiviert. Die verbindende, belebende Seite des Begehrens wird dazu genutzt, die Gegenwärtigkeit zu stärken und das Loslassen des Wunsches nach Befriedigung wird zu einer wesentlichen meditativen Übung. Sexuelle Erregung kommt und geht, wird gefördert oder auch nicht (hier unterscheiden sich die Ansätze), aber jedenfalls wird sie von konventionellen Orgasmen, die ihr häufig ein Ende setzen, abgekoppelt. Konventionelle Orgasmen werden teilweise aktiv vermieden oder bleiben von selbst aus, jedenfalls werden sie als irrelevant betrachtet. Andere Formen der orgasmischen Entladung entwickeln sich. Wird dies sehr radikalisiert, besteht die Gefahr einer Abwertung von Befriedigung, so als hätten sie und das Glück, das ihr zu folgen vermag, nicht auch ihren Reiz und ihre Daseinsberechtigung. Aber von solchen Übertreibungen, die teilweise auf traditionellen medizinischen Vorstellungen beruhen, abgesehen, ist diese Verbindung von Achtsamkeit und Begehren überzeugend. Das Begehren lässt sich wie jede andere intensive Erfahrung zur Verstärkung der Gegenwärtigkeit nutzen und im Falle der Sexualität in erotische Atmosphären und Liebesspiel integrieren, die in der Loslösung von Absichten den weiten und spielerischen Charakter bekommen, der Erotik eigentlich ausmacht und den wir erst mühsam dem klinisch geprägten und sterilen Begriff der „Sexualität" wieder abringen müssen.

An dem Beispiel der Sexualität lässt sich die Kultivierung des Begehrens durch Spiritualität gut darstellen, weil wir hier über eine alte Tradition verfügen. Aber sie ist verallgemeinerbar – auf Essen, Trinken, Reisen, Unterhaltung usw. Überall können wir das Begehren (und natürlich auch seine Befriedigung) durch Achtsamkeit kultivieren und eine Kultur des Wartenkönnens, der Langsamkeit, des Respekts vor dem Nicht-Haben, vor dem Sein-in-Bewegung und dem Unvollendeten entwickeln. Wir werden dabei absichtsloser, gegenwärtiger, verbundener, entspannter, dankbarer.

Achtsamkeit kann dazu führen, dass wir zwischen Wünschen, Erwartungen und der Äußerung von Erwartungen unterscheiden. Wünsche sind für uns wie für andere unproblematisch, wenn wir achtsam mit ihnen umgehen. Sie müssen sich weder an der Realität messen lassen noch müssen sie zu irgendwelchen Konsequenzen führen. Ich kann mir wünschen, wieder ein Kind zu sein oder eine Insel in der Südsee zu besitzen, warum nicht? Problematisch werden Wünsche nur, wenn wir sie nicht wahrnehmen und sie sich hinter unserem Rücken Ausdruck verschaffen. Komplizierter steht es mit Erwartungen, seien sie normativer Art (Was sollte geschehen?) oder prognostischer Art (Was wird geschehen?). Hier kommen rationale Standards ins Spiel, denn Erwartungen erheben einen Anspruch auf Geltung und Richtigkeit. Insbesondere normative Erwartungen verlangen, dass man hinter ihnen steht. Normative Erwartungen sind nur normativ, wenn man die Bewertungen teilt, die sie implizieren. Wenn nicht, sind es nur prognostische Erwartungen bzw. die Normen anderer.

Aber auch prognostische Erwartungen sind nicht unkompliziert, denn ich brauche sie in der Regel, um mich an ihnen zu orientieren, praktisch und theoretisch. Wir werden aber nicht gerne „enttäuscht", scheitern nicht gerne und werden nicht gerne zu Neuorientierungen gezwungen. Wir halten gerne an unseren Erwartungen fest. Häufig verwischen wir daher den Unterschied von Wünschen und Erwartungen. Wir verwandeln Wünsche in normative oder prognostische Erwartungen. Andere Menschen, die Umstände oder die Gesellschaft sollen uns unsere Wünsche erfüllen.

Es ist nicht möglich, im Alltag auf Erwartungen zu verzichten. Ohne Erwartungen keine Regeln, keine Normen, keine Kooperation, kein Vertrauen usw. Aber Achtsamkeit kann den Unterschied zwischen Wünschen und Erwartungen festigen und dazu führen, dass wir mit Erwartungen vorsichtig umgehen. Auf diese Weise können wir unsere Erwartungen der Realität anpassen. Das ist gut für Andere, weil wir sie nicht überfordern, und gut für uns, weil es uns vor Enttäuschungen, Ärger und Resignation bewahrt. Wenn wir uns nicht unnötig über jemanden ärgern, bleiben wir ihm gegenüber offen und interessiert. So erleichtert der Verzicht auf unnötige Erwartungen seinerseits wieder die Achtsamkeit.

6.5 Handlungsweisen und Weisheit

Unser Alltag ist um Handlungen herum organisiert. Wir verfolgen Ziele, suchen und verwenden Mittel, um sie zu erreichen. Die Wahl der Mittel oder genauer das Können, das wir einsetzen, um Ziele zu erreichen, geschieht zu einem großen Teil unbewusst. Selbst wenn wir uns bewusst mit unseren Handlungen beschäftigen, ist es nicht möglich, genau zu erfassen, was wir eigentlich tun. Schon Gehen, Lesen, Fahrradfahren usw. sind viel zu komplexe Tätigkeiten, um sie auch nur annähernd zu erfassen, ganz zu schweigen von Teamarbeit oder der Verwendung komplexer Medien. Wenn Schwierigkeiten auftreten oder neue Wege gefunden werden sollen, machen wir uns natürlich unser Vorgehen so weit wie notwendig bewusst. Was wir in der Regel ausreichend erfassen, sind unsere Ziele. Ziele sind unser bewusster Beitrag zu dem, was eine Handlung werden soll.

Mit unseren Zielen können wir schief liegen. Sie können unmoralisch oder unrealistisch sein. Unrealistisch sind sie dann, wenn wir die Möglichkeiten der Situation (und zu ihr gehören auch wir selbst) nicht genügend berücksichtigt haben, wenn wir mit aller Gewalt bestimmte Ideen und Ziele durchsetzen wollen, wenn wir uns auf einen Machtkampf mit der Wirklichkeit einlassen, in dem es nur noch darum geht, wer gewinnt. Die Beurteilung der Angemessenheit unserer Ziele ist nicht einfach, weil manchmal ganz erstaunlich ist, „was geht", und bekanntlich viele Innovationen zunächst belächelt wurden. Auch wenn wir uns in der Regel unserer Ziele mehr oder weniger bewusst sind, geschieht diese Beurteilung doch zu einem guten Teil intuitiv. Unsere Erfahrung strukturiert über die Wahrnehmung, die Kognitionen und Assoziationen die Situation und entscheidet, was wir für erstrebenswert und möglich halten. Der kulturelle Hintergrund, die Persönlichkeit, deren Lebenseinstellung, die aktuelle Situation – all das prägt den Handlungsstil eines Menschen.

Achtsamkeit legt einen bestimmten Handlungsstil nahe. Ich möchte an dieser Stelle einen Sprung zu praktischen Künsten machen, in denen die Achtsamkeit eine zentrale Rolle spielt. Zu den Künsten, die einen achtsamkeitsorientierten spirituellen Hintergrund haben, zählen die Kampfkünste Judo, Aikido, Karate, Kyudo (Bogenschießen), Kendo (Stockkampf), Tai Chi. Kann man von diesen Künsten lernen, wie Achtsamkeit oder gar eine achtsamkeitsorientierte spirituelle Einstellung zielorientiertes Handeln beeinflusst? Interpreten der Kampfkünste (oder allgemeiner des Budo)[209] betonen tatsächlich in der Regel, dass die Ausführung der Kunst ganz und gar von der spirituellen Einstellung lebt und umgekehrt. Dass heute allerdings beides durchaus getrennt wird – gut zu sehen in Karate, Yoga oder Tai Chi, weniger in Aikido, Kendo oder Kyudo – ist aus dieser Sicht zu bedauern. Aber wieso ist eine spirituelle Artikulation der Kampfkünste überhaupt möglich? Kaum etwas scheint weniger achtsam oder gar spirituell als der Kampf.

In der spirituellen Artikulation des Budo geht es um Bewusstheit, Absichtslosigkeit, Verbundenheit, Gegenwärtigkeit, Freiheit. Schauen wir uns zunächst kurz den normalen Kampf an. So wie er z.B. im Boxen inszeniert wird, ist er offensiv und verfolgt ein eindeutiges Ziel. Der Boxer legt sich eine Strategie zurecht, die zu dem jeweiligen Gegner passt. Ist der Gegner passiv, greift der Boxer an. Er muss es sogar, sonst macht der Kampf keinen Sinn. Er muss den Gegner herausfordern, ausweichen und schlagkräftiger, schneller, belastbarer und ihm strategisch überlegen sein. Der Boxer will und muss siegen – so ist die Situation konzipiert. Timing ist wichtig und der Boxer sollte das Tempo und den Rhythmus des Kampfes beeinflussen und das Timing kontrollieren.

Nehmen wir Aikido als Gegenbeispiel. Der Aikidoka ist völlig defensiv, reagiert nur, hat keine Absicht und keine Strategie. Er beeinflusst nicht die Intensität und nicht das Timing des Kampfes. Er will auch nicht siegen. Er sieht den Angreifer nicht einmal als Gegner, sondern als einen Mitmenschen, dem er mit Achtsamkeit und Empathie begegnet. Das bedeutet in der Situation des Angriffs Empathie mit Aggressivität und ungute Absichten. Aber wer achtsam ist, ist ja nicht wählerisch. Die Achtsamkeit des Aikidoka ist gleichzeitig weit und fokussiert, begleitend und beobachtend.[210] Vor allem aber muss der Aikidoka auf das Zwischen, die Verbundenheit mit dem Angreifer achten. Er schaut, wie er mit dem Gegner eine gemeinsame Bewegung herstellen kann. „Dem Gegner vorgefasste Techniken aufzuzwingen bedeutet Krafteinsatz, Gewalt. Stattdessen muss das Geschehen im freien Spiel der Bewegungen, im Einklang mit den Absichten des Gegners von selbst sich entfalten. Man muss mit sich und der Welt in Harmonie sein und aus diesem Zustand heraus agieren." (S. Narita)[211] Der Aikidoka stellt sich auf den Gegner ein, leistet keinen Widerstand und verstärkt ein wenig dessen Angriff. Er synchronisiert sich mit den Bewegungen des Gegners, beschleunigt sie allenfalls ein wenig. Ist der Angriff heftig, kann die Verstärkung verheerend für den Angreifer sein, ist er schwach, umso besser für beide. Der Aikidoka nutzt das Potential der Situation – die gemeinsame Bewegung von zwei oder mehr Menschen –, um zu zeigen, dass eine bestimmte Absicht, nämlich der Angriff sinnlos ist. Der Aikidoka will nicht siegen, sondern den Angreifer von der Unsinnigkeit seines Zieles überzeugen, indem er ihn ins Leere laufen lässt. Er gibt der ganzen Situation eine für den Angreifer unerwartete Wendung, in der Kampf und Sieg sinnlos werden.

Eine Entwicklung auszunutzen, indem man sich ihr anpasst und ihre Dynamik unterstützt, statt sich ihr entgegenzustellen und der Situation eine starre Absicht und ein Handlungsprogramm überzustülpen, ist das Geheimnis der asiatischen Kampfkünste und begabter Strategen wie General Kutusov in Tolstois „Krieg und Frieden".[212] Diese strategische Grundhaltung, die im alten China entwickelt und auch formuliert wurde[213] und aus der heraus sich die asiatischen Kampfkünste entwickelten, wird von vielen handlungstheoretischen Argumenten gestützt. Handlungen beinhalten nicht nur ein nicht planbares, intuitiv ablaufendes Können, sie müssen auch ständig auf die situativen Gegebenheiten abgestimmt werden. Dabei folgen sie sinnvollerweise weder starren Zielen noch starren Zweck-Mittel-Relationen.[214] Es kommt darauf an, eine Situation und ihr Potential zu erfassen. „Nicht, um daraus einen Gegenstand der Kontemplation zu machen (das Nachdenken über das Handeln ist in Griechenland mit der Abstraktion des Seins einhergegangen), sondern um sein Verhalten ständig mit der Entwicklung der Dinge in *Einklang* zu bringen. In China ist die Wirksamkeit, man muss es wiederholen, eine Wirksamkeit der Anpassung." (F. Jullien)[215] Dazu kann es notwendig sein, dass man erst etwas dazu beitragen muss, dass sich die Situation entfalten kann, dass man also erst etwas stärken muss, wenn man es schwächen will, dass man etwas erst fördern muss, um es zu beseitigen.[216] Der auf diese Weise Handelnde sieht sich nicht als jemanden, der die Situation beherrscht, sondern als ein Teil einer dynamischen Situation. Jullien zu Folge hatte das alte China keine Helden nötig. Ein erfolgreicher Heerführer wirkte im Hintergrund, er war möglichst unsichtbar.

Eine solche Strategie erfordert aber auch, die vielfältigen Abhängigkeiten und Interaktionen zu berücksichtigen. General Kutusov musste sich auf seine Offiziere, die Soldaten, den Winter und sogar auf Napoleon verlassen, um seine Strategie umsetzen zu können. Das situationsbezogene Handeln ist ein Handeln, dass die soziale Einbettung und die diversen Abhängigkeiten respektiert.

Wenn wir uns als Teil einer Situation erleben, die wir tendenziell immer wieder neu wahrnehmen, liegt es nahe, die Zielbestimmung offenzuhalten. So weit möglich wird der in diesem Sinne Handelnde seine Ziele an die sich ständig verändernden Möglichkeiten der Situation und der zur Verfügung stehenden Mittel anpassen. Er wird darauf achten, wohin die Situation von selbst tendiert. Dies ist nicht immer sinnvoll und nicht immer möglich, aber oft. Es ist z.B. dann keine gute Alternative, wenn sehr rasch gehandelt werden muss, die Ziele sehr präzise definiert werden können oder müssen oder wenn zu ihnen keine Alternative vorstellbar ist. Im Alltag können und müssen die Ziele aber in der Regel nicht scharf definiert werden. Dass der Weg beim Gehen entsteht, ist eigentlich eine alltägliche Erfahrung. Wenn wir eine Reise planen, so können wir Eckdaten einigermaßen festlegen, aber fast alles, was wir am Ende von einer Reise berichten, ist vorher offen. Was für eine Reise gilt, gilt auch für die Berufswahl, die Partnerwahl, Einkaufen oder Meditieren: Wir kennen das Ziel nicht wirklich, wir lernen es kennen, indem wir uns ihm nähern und es dabei ständig variieren.[217] Weite Achtsamkeit kann dazu beitragen, diesen Aspekt des Handelns stärker zu gewichten und flexibler, gelassener, akzeptierender und offener für Ungewissheit und Neuorientierungen zu werden.

Eine ganz wesentliche Dimension dieser Handlungsorientierung ist das Timing. Der rechte Augenblick ist für das Handeln ebenso wichtig wie die Veränderung, die dadurch angestrebt wird. Wir müssen uns auf eine Situation einschwingen. Einfach ist dies nicht, denn es bedeutet, dass wir unsere subjektive Zeitlichkeit und die damit verbundenen Gefühle (Ungeduld, Begehren, Aggressivität oder dergleichen) an die Zeitlichkeit der objektiven Prozesse und anderer Menschen adaptieren müssen. Handeln im Sinne der Achtsamkeit nehmen wir als Geduld, Gelassenheit, Selbstsicherheit und Entschlossenheit wahr und wird oft als „Weisheit" bezeichnet. Für Klugheit, Effizienz etc. sind Intelligenz, Wissen, methodisches Vorgehen, Motivation, Durchhaltevermögen, Konzentration usw. notwendig. „Weisheit" steht in einem Gegensatz zu reiner Effizienz, weil sie mit der Abfolge Zielvorstellung – Umsetzung anders umgeht als Effizienz. Schon in der Alltagssprache wird jemand als weise bezeichnet, der viele Gesichtspunkte zusammendenken, einen weiten Horizont abschreiten und bei der Lösung eines Problems viele Aspekte berücksichtigen kann. Dazu gehört ein weiter zeitlicher Horizont. Wer weise ist, kann langfristige Trends erfassen, hat Geduld, kann warten und denkt weit voraus.[218]

Der Weise vermittelt die verschiedenen Interessen und Perspektiven. Er nimmt sich Zeit und ist offen für die Beiträge der Beteiligten. Im besten Falle entscheidet er gar nicht, sondern er gestaltet die Situation so, dass sie sich in neuem Licht zeigt und eine Lösung evident und möglich wird. Er vertritt fundamentale Werte, ist aber ansonsten flexibel. Dadurch ermöglicht er, dass diese fundamentalen Werte sich im Tagesgeschäft durchsetzen. Er weiß Regeln so zu interpretieren, dass sie den dahinterstehenden Idealen und Werten gerecht werden. Dazu muss er sie unter Umständen auch verletzen. Als Salomon zwischen den beiden Frauen entscheiden musste, suspendierte er vorübergehend den Wert, um den es in diesem Streit ging und der von allen als selbstverständlich betrachtet wurde: das Kind. Gerade dadurch provozierte er die Mutterliebe und brachte die Wahrheit und die Lösung zum Vorschein. Der Weise achtet auf möglichst viele Aspekte der Situation, beobachtet weitsichtig ihre innere Dynamik und stellt sich ihr nicht in den Weg, sondern nutzt sie kreativ. Er bleibt so passiv wie möglich, weil er den Ausgleich der verschiedenen Interessen und die synergistischen Effekte sucht, die sich aus der Situation ergeben.[219]

Weisheit ist in manchen Situationen angebracht und mehr oder weniger leicht möglich, in anderen unzureichend. Für einen Chirurgen oder Polizisten ist manchmal weniger Weisheit als vielmehr Klarheit und Durchsetzungskraft gefordert und auch Psychotherapeuten dürfen sich oft nicht scheuen, in dieser Weise zu intervenieren, z.B. bei der Gefährdung Dritter oder wenn das therapeutische Arbeitsbündnis in Frage steht. Natürlich braucht es auch hier ein Minimum an Übersicht, ein wenig Gelassenheit etc. Aber die Haltung ist eine grundsätzlich andere. Hier muss und wird aktiv ein Konzept durchgesetzt, gegen die Dynamik der Situation, mit hohem Kraftaufwand und Risiko. Es gibt auch eine wertvolle Logik des Widerstands, der Verausgabung, der Lust am Neuen, „das wirklich ein Anderes wäre" (F. Jullien).[220]

Eine wesentliche handlungsrelevante Auswirkung der Achtsamkeit besteht darin, dass die eigene Perspektive nur zu einer Perspektive unter anderen wird, dass man sich weniger mit seinen eigenen Bedürfnissen identifiziert – ohne sie zu verleugnen –, dass man andere Interessen und Wünsche spürt und sie stärker berücksichtigt. Folgende verkürzte Übungsanleitung, die auf einer Übung von Thich Nhat Hanh beruht[221], kann helfen, eine solche erweiterte Perspektive einzunehmen:

„Nimm eine achtsame Haltung ein, also eine Haltung, die es dir erleichtert, wach und bewusst zu bleiben. Lass dir eine Situation aus den letzten Wochen – sie kann auch länger zurückliegen – einfallen, in der du sehr mit dir zufrieden warst oder stolz ... eine Situation, in der du das Gefühl hattest, du hast alles richtig gut gemacht und es ist so gelaufen, wie du es dir gewünscht hast ... Nun mache dir bitte bewusst, wer oder was alles an diesem Erfolg mitgewirkt hat, welche Menschen, welche Umstände, welche Vorgeschichte, welche Zufälle (ca. drei Min.) ... Nun lass dir bitte eine Situation einfallen, in der du gescheitert bist, keinen Erfolg hattest und sehr unzufrieden mit dir warst ... Und nun mach dir bitte bewusst, wer oder was alles an diesem Misserfolg mitgewirkt hat, welche Menschen, welche Umstände, welche Vorgeschichte, welche Zufälle (drei Min.) ...“

Ich nenne eine solche Übung eine „Dezentrierungs-Übung“ (es gibt noch andere, ähnliche Übungen). Eine solche Übung kann sehr entlastend sein. Sie macht einen überzogenen Narzissmus deutlich und schlägt vor, sich nicht wichtiger zu nehmen als man ist. Interessant ist, dass sie auch den negativen Narzissmus einbezieht. Mit „negativem Narzissmus“ meine ich, dass es auch ein Zeichen von Narzissmus ist, sich schlecht zu machen, anzuklagen usw. Solche Dezentrierungs-Übungen erleichtern es, sich als Teil von Situationen zu sehen und nicht als Held oder Antiheld einer Geschichte.

Zusammengefasst: Achtsamkeit kann dazu führen, in geeigneten Situationen so zu handeln, dass die Handlung im Einklang mit der Dynamik der Situation, übergeordneten Werten und den Interessen aller Beteiligten steht und dass man die eigene Bedeutung und die eigenen Interessen relativiert.

6.6 Identität, Selbsterfahrung und Authentizität

Zu Buddhas Zeiten wurde die Frage nach der wahren Natur des Selbst intensiv diskutiert. Gibt es ein wahres unveränderliches Selbst oder ist das Selbst leer und das Nicht-Selbst die letzte Antwort? Als Buddha nach seiner Meinung gefragt wurde, hat er – nach allem, was wir wissen – die Frage zurückgewiesen. Nach detaillierter Diskussion der Quellen kommt J. Bronkhorst zu folgender Interpretation:

> „Es geht vielmehr darum, die Beschäftigung mit der wahren Natur des Selbst aufzugeben. Erst dann ist man bereit, dem vom Buddha gewiesenen Weg zu folgen. Von diesem praktischen Gesichtspunkt aus gesehen, ist die Frage nach der Existenz des Selbst von untergeordneter Bedeutung. Die Hauptsache ist, dass die Erkenntnis des Selbst keine nützliche Rolle spielt auf dem Erlösungsweg des Buddha."[222]

Dennoch wurde und wird Buddhas Lehre in diesem Punkt ganz verschieden ausgelegt. Manchmal scheint es eher um terminologische Probleme zu gehen, mal aber auch um grundsätzlich verschiedene Denkweisen. Dabei scheint mir die Frage nach dem Selbst bei unserem heutigen Wissensstand lösbar. Die Praxis der Achtsamkeit trägt zu einer Lösung bei.

Menschen benötigen in ihrem Leben verschiedene Identitäten: kurzlebige und langlebige, abstrakte und konkrete, gedachte und gefühlte. Sie konstruieren ihre Identität je nach Situation und Bedarf. Damit meine ich nicht nur Rollen, die sie übernehmen und die ihnen andere zuschreiben, sondern die Art und Weise, wie sie sich selbst sehen. Natürlich beziehen sie dabei ein, wie andere sie sehen, und manche Aspekte ihrer Identität erfassen sie überhaupt nur, wenn sie die Perspektive anderer einnehmen, aber am Ende muss doch jeder selbst spüren und implizit oder explizit erfassen, wie er sich gerade verhält, welche Wirkung er ausübt, welches Potential er hat und wo seine Grenzen liegen. Wer eine Gartenhütte bauen will, muss wissen, ob er ein ausreichend guter Handwerker ist. Wer ein Haus kauft, sollte seine ökonomische Lage gut einschätzen können usw. Auf die Einordnung in komplexere Zusammenhänge, z.B. die narrative Struktur unserer Lebensgeschichte oder eine soziale Struktur, können wir im Alltag grundsätzlich nicht verzichten. Wir brauchen solche Erzählungen und das Wissen um unsere personale und soziale Identität, um für uns sorgen sowie verantwortlich und moralisch handeln zu können. Selbsterfahrung in diesen verschiedenen Formen ist eine Voraussetzung von Autonomie und ein zentraler Bestandteil unserer Kultur. Welche Rolle kann Achtsamkeit bei der Konstruktion einer angemessenen Identität spielen?

Da es in der Achtsamkeit nicht um dauerhafte Konzepte, nicht um Absichten und Ziele geht, gibt man in der Achtsamkeitspraxis solche Identitätskonstruktionen tendenziell ebenso auf wie alle anderen Deutungsmuster. Was aber immer bleibt, ist das, was D. Stern das „Kernselbst" nennt[223]: das Spüren eigener Empfindungen, einer Kontinuität unseres Daseins und einer eigenen Aktivität. Ohne dieses Kernselbst wären wir nicht einmal in der Lage zu meditieren, eine Meditation aus eigener Kraft wieder zu beenden oder die Erfahrungen, die wir gemacht haben, als unsere Erfahrungen zu nehmen.[224] Wenn jemand berichtet, dass sich sein Selbst aufgelöst hat, so berichtet er immerhin von sich und weiß, dass es sich um seine Erfahrung und nicht die eines anderen gehandelt hat. Auch Ichlosigkeit ist immer noch entweder meine oder deine Ichlosigkeit, ein Nicht-Selbst immer noch mein oder dein Nicht-Selbst. Die 1. Person-Perspektive können und sollten wir also nicht vollständig verlassen. Darüber hinaus ist Achtsamkeit eine bewusste Praxis, d.h. ich ordne sie mir zu und übernehme für sie die Verantwortung. Mindestens dazu brauche ich auch ein entsprechendes Identitätskonstrukt in der 3. Person-Perspektive.

Aber dennoch: In der Meditation löst der Meditierende Konstruktionen wie die der eigenen Identität auf, ohne sie durch neue zu ersetzen. Wir erleben uns in spirituellen Erfahrungen in neuer Weise, aber wir versuchen nicht, daraus ein neues Selbstbild zu schmieden. Auch nicht das Bild eines spirituell Suchenden oder „Erleuchteten". Die Aufgabe vertrauter Identitäten eröffnet die Möglichkeit, sich selbst anders zu erleben und mit anderen Augen zu sehen. Sie kann zu dem beitragen, was wir *„Authentizität"* nennen. Authentizität in diesem Sinne braucht kein „wahres Selbst" – so wenig wie ein Physiker glauben muss, dass es eine wahre Natur der Welt gibt, die aus Gesetzen der Newtonschen Mechanik bestand und jetzt aus den Gleichungen der Relativitätstheorie besteht. „Authentizität" besteht in der Offenheit, sich immer wieder neu zu erleben und zu gestalten.

Mark Epstein hat in seiner Interpretation der psychoanalytischen Arbeit aus buddhistischer Sicht auf die Bedeutung der „Furchtlosigkeit der reinen Aufmerksamkeit" für die Selbsterfahrung, aber auch die Beziehung zu anderen Menschen, hingewiesen. Mit ihr könnten „Patienten" (aber natürlich nicht nur sie)

> „der Angst begegnen, etwas über sich zu entdecken, was sie nicht wissen wollen ... Aus buddhistischer Perspektive ist der Widerstand das Einzige, das es zu analysieren gilt – es gibt kein wahres Selbst, das auf die Chance wartet, befreit zu werden. Nur indem man die Unsicherheit erkennt, kann man ein gewisses Maß an Freiheit erlangen. Erst wenn wir um unsere Angst als solche wissen und sie mit der Geduld des Buddha umgeben können, finden wir Ruhe in unserem Denken und Fühlen und können uns zugleich denen nähern, denen wir nahe sein möchten."[225]

Dies beschreibt sehr schön die mögliche Selbsterfahrung in der Meditation. Natürlich erlebe ich in ihr neue Facetten meiner selbst: Wünsche, innere Bilder, Erinnerungen, Gedanken, Körperempfindungen, Gefühle usw., aber ich halte sie nicht fest, füge sie nicht zusammen, baue damit keine neue Identität. All dies geschieht absichtslos und nicht mit dem Ziel der Selbsterfahrung. In spiritueller Achtsamkeit bleibt es auch dabei, die einzige Auslegung ist existenzieller Art: Ich kann existieren ohne eine konstruierte Identität und ich spüre und erlebe, wie das ist. Mag sein, dass ich mich später an das ein oder andere aus der Meditation erinnere und mir daraus einen Reim mache, aber in der Meditation genügt mir das Ungereimte.

Die Gefahren einer Überschätzung der Selbsterfahrung und des Selbstverwirklichungsmilieus, insbesondere für den spirituellen Weg, sind schon oft dargestellt worden.[226] Sie haben viele Gründe und Formen, beruhen aber auch auf dem systematischen Irrtum, dass Achtsamkeit ausschließlich als innere Achtsamkeit verstanden wird. Innere Achtsamkeit genügt aber nicht einmal für eine realistische Selbsterfahrung. Wir können weder die eigenen Wahrnehmungen noch unsere Handlungen noch unsere Gefühle oder gar unsere Art, zu kommunizieren, beschreiben, ohne auf unsere Umgebung Bezug zu nehmen. Die Erweiterung der Achtsamkeit auf die Umstände, deren Teil wir sind, auf die wir reagieren, die wir kreieren und beeinflussen, ob wir wollen oder nicht, bettet uns kognitiv und emotional in die materielle und soziale Wirklichkeit ein.

In vielen Geschichten reagieren Zen-Meister sehr unwirsch, wenn ihnen ihre Schüler mitteilen oder zeigen wollen, dass sie sich weiterentwickelt haben. Weder Selbsterfahrung noch Selbstverwirklichung sind für achtsamkeitsorientierte Spiritualität wesentlich, eher sind sie Irrlichter. Da beide Anliegen häufig im sog. Selbstverwirklichungsmilieu zusammentreffen, ist ihre Verwechslung oder Vermischung naheliegend. Natürlich lässt sich die Transformation existenzieller Strukturen als eine Form von „Selbstverwirklichung" und als Ziel und Ergebnis spiritueller Bemühungen beschreiben. Wir verändern uns natürlich durch eine spirituelle Achtsamkeitspraxis, aber Fragen der Identität haben ihre Bedeutung im Rahmen der Lebenskunst und der psychotherapeutischen Rationalität. Diese wiederum können für eine spirituelle Entwicklung hilfreich sein und umgekehrt. Die Rationalitäten sind miteinander verflochten. Die Frage nach dem „wahren Selbst" wird durch diese Verflechtungen beantwortet.

Im Kontext der Therapie oder der Lebensgestaltung geht es durchaus um Selbsterfahrung. In diesen Kontexten ist eine mittlere Stellung zwischen fokussierter und weiter Achtsamkeit sinnvoll. Auf diese Weise führt Achtsamkeit zur Überraschung über sich selbst – durch Einfälle, unbekannte und unvermutete Interessen, Wünsche, Begabungen, durch die Achtsamkeit selbst. Ich dachte, ich kann nicht tanzen, aber es geht; ich dachte, ich sei feige, aber ich wachse über mich hinaus. Die Achtsamkeit muss ausreichend weit sein, damit ich mich immer wieder neu erleben kann. Aber je nach Übung ist sie auch fokussiert. Es können Wünsche und Gefühle, die persönliche Resonanz auf Menschen, Atmosphären und Dinge, die eigenen Möglichkeiten und Grenzen hervortreten. Überraschend sind gerade experimentelle und körperorientierte Techniken, die höherstufige kognitive Konzepte der Identität unterlaufen. Dabei intensiviert Achtsamkeit die bewusste und gespürte Selbsterfahrung: Dies ist *meine* Erfahrung, ich bin betroffen, beteiligt, lebendig. Diese Bewusstheit führt unvermeidlich zu

Empathie mit mir selbst, wenn sie Teil einer respektvollen, nicht-bewertenden, akzeptierenden Haltung ist.

Ellen Langer hat betont, dass Achtsamkeit auch durch die Prozessorientierung das Selbstwertgefühl steigern kann, weil in einer achtsamen Haltung eher der Prozess als das Ergebnis zählt, mehr das konkrete Geschehen in einer bestimmten Situation als abstrakte Kategorien wie Behinderung.

> „In a society for which outcome rather than process is of primary value (by our definition, a more mindless society), deviance and disability are much more apt to lower self-esteem. For instance, a deaf student who is constantly comparing his comprehension of the lectures against that of his classmates who are not hearing-impaired might feel demoralized. The same student concentrating instead on mastering the subtleties of lip-reading might feel highly encouraged. In fact, in a society concerned primarily with process, the notion of deviance might have much less, if any, significance."[227]

Experimentell konnte sie zeigen, dass Kinder ihre Vorurteile gegenüber behinderten Menschen verlieren, wenn sie lernen, dass

> „handicaps are function-specific and not person-specific... that attributes are relative and not absolute, that whether or not something is a disability depends on the context".[228]

Die Achtsamkeitspraxis hat also verschiedene Auswirkungen auf unsere prinzipiell unverzichtbaren Identitätskonstruktionen im Alltag. Wir werden uns aber durch sie auch in höherem Maße bewusst, dass es sich eben um Konstruktionen handelt, mehr oder weniger gehaltvoll, angemessen, realistisch und haltbar. Das gibt uns die Freiheit, uns von Festlegungen zu lösen, wer wir sind, was wir können und was wir wollen. Davon profitiert das eigene Selbstwertgefühl. Dies ist der Beitrag der Achtsamkeit. Daneben gibt es natürlich auch den Weg, der darin besteht, dass wir Erwartungen an uns definieren und erfüllen oder den Erwartungen anderer gerecht werden und Anerkennung finden. Auch dieser Weg funktioniert, aber er ist labiler, denn er hängt von wesentlich mehr Bedingungen ab als der Selbstwert auf der Basis von Authentizität und Achtsamkeit sich selbst gegenüber. Authentizität steigert unser Selbstwertgefühl und umgekehrt führt ein gestärktes Selbstwertgefühl dazu, dass wir uns mehr Authentizität zubilligen.

6.7 Kreativität

Auch in der Kreativität setzen wir unsere Identität aufs Spiel, indem wir uns in neuer Weise mit der Welt in Beziehung setzen. Kreativität besteht darin, *die Wirklichkeit in ungewohnter Weise wahrzunehmen und neu zu gestalten*. Kreativ sein heißt, Möglichkeiten entdecken. Entdecken und Realisieren können mehr oder weniger zusammenfallen, das sind die glücklichen Momente.

Kreativität kann aber auch in einem Ringen mit dem Material bestehen. In einer eindrucksvollen Szene in „Jackson Pollock", der Verfilmung des Lebens des amerikanischen Malers[229], erhält dieser den Auftrag (von Peggy Guggenheim), für ein Haus ein Gemälde im Format 6 x 3 Meter zu malen. Er sitzt konzentriert vor dieser riesigen weißen Leinwand – wochenlang –, ohne auch nur einen Pinselstrich zu versuchen. Schließlich – kurz vor Ablauf der Frist – füllt er in einer Nacht die Leinwand. Aber in den ganzen Wochen davor saß er vor der Leinwand, er blieb im Kontakt mit ihr. Pollock versuchte die Herausforderung des Materials anzunehmen und ein Bild dieser Dimension zu malen, nicht irgendetwas. Hier kommt die Achtsamkeit ins Spiel. In diesem Extremfall, einem Albtraum einer kreativen Aufgabe, spürte er, dass ihm nichts Anderes bleibt, als immer wieder wach zu sein, zu schauen, zu warten, zu sitzen, offen zu bleiben für die Möglichkeiten, die dieses Format und der eigene „innere" Reichtum an realisierten und potentiellen Formen bieten. Dadurch wurde eine Lösung möglich, der kreative Moment einer langen Nacht. In solchen Situationen finden Idee und Realisierung, Material und Künstler oder (wie im Jazz, Tanz, Theater) Menschen zueinander. Im „action painting", in der Kalligraphie oder in der musikalischen Improvisation wird dieser kreative Moment besonders deutlich, aber Kreativität ist genau dieses Geschehen, aus dem die eine Fähigkeit abgeleitet wird – die Fähigkeit, solche Momente herzustellen.

Diese Grundstruktur der Kreativität sehen wir auch in ihren alltäglichen Formen, im Kinderspiel, beim Kochen, im Gespräch usw. Das ist nicht selbstverständlich, denn man kann Blumen in eine Vase entsorgen und ein Gespräch so führen, dass immer schon klar ist, was als Nächstes gesagt wird. Selbstverständlichkeiten, erfüllte Erwartungen, Gewohnheiten sind in hohem Maße beruhigend, effektiv und wertvoll. Und sie sind immer auch ein wenig kreativ, denn eine Handlung ist bekanntlich nie genau die gleiche. Kreativität im engeren Sinne als ein in irgendeiner Weise bewusstes Handeln beginnt aber mit der Entdeckung, dass man x anders sehen, hören, schmecken, dass man es kognitiv oder real umformen kann. Dazu aber bedarf es einer Loslösung von vorgegebenen Konzeptionen der Wahrnehmung und des Umgangs mit dem Material. Es braucht Aufmerksamkeit auf das, was gerade geschieht, auf das Material und den Prozess seiner Umgestaltung. Es braucht Rezeptivität und „playfulness" (A. Maslow[230]), denn man muss die Eindrücke, Vorstellungen „laufen lassen" und mit dem Material spielen. Oft kommen die Einfälle gerade dann, wenn die Absichtslosigkeit die Oberhand gewinnt, wenn man „daneben denkt", die gewohnten logischen Strukturen aufgibt, assoziiert, tagträumt oder sogar wirklich träumt.[231] Wer kreativ ist, lässt seine Einfälle fließen, sich formen und erzwingt nichts. Vieles wird ausprobiert und verworfen. Die Einfälle kommen und gehen, das Material zeigt sich. Deswegen werden kreative Prozesse oft als „Eingebung", als eine Art Gnade erfahren. Man weiß nicht, woher die Einfälle kommen, man wird von ihnen überrascht.

Kreative Momente sind prinzipielle Grenzen des Bewusstseins. Wir müssen die „Unvermeidlichkeit des Unverfügbaren" (O. Marquard[232]) anerkennen und das Unverfügbare zu Wort kommen lassen. Plötzlich sieht man alles in einem anderen Licht, es formt und verformt sich, weil wir es zulassen. Dieses Zulassen neuer Interaktionen mit dem Material durch Rezeptivität, durch Öffnung gegenüber dem Material und den eigenen Einfällen wird durch Achtsamkeit verbessert. Dabei pendelt sie unter Umständen zwischen allen Formen der Achtsamkeit. Sie kann mal fokussiert, mal weit sein, mal auf mentale Prozesse, mal auf das Material und mal auf die praktische Interaktion gerichtet sein. Mal ist es wichtig, dass sie den Prozess nur begleitet und „laufen lässt", mal ist es wichtig, dass sie auf Abstand geht, die impliziten Abläufe achtsam behandelt, offen legt und Möglichkeiten findet, sie zu verändern.

In jedem Falle braucht Kreativität eine Befreiung von Gewohnheiten und Bewertungen im Augenblick des Geschehens und in der Regel auch eine Entlastung von unmittelbarem Handlungsdruck, eine sichere, wohlwollende Atmosphäre. Daher ist es verständlich, dass Achtsamkeitsübungen, Meditationen und Retreats zur Verbesserung der Kreativität von Einzelpersonen oder Teams eingesetzt werden. Es gibt Gegenbeispiele (Scheherazade, das Orchester von Auschwitz), aber sie sind gerade deswegen so bizarr, schrecklich und auch bewundernswert, weil sie ohne das auskommen, was uns normalerweise Kreativität ermöglicht.

6.8 Freiheit

Alle Kapitel dieses Buches handeln in irgendeiner Weise von „Befreiung". Das beginnt mit der Darstellung der Achtsamkeit. Achtsamkeit beinhaltet *Bewusstheit* und eröffnet dadurch die Möglichkeit zur Defusion, also zu dem Bewusstsein, dass alle unsere Kognitionen immer auch Konstruktionen sind, die unter anderen Umständen auch anders ausfallen könnten. Durch dieses Bewusstsein entstehen neue kognitive, emotionale und praktische Spielräume. *Nicht-Bewerten* führt dazu, dass wir die Ereignisse, Dinge, Menschen einfach auf uns wirken lassen und nicht in eine Schublade stecken. Achtsamkeit befreit nicht nur uns, sondern auch die Dinge und Menschen, die mit uns zu tun haben. *Gegenwärtigkeit* ermöglicht es Menschen, sich von Erinnerungen, Sorgen, Ängsten, Erwartungen, Hektik zu befreien, und erlaubt es ihnen, mit dem, was gerade geschieht, mitzuschwingen und zur Ruhe zu kommen. Das bedeutet nicht, dass die Vergangenheit keine Rolle spielt und dass es unwichtig wäre, sich zu erinnern oder die Zukunft ins Auge zu fassen, sondern nur, dass dies nicht zwanghaft geschehen muss. Menschen verbessern durch Achtsamkeit ihre Fähigkeit, aus der Zukunft und der Vergangenheit in die Gegenwart zurückzukehren.

In achtsamkeitsorientierter Spiritualität befreie ich mich nicht nur von bestimmten, sondern tendenziell von allen Themen. Ein klassischer Text der Zen-Literatur heißt „Die große Befreiung" (D.T. Suzuki).[233] In der achtsamkeitsorientierten Spiritualität geht es um eine Befreiung von strukturellen Selbstverständlichkeiten wie der Konstruktion von Zukunft, Vergangenheit und Gegenwart, der Konstruktion der eigenen Identität und der Sorge um das eigene Wohl, der Angst vor dem Tod, der einseitigen Opposition zwischen mir und der Welt und mir und anderen Menschen.

Auch das Kapitel über Vernunft behandelte das Thema der Freiheit. Vernunft ist eine Form der Kooperation, die uns neue Erkenntnisse und Handlungsspielräume eröffnet. Vernünftig zu denken, zu sprechen und zu handeln ist eine bewährte und mehr oder weniger geregelte Art und Weise, aus Erfahrungen zu lernen. Wir bringen qua Vernunft unsere Erfahrungen in eine mitteilbare Form, tauschen sie aus, überprüfen sie, ziehen Schlüsse, kombinieren und entwickeln neue Ideen. Vernunft beruht auf Kooperationen. Argumentieren ist eine kooperative Form des Gesprächs, auch wenn wir in einem begrenzten Sinne uns selbst gegenüber argumentieren können. Durch Kooperation befreien wir uns von unserer eigenen beschränkten Sicht und erweitern unseren Horizont entscheidend. Diese Fähigkeit hat vermutlich die Überlegenheit des Menschen gegenüber anderen Lebewesen hervorgebracht. Menschen können durch Kooperation Erkenntnisse in symbolischen Medien artikulieren und immer neue Medien und symbolische Welten entwickeln. Durch die Symbolsysteme und Medien selbst entstehen neue Erkenntnisse und Handlungsmöglichkeiten.

Die Entwicklung kommunikativer Medien zeigt aber auch, dass „Befreiung" nicht gleich „Freiheit" ist. Die Befreiung von Begrenzungen, Festlegungen und Abhängigkeiten ist immer relativ und es ist ein Irrtum zu denken, dass sie zu mehr Freiheit führen müsste. Befreiung führt in alte oder sogar immer neue Abhängigkeiten. In der Haltung der Achtsamkeit ist es wichtig, sie zu akzeptieren – situative, existenzielle, kooperative Abhängigkeiten. Die Idee, Befreiung müsse zu Freiheit führen, folgt aus der Neigung, aus Prozessen und Eigenschaften etwas Substantielles zu machen, etwas, was stabil ist und Eigenschaften *hat*. Freiheit gibt es aber in diesem Sinne so wenig wie Bewusstsein. Freiheit ist kein Zustand, sondern ist eine Eigenschaft von Entscheidungen und Handlungen und bezieht sich immer auf konkrete Situationen. Nur wer handeln kann und will, stellt sich überhaupt die Frage, ob er frei ist, und zwar frei, dies oder jenes zu tun, also zwischen Handlungsmöglichkeiten zu wählen.[234] Einen Menschen bezeichnen wir dann als frei, wenn wir denken, dass er in einem bestimmbaren, immer durch die Situation begrenzten, Sinne frei handeln kann. Daher ist „absolute Freiheit" ein ebenso sinnloser Begriff wie „absolutes Bewusstsein" oder „absolute Liebe".

Achtsamkeit befreit uns von Impulsivität, Gewohnheiten und Selbstverständlichkeiten, fördert Authentizität, Selbstwertgefühl und Kreativität. Sie erhöht auch die Frustrationstoleranz, weil man in der Haltung der Achtsamkeit unangenehme Erfahrungen nicht vermeidet. Durch diese verschiedenen Beiträge eröffnen sich uns neue Handlungsmöglichkeiten. Sie können dazu führen, dass wir uns stärker an übergeordneten, langfristigen Zielen orientieren, die wir bewusst gewählt haben und die mit unseren Werten, Möglichkeiten und Bedürfnissen übereinstimmen. Dies ist die Überlegung der „Acceptance and Commitment Therapy" (ACT[235], s.u. Abschnitt 7.1.2), die mit den Patienten sowohl an Achtsamkeit als auch an der Verpflichtung auf neue Lebensziele arbeitet.

Soll die Verwirklichung dieser Ziele gelingen, ist es notwendig, Achtsamkeit mit Vernunft zu verbinden. Realismus, Kooperation, Handlungsrationalität usw. sind gefragt. Freies und rationales Handeln berücksichtigt Umstände und Abhängigkeiten und legt sich dann fest. Es bleibt nicht vage, beliebig, unverbindlich. Achtsamkeit fördert Entschlossenheit, Engagement und Durchhaltevermögen.

Achtsamkeit ist eine gute Voraussetzung für Entschlossenheit, weil sie zu einer klaren Orientierung im Alltag beiträgt. Und nicht zuletzt, weil sie die Präsenz, die gefühlte und gelebte Gegenwärtigkeit fördert. In einem Zen-Kloster in Kyoto springt der Abt den Besucher wie ein Tiger an, mit weit aufgerissenen Augen und gebleckten Zähnen. Zum Glück tritt er nicht leibhaftig in Aktion, man sieht ihn nur auf einem Poster. In den „Sieben Samurai"[236] verteidigen die Samurai ein Dorf vor einer Räuberbande. Der beste Schwertkämpfer liegt meist unter einem Baum. Naht sich ein Räuber, springt er auf, stellt sich ihm in den Weg und tötet ihn.

7. Achtsamkeit und achtsamkeitsorientierte Spiritualität in der Psychotherapie

„Die modernen Anschauungen über die Psychologie des Privatlebens sind verworren. Kaum jemand würde heutzutage behaupten, sein Seelenleben sei unabhängig von gesellschaftlichen Bedingungen und Einflüssen aus der Umgebung. Gleichwohl gilt es als so kostbar und zerbrechlich, dass es nur gedeihen kann, wenn es geschützt und isoliert wird. Jedem einzelnen ist das eigene Selbst zur Hauptbürde geworden. Sich selbst kennenzulernen ist zu einem Zweck geworden, ist nicht länger ein Mittel, die Welt kennenzulernen. Und gerade weil wir so sehr in uns selbst vertieft sind, fällt es uns ungemein schwer, uns selbst oder anderen ein klares Bild davon zu machen, woraus unsere Persönlichkeit besteht."
– *Richard Sennett*[237]

„Alle nur erdenkbaren Traurigkeiten stürmten von allen Seiten auf mich los – so wie an windigen Tagen die weißen Wogenköpfe am Strand von Ashiya zerschellen!"
– *Yasushi Inoue*[238]

Ich möchte in diesem Kapitel zwei verschiedene Themen behandeln. Das eine Thema ist die Beziehung zwischen Achtsamkeit und Psychotherapie, das andere die Beziehung zwischen achtsamkeitsorientierter Spiritualität und Psychotherapie. Achtsamkeit war implizit und manchmal auch explizit immer schon ein wesentlicher Bestandteil von Psychotherapie und lässt sich relativ leicht in die Psychotherapie integrieren. Derzeit geschieht dies mit viel Einsatz und Kreativität. Es scheint sich geradezu ein neues Paradigma herauszubilden, das ich in dem ersten Teil dieses Kapitels darstellen möchte. Viel undurchsichtiger ist das Thema „Spiritualität und Psychotherapie".[239] Auch wenn ich achtsamkeitsorientierte Spiritualität in diesem Buch als diesseitige Transzendenz dargestellt habe, so ist sie doch Teil einer ganz eigenen, stark ritualisierten Lebenswelt. Sie hat eigene Räume, Zeiten, Praktiken, Traditionen, Autoren, Lehrer und vor allem ein anderes Ziel. Sie vertritt eine Lebens- und Weltanschauung. Inwieweit gehören aber Lebenshaltungen und -anschauungen überhaupt und gar die Möglichkeit ihrer spirituellen Transformation in das Arbeitsfeld der Psychotherapie? Ich möchte im zweiten Teil dieses Kapitels diesem Problem nachgehen und dabei zwischen der Frage der Legitimität einer solchen Erweiterung der Psychotherapie und dem Nutzen bzw. den Gefahren unterscheiden, die sich aus einer solchen Erweiterung ergeben.

7.1 Achtsamkeit in der Psychotherapie

Einige Bestandteile der Achtsamkeit sind auch elementare Bestandteile jeder Psychotherapie. Sie wurden und werden in fast allen Formen der Psychotherapie genutzt. Ich denke, viele Psychotherapeuten stimmen zu, dass eine bewusste, nicht-bewertende offene Haltung dem Patienten hilft, sich zu spüren und zu erforschen, schwer zugänglichen psychischen Prozessen auf die Spur zu kommen, dysfunktionale Denk- oder Verhaltensmuster zu erkennen oder Ressourcen und Lösungsansätze zu finden. Sie würden auch zustimmen, dass ihnen eine solche Haltung bei der Wahrnehmung der therapeutischen Beziehung und der eigenen Gefühle hilft. Und viele Psychotherapeuten würden auch die Auffassung vertreten, dass die Probleme in der therapeutischen Situation aktualisiert werden müssen, damit sie bearbeitbar werden, dass also Therapeut und Patient dem Hier und Jetzt genügend Beachtung schenken sollten. Die Absichtslosigkeit würden sie allerdings meist nicht akzeptieren, denn sowohl die „gleichschwebende Aufmerksamkeit" der Psychoanalyse als auch die bedingungslose Wertschätzung in der Gesprächspsychotherapie – der „positive regard" (Carl Rogers) – und der verhaltensanalytische Blick sind engagierte Haltungen. Sie sind an Inhalten interessiert, wollen etwas verstehen, vermitteln oder Lösungsansätze finden. Deshalb passt hier der Begriff der Aufmerksamkeit besser. Außerdem wird diese Art der Aufmerksamkeit in den traditionellen Psychotherapien als ein notwendiges, aber nicht ausreichendes therapeutisches Mittel, als ein Mittel zum Zweck angesehen. Sie muss ihre Fortsetzung in der Deutung des psychischen Materials, der Änderung der Verhaltensmuster, dem Schluss unabgeschlossener Gestalten, in Echtheit und Kongruenz finden.

Seltener und nur am Rande wurde in der Psychotherapie auch Achtsamkeit im umfassenden Sinne einer absichtslosen, nicht-bewertenden, gegenwärtigen Haltung thematisiert. Die Sichtweise, dass Achtsamkeit eine Haltung ist, die eigens geübt werden muss und kann und die als solche Veränderungen der Persönlichkeit, des Fühlens und Denkens bewirken kann, stammt aus den Bereich der Selbsterfahrung und der Lebenskunst („sensory awareness"-Training[240]) oder der Spiritualität. Sensory Awareness Training und Zen-Buddhismus gewannen Mitte des 20. Jahrhunderts unabhängig voneinander in den USA an Bedeutung, fanden aber in den 50er Jahren zueinander und beeinflussten frühzeitig die psychotherapeutische Welt, insbesondere die Gestalttherapie.[241] Einzelne Kooperationen gab es auch mit Psychoanalytikern wie C.G. Jung und Erich Fromm. Ich habe dies andernorts ausführlicher dargestellt.[242]

In den 70er Jahren begannen sich Verhaltenstherapeuten für die Achtsamkeit zu interessieren. Die Verhaltenstherapie hat sich nicht nur erneut auf die Idee der Achtsamkeit in der Psychotherapie besonnen, sie hat sie auch entscheidend bereichert. Sie hat die Idee aufgegriffen, dass Achtsamkeit eine Haltung ist, die man üben muss, und sie hat die Hypothese verfolgt, dass sie bereits als solche *therapeutisch* wirkt. Durch ihre pragmatische Orientierung hat sie dafür gesorgt, dass Achtsamkeit einfach und verständlich operationalisiert wurde. Dadurch war es möglich, sie gezielt für ganz bestimmte psychische Störungen einzusetzen. Damit wiederum gingen eine klare therapeutische Erfolgsorientierung und ein Interesse an Evaluation einher. Nicht mehr allgemeines menschliches Wachstum, sondern gezielte Therapie auch schwieriger Krankheitsbilder wurde angestrebt. So entstanden die aktuellen „Achtsamkeitsbasierten Therapien" („Mindfulness Based Therapies"), die z.T. erfolgreiche Konzepte für bislang schwierige therapeutische Herausforderungen aufzuweisen haben.

Auch sich selbst hat die Verhaltenstherapie durch diese neue Orientierung erheblich bereichert. Nach dem Interesse am Verhalten und an kognitiven Mustern begann sie sich nun intensiv für die Erfahrungen der Patienten und die Einstellungen der Patienten zu ihren Erfahrungen zu interessieren.

Die bekannten achtsamkeitsbasierten Therapien sind in keiner Weise rein, sie integrieren viele Elemente anderer Psychotherapieformen –Psychoedukation, kognitiv-behaviorale, humanistische, non-direktiv hypnotherapeutische, systemische oder logotherapeutische Elemente. Sie unterscheiden sich auch stark in ihrem Achtsamkeitsverständnis. Aber sie teilen folgende Annahmen:
1. Achtsamkeit ist keine selbstverständliche Haltung, sie wird ausdrücklich zum Thema der Therapie gemacht.
2. Achtsamkeit hat unmittelbare therapeutische Wirkungen.
3. In der Arbeit mit Achtsamkeit geht es vor allem um die Haltung, nicht um die Inhalte.
4. Achtsamkeit muss von den meisten Menschen geübt werden.
5. Achtsamkeit sollte in alltäglichen Situationen geübt werden.
6. Therapeuten und Patienten sind gleichermaßen Übende.

7.1.1 Allgemeine psychotherapeutische Wirkungen der Achtsamkeit

Für die unterschiedlichen Formen der Achtsamkeit kann man unterschiedliche Wirkungen, Indikationen und Kontraindikationen annehmen. Darauf gehe ich gleich ausführlicher ein. Aber ich denke, es lassen sich auch gemeinsame Wirkprinzipien der achtsamkeitsorientierten Psychotherapie formulieren. Ich denke, dass sie – bis auf das 8. und letzte – von allen Therapeuten, die auf diese Weise arbeiten, geteilt werden:

1. Achtsamkeit hilft dem Patienten (und dem Therapeuten), sich selbst, die menschliche und die nicht-menschliche Umgebung neu zu erfahren. Konzepte und Bewertungen werden relativiert und durch genauere Wahrnehmungen und Beschreibungen ersetzt (oder auch nicht). *(Defusion, Wahrnehmen, Beschreiben)*

2. Alle Erfahrungen und Gefühle – angenehme und unangenehme – werden zunächst angenommen, nicht bewertet und nicht verändert. *(Akzeptanz, Selbstakzeptanz)*

3. Achtsamkeit führt zu einem Umlernen. Patienten können erleben, dass Ängste und andere Reaktionen nur in ganz bestimmten Situationen begründet sind und dass Generalisierungen nicht angebracht sind. Um diese Erfahrung machen zu können, ist es wichtig, aversive Emotionen auszuhalten. *(Differenzierung, Nicht-Vermeiden, Umlernen)*

4. Achtsamkeit führt zu Entschleunigung. Zu schnelle und automatische Reaktionen sowie Vermeidungen werden verhindert. Das Warten auf den rechten Augenblick und das Handeln im Einklang mit der Umgebung und den eigenen Werten werden gefördert. *(Entschleunigung, umsichtiges Handeln, Autonomie)*

5. Durch die Gegenwärtigkeit und die Betonung der sinnlichen Wahrnehmung reduziert Achtsamkeit die Fixierung auf Gedanken und Probleme und das Grübeln. Achtsamkeit mindert die subjektive Bedeutung der Vergangenheit (Erinnerungen, Schuld, Scham, Depressivität) und der Zukunft (Pläne, Ängste usw.). *(Gegenwärtigkeit)*

6. Die Veränderlichkeit der Erfahrung wird bewusst. Erfahrungen werden nicht festgehalten und nicht verstärkt (durch Reaktivität, Bewertungen, Grübeln). So kann die Angst vor Gefühlen und neuen Erfahrungen vermindert werden. *(Akzeptanz, Loslassen)*

7. Gefühle müssen nicht in Handlungen umgesetzt werden. Sie beinhalten in der Regel zwar Handlungsimpulse, aber diese sind eben nur Impulse. Man kann sie wahrnehmen und muss ihnen nicht folgen. Auch diese Einsicht nimmt die Angst vor Gefühlen. *(achtsamer Umgang mit Gefühlen)*

8. Achtsamkeit kann uns zu einem bewussten Teilnehmen an der Wirklichkeit führen, das in einem Mitschwingen, einer bewussten Hingabe an Situationen, Menschen, Gefühle besteht, einer bewussten und beteiligten Offenheit für das, was geschieht – und damit zu mehr Lebendigkeit. *(Teilnehmen, Verbundenheit, Begegnung)*

Bevor ich Überlegungen zur therapeutischen Bedeutung der einzelnen Achtsamkeitsformen anstelle und auf besondere Probleme eingehe, möchte ich zunächst auf den Stand der achtsamkeitsbasierten Psychotherapie eingehen, sofern mir dies bei der rasanten Entwicklung möglich ist. Dazu ist es sinnvoll, zunächst kurz die inzwischen „klassischen" achtsamkeitsbasierten Verfahren vorzustellen und dann auf die Weiterentwicklungen einzugehen.

7.1.2 Achtsamkeitsbasierte Psychotherapien

Die bekannten Basisverfahren, auf die sich die Weiterentwicklungen oft beziehen, sind folgende[243]:

1. Mindfulness based stress reduction (MBSR)[244]

Ziele: Stressreduktion durch
⋯⟫ Stärkung der Selbstwahrnehmung und der Selbstregulationsfähigkeit,
⋯⟫ mehr Gegenwärtigkeit im Alltag,
⋯⟫ eine akzeptierende Grundhaltung.

Ursprüngliche Indikationen: Stresssymptome, chronische Schmerzen, psychosomatische Beschwerden

Setting: Gruppenverfahren als Acht-Wochen-Kurs (einmal pro Wo. 2,5 Std.)
⋯⟫ ca. zwölf Teilnehmer

Methodisch:
⋯⟫ Psychoedukation,
⋯⟫ Achtsamkeitsübungen („Body-scan" = Körperreise, Sitz- und Atemmeditation, Körperübungen aus dem Yoga, informelle Übungen),
⋯⟫ Hausaufgaben (tägliches Üben, gilt auch für Therapeuten),
⋯⟫ CDs mit Übungsanleitungen und Handouts.

Die Therapie ist manualisiert.

2. Acceptance and commitment therapy (ACT)[245]

Ziele: unspezifisch

Ursprüngliche Indikationen: unspezifisch

Setting: Einzeltherapie

Methodisch:
⋯⟫ Betonung der Gegenwärtigkeit,
⋯⟫ informelle Achtsamkeitsübungen,
⋯⟫ Defusion (s.o. Abschnitt 1.2) und Sprachkritik: Relativierung der gewohnten Sprache,
⋯⟫ Arbeit mit Metaphern und Parabeln,
⋯⟫ Akzeptanz des subjektiven Erlebens, auch wenn es schmerzhaft ist,
⋯⟫ Neuorientierung in Bezug auf Ziele und Werte.

Die Therapie ist nicht manualisiert.

3. Dialektisch-behaviorale Therapie (DBT)[246]

Ziele:
1. Reduzierung suizidalen und selbstschädigenden Verhaltens, der diffusen Grundspannung und anderer Symptome der Borderline-Persönlichkeitsstörung.
2. Individuelle Ziele

Ursprüngliche Indikation: suizidale und selbstverletzende Frauen, dann Patientinnen mit Borderline-Persönlichkeitsstörungen.

Setting:
ambulant: Einzeltherapie + Gruppentherapie in Seminarform („Skillstraining", ca. acht Teilnehmer, zwei Skills-Trainer), jeweils einmal pro Wo., Gruppentherapie ein bis zwei Jahre, Einzeltherapie eher länger, stationär: variabel.

Methodisch:
⸱⸱⸱> klare Hierarchie der Therapieziele (s.o.),
⸱⸱⸱> intensive Bemühung um Arbeitsbündnis („commitment"),
⸱⸱⸱> Fertigkeitentraining:
– Achtsamkeit,
– Stresstoleranz (Skills zur Verhinderung von selbst- und fremddestruktivem Verhalten),
– Umgang mit Gefühlen,
– zwischenmenschliche Fertigkeiten,
– inzwischen verschiedene Erweiterungen,
⸱⸱⸱> Einzeltherapie:
– Umsetzung des Skills-Trainings,
– Validierung (Akzeptanz der Erlebnisse der Patientin),
– individuelle Themen, inkl. Traumaarbeit.

Die DBT ist manualisiert. Varianten für jugendliche Patientinnen, für minderbegabte und forensische Patienten, für Patienten mit Borderline-Persönlichkeitsstörung und Suchterkrankung, Essstörungen, ADHS und für die Arbeit mit Angehörigen existieren oder sind in Arbeit. Auch mit Männern wird inzwischen gearbeitet.

4. Mindfulness-based cognitive therapy (MBCT)[247]

Ziel: Rückfallprophylaxe bei phasischen Depressionen

Indikation: phasische Depressionen mit drei und mehr Episoden

Setting: 8 x 2 Stunden Gruppentherapie (zwölf Teilnehmer)

Methodisch:

···⋟ Psychoedukation (Frühwarnzeichen erkennen, Gefühlsprotokolle, Rückzug vermeiden u.a.),

···⋟ Achtsamkeitsübungen (Atemübungen, Yoga-Übungen, Body-scan, stille Meditation, informelle Achtsamkeitsübungen),

···⋟ Hausaufgaben, intensive Übungspraxis aller Beteiligten, auch der Therapeuten.

Die Therapie ist manualisiert.

Alle achtsamkeitsbasierten Psychotherapien geben den Patienten relativ viel Verantwortung für die Therapie und lagern einen wesentlichen Teil der therapeutischen Arbeit in die alltägliche Praxis der Patienten aus. Angesichts der immensen Nachfrage nach Psychotherapie tragen die begrenzten und strukturierten Gruppenprogramme natürlich auch zur Kostenersparnis bei. Mit Ökonomie und Effizienz gehen die MBT sehr transparent und offensiv um.

Achtsamkeitsbasierte Psychotherapien arbeiten in der Regel mit Medien, Handouts oder Manualen, die teilweise sehr umfangreich sind und auf ein Selbststudium angelegt sind. So liefert ein neues deutschsprachiges Manual der DBT[248] sehr viel Material in Form von Arbeitsblättern, einer interaktiven CD etc. Es existiert inzwischen auch ein Arbeitsbuch, das versucht, die Arbeitsweise und die wesentlichen Fertigkeiten der DBT jedem Menschen, der bei sich Schwierigkeiten im Umgang mit seinen Gefühlen sieht, zugänglich zu machen. Es enthält gute Übungsvorschläge und es ist so konzipiert, dass man damit auch ohne Hilfe eines Psychotherapeuten arbeiten kann.[249]

In den achtsamkeitsbasierten Therapieverfahren wird derzeit an allen möglichen Erweiterungen, Varianten und Manualen für verschiedenste Patientengruppen gearbeitet. Vor allem in den USA gibt es eine große Experimentierfreude und zahllose Veröffentlichungen über neue Entwicklungen, Evaluationen, Messinstrumente.[250] Zur Zeit existieren alleine sieben verschiedene Skalen, um Achtsamkeit zu messen.[251] Die rasche Ausbreitung ist nicht unproblematisch. Es wird inzwischen mit guten Argumenten vor einer undifferenzierten Anwendung von Achtsamkeit auf alle möglichen Störungen gewarnt und gefordert, dass eine klare Indikation in Form einer Problemformulierung, eine Hypothese über den Wirkungszusammenhang und eine genauere Bestimmung der Achtsamkeit vorliegen sollten.[252] Einen Überblick über aktuelle klinische Anwendungen der MBT insgesamt gibt die folgende Abbildung:

⋯⇝ Stresssymptome, psychosomatische Beschwerden (*MBSR)

⋯⇝ Borderline-Persönlichkeitsstörung, diverse Spezifizierungen (*DBT)

⋯⇝ Prävention phasischer Depressionen (*MBCT)

⋯⇝ Angststörungen und Depressionen bei älteren Patienten (*MBSR) und Kindern (*MBCT)

⋯⇝ ADHS (*MBSR, *DBT)

⋯⇝ Sucht

⋯⇝ generalisierte Angststörung (ACT)

⋯⇝ Zwangsstörungen

⋯⇝ Essstörungen (*DBT)

⋯⇝ Psychosen, chronisch psychisch Kranke (ACT)

⋯⇝ Psychoonkologie (*MBSR)

⋯⇝ chronischer Schmerz (*MBSR)

⋯⇝ PTSD (MBSR)

⋯⇝ depressive ältere Patienten mit Persönlichkeitsstörungen (*DBT)

⋯⇝ akute und therapieresistente Depressionen (*MBCT)

⋯⇝ soziale Angst

Abb. 5: Klinische Anwendungen der Mindfulness Based Therapies

Während die Evaluationen bei den klassischen Verfahren und den ursprünglichen Indikationen bereits relevant sind[253], stecken sie bei den meisten Varianten und Versuchen noch in den Anfängen. Generell steht die Evaluation vor großen Problemen: Wer evaluiert? Gibt es Kontrollgruppen? Was wirkt in diesen komplexen Therapien? Gibt es ausreichend lange Katamnesen?

Es gibt inzwischen auch einige nicht-klinische Anwendungen der Achtsamkeit, die aber teilweise in den therapeutischen Bereich hineinreichen.

⋯⇝ Hilfsbedürftige alte Menschen und ihre Helfer (*MBSR)

⋯⇝ Paarbeziehungen (*)

⋯⇝ „intimate partner violence" / Männer (*)

⋯⇝ Prävention am Arbeitsplatz (*ACT, *MBSR)

⋯⇝ Arbeit mit Eltern und Familien

⋯⇝ allgemeine sekundäre Prävention (*DBT)

Abb. 6: Nicht-klinische Anwendungen der Mindfulness Based Therapies

---

* bedeutet, dass das Verfahren manualisiert wurde. „Manualisiert" heißt, dass es einen strukturierten Ablauf bzgl. Anzahl und Inhalte der Sitzungen gibt. Es sind nicht notwendigerweise entsprechende Manuale publiziert, aber man kann sich aus den entsprechenden Publikationen ein relativ gutes Bild vom Ablauf der einzelnen Programme machen.[254] Falls sich der Ansatz auf ein klassisches Standardverfahren beruft, habe ich dieses Basisverfahren in Klammern angegeben. In der Regel wurde es mehr oder weniger abgewandelt.

Auch die Darstellungen der aktuellen nicht-klinischen Ansätze in den USA finden sich in den angegebenen Readern. In Bielefeld wurde ein Gruppenprogramm für die Sekundärprävention ausgearbeitet, in dem die Achtsamkeit eine besondere Rolle spielt. Es ist für viele Patienten geeignet, die sich nach schweren psychischen Erkrankungen in einer Stabilisierungsphase befinden. Zu diesem Programm liegt ein Handbuch mit vielen Materialien, Ideen und Arbeitsblättern vor.[255]

Diese neuen Anwendungen orientieren sich in der Regel an Basistherapien wie MBSR oder DBT. Aber sie variieren und erweitern die Programme, und das nicht nur um neue Achtsamkeitsübungen. Es werden auch kreative Medien verwendet und kognitiv-behaviorale oder suggestive Techniken hinzugefügt. Was neue Achtsamkeitsinterventionen angeht, so werden z.B. körperliche Berührungen in der Arbeit mit Paaren[256] und behinderten alten Menschen[257] eingesetzt, die relationale Achtsamkeit in der Arbeit mit gewalttätigen Männern betont[258] oder Körpertherapie bei Borderline-Patientinnen angewandt.[259] Bei Schmerzpatienten wird achtsames Gehen durch achtsames Schwimmen ersetzt.[260] In dem gleichen Programm werden übrigens auch viele Patienten durch Telekommunikation zu Hause behandelt. Wir sind aktuell in einer Situation, in der einige gemeinsame Prinzipien feststehen, die ein elementares Paradigma formen. Darüber hinaus existiert ein weites Repertoire unterschiedlicher achtsamkeitsorientierter Techniken und anderer Interventionen, mit denen experimentiert wird.

Die Orientierung an Standardprogrammen wie DBT, MBSR, MBCT erscheint mir inhaltlich nicht zwingend. Hierfür gibt es wohl eher institutionelle, forschungsstrategische und ökonomische Gründe. Sie steht möglicherweise der Aufgabe im Wege, klinische oder auch nicht-klinische Problemstellungen und Interventionen stärker aufeinander zu beziehen.[261]

In Darmstadt bieten wir eine „Achtsamkeits- und körperorientierte Therapie" in Form einer Gruppentherapie (zwölf Abende à zwei Stunden) an. Sie orientiert sich an keiner der klassischen achtsamkeitsbasierten Therapien, hat aber ein strukturiertes Programm. Der Schwerpunkt liegt auf Körperarbeit, Gefühlswahrnehmung und der Einbeziehung spiritueller Elemente in Form von aktiven und stillen Meditationen. Das Programm ist vor allem für Patienten geeignet, die einen achtsameren Umgang mit ihren Gefühlen entwickeln wollen. Es ist in der Regel eine Ergänzung oder Fortsetzung anderer Psychotherapien und z.B. für Borderline-Patientinnen nach Abschluss des DBT-Skills-Trainings geeignet. Wir bieten zahlreiche Übungen an, aus denen sich die Patientinnen diejenigen heraussuchen, mit denen sie weiterarbeiten wollen. Wir ermutigen zu eigenen Variationen der Übungen, legen Wert auf kritische Diskussionen und versuchen auf diese Weise die Grundhaltung der Achtsamkeit, einschließlich ihrer spirituellen Dimension, zu vermitteln.

7.1.3 Achtsamkeitsorientierte Körpertherapie

Auf die achtsamkeitsorientierte Körpertherapie möchte ich noch etwas genauer eingehen. Der Körper ist für achtsamkeitsorientierte Psychotherapie so wichtig, weil über
ihn Sinnlichkeit, Räumlichkeit, Zeitlichkeit, Situativität, Atmosphären, Gefühle und
zwischenmenschliche Beziehungen erfahrbar und lebendig werden. Achtsame Körpertherapie ist nicht aufdeckend (wie psychoanalytisch orientierte Körperarbeit), versucht nicht den Körper direkt zu verändern und darüber psychische Prozesse in Bewegung zu bringen (wie die klassische Bioenergetik) und sie ist auch nicht expressiv, ver-
stehensorientiert und manchmal kathartisch (wie in der Gestalttherapie). Sie zielt also
weder auf Entspannung noch auf Selbsterfahrung noch auf Abbau von Blockaden
oder Veränderungen des Ausdrucks oder der Atmung ab. Sie interpretiert nicht, voll-
endet keine unabgeschlossenen Szenen und sucht keine Lösungen.

Sie will nur experimentieren und in verschiedenen Situationen die Haltung der Achtsamkeit vermitteln. Sie vermittelt vor allem Übungen, die die Patienten alleine fort-
führen können. Diese Übungen sind dazu da, die Achtsamkeit auf Prozesse auszudeh-
nen, die für die Patienten vielleicht schwierig, aber wichtig sind: Loslassen, Angst,
Vertrauen, Schutz, Nähe, Distanz, Aggressivität, Stärke, Schwäche, Kraft usw. Diese
Themen werden möglichst nicht explizit vorgegeben, verstärkt etc. Wenn sie entstehen, dann auf Grund der experimentellen Übungen, der Herausforderungen in Form
von Bewegungen, Musik, Imaginationen, Stille, Kontakt. Es ist daher gut, wenn die
Übungsangebote breit gestreut und kreativ sind. Sich auf gleichförmige Musik im
Kreis zu drehen wie die Sufis ist eine ebenso interessante Erfahrung von Raum und
Zeit wie stilles Sitzen. Es geht bei diesen Angeboten nicht um Vollständigkeit der
Themen, Entwicklung der Persönlichkeit oder dergleichen. Die Übungen haben
exemplarischen Charakter. Sie sollen erlebbar machen, dass sich Achtsamkeit ausdeh-
nen lässt – insbesondere auf Gefühle, angenehme wie unangenehme. Diese Übungen
werden natürlich in der Einzeltherapie wie in der Gruppentherapie besprochen. In der
Gruppentherapie verwenden wir die Form eines Sharings (Austausch über das persönliche Erleben) und diskutieren außerdem den Sinn und Zweck der einzelnen
Übungen.

7.1.4 Die Achtsamkeit der Therapeuten

Die therapeutischen Wirkungen der Achtsamkeit werden nicht nur durch Lehre und
Übung, sondern auch durch die Achtsamkeit der Therapeuten vermittelt. In MBSR
und MBCT wird daher eine intensive Übungspraxis der Therapeuten vorausgesetzt,
in der DBT wird sie nahe gelegt, aber nicht verlangt. Es gibt Anhalt dafür, dass alleine
die Arbeit mit der DBT bereits die Lebenseinstellung der Therapeuten im Sinne der
Achtsamkeit beeinflusst.[262] Im sog. „Windhorse"-Projekt, das sich die Arbeit mit

chronisch schizophrenen Patienten im Sinne der „Familienpflege", also Betreuung in familiärer, freundschaftlicher, natürlicher Umgebung, zum Ziel gesetzt hat und auf Achtsamkeit basiert, ist die Praxis und die Haltung der Mitarbeiter das Wesentliche. In diesem Ansatz kommt es nicht darauf an, den Betroffenen Achtsamkeit zu vermitteln, sondern selbst achtsam zu sein.[263]

Die Achtsamkeit der Therapeuten wird zu Recht immer wieder als unmittelbar therapeutisch hilfreich betont. Sie kann auf verschiedene Weise nützlich sein. Eine eigene Achtsamkeitspraxis macht mit dem Konzept und seinen Schwierigkeiten vertraut. Der Therapeut versteht, welche Schwierigkeiten der Patient zu überwinden hat und kann von seinen eigenen Schwierigkeiten und Lösungen berichten. Achtsamkeit fördert sicher in einer allgemeinen Weise therapeutische Fähigkeiten (wie Gelassenheit, Empathie, Zugang zu den eigenen Gefühlen) und sie kann auch zur Burn-out-Prophylaxe beitragen. Vor allem aber ist sie genauso ein implizites Wissen, ein Können, wie aktives Zuhören, eine wertschätzende Haltung oder der Blick auf Ressourcen. Dieses implizite Wissen teilt sich dem Patienten in zahllosen kleinen Reaktionen mit. Es zeigt sich in raschen, spontanen Interventionen oder in Zurückhaltung, im averbalen Verhalten, im Timing. Dieses Verhalten bestimmt den Beitrag des Therapeuten zur Atmosphäre der therapeutischen Beziehung. Es besteht die Chance, dass sich der Patient dieser achtsamen Atmosphäre anpasst und aus der Situation heraus versteht, was das Konzept der Achtsamkeit in der Praxis bedeutet.

Man kann aber die Bedeutung der Achtsamkeit des Therapeuten auch darin sehen, dass sie dem Patienten neue Beziehungserfahrungen ermöglicht, etwa im Sinne der „moments of meeting" (D. Stern).[264] Dieser Aspekt einer neuen achtsamen Beziehungserfahrung, in der Therapeut und Patient einander in besonderen Momenten begegnen, wird vor allem von Autoren betont, die auf einzeltherapeutische Settings ausgerichtet sind.[265] Ein Therapeut, der sich achtsam auf den Patienten bezieht, teilt damit immer auch eine Wertschätzung mit – er schenkt ihm Zeit und Energie und er tut dies auf eine akzeptierende, offene, präsente und in der Regel freundliche, wohlwollende Weise. Er stellt eine Situation her, in der Begegnungen möglich werden. Aber an dieser Stelle entsteht eine konzeptuelle Spannung innerhalb der achtsamkeitsorientierten Psychotherapie, auf die ich näher eingehen möchte.

Auch wenn die neue und wiederholte Erfahrung einer achtsamen Beziehung wertvoll und heilsam sein mag, so liegt darin aus meiner Sicht weder die Innovation noch das Wesentliche der Achtsamkeitsorientierung.

Zugespitzt ausgedrückt: Es geht im psychotherapeutischen Einsatz der Achtsamkeit nicht um die Heilsamkeit der Beziehung, sondern darum, dass die Patientin die Haltung der Achtsamkeit unabhängig von dem Therapeuten lernt, übt und anwendet. Die achtsamkeitsorientierte Psychotherapie setzt nicht auf die korrigierende Erfahrung in der Therapie und mit dem Therapeuten. Dabei ist – wie beschrieben – die therapeutische Beziehung natürlich ein gutes Übungsfeld und der Therapeut hoffentlich ein gutes Modell. Und natürlich nehmen alle Beteiligten die heilsamen Wirkungen der therapeutischen Beziehung dankbar an. In der achtsamkeitsbasierten Arbeit sind die therapeutische Beziehung, Bindungsprozesse, das Setting und die Person des Therapeuten natürlich de facto von großer Bedeutung, aber sie versucht diese Bedingungen so zu gestalten, dass der Therapeut den Patienten in seinem Übungsweg unterstützen kann. Es soll eine Übungshaltung entwickelt und der Therapeut als Coach gesehen und akzeptiert werden.

Diese Konzeption mag für alle Beteiligten im Hinblick auf Beziehungswünsche frustrierend sein und auch gar nicht in irgendeiner reinen Form umsetzbar, aber es ist eine Umgewichtung. Den klarsten Ausdruck findet sie in der Tatsache, dass die achtsamkeitsorientierten Neuentwicklungen in der Regel Gruppentherapien sind und diese wiederum Seminarcharakter haben. Die Spannung zwischen der Arbeit mit der therapeutischen Beziehung selbst und der Verwandlung des Therapeuten zum Coach geht aber z.B. mitten durch die DBT. In ihrem einzeltherapeutischen Anteil ist sie – ob sie will oder nicht – mitten in der klassischen psychotherapeutischen Arbeit mit der Beziehung, in der Gruppe geht sie den Weg des Coaching. Für die Patientinnen ist in der Regel die Einzeltherapie attraktiver – jedenfalls im ambulanten Setting, das ich besser überblicke. Das geht so weit, dass einige Patientinnen überhaupt nur an der Gruppe teilnehmen, weil sie sonst ihre Einzeltherapie verlieren (da wir in unserem Projekt die DBT nur als Gesamtpaket anbieten).

In den Skillsgruppen taucht unter Umständen das gleiche Problem wieder auf: Manche Patientinnen nutzen es vor allem als Beziehungsangebot, auch zu den Therapeuten. Wir haben lange gebraucht, um zu verstehen, dass es nicht hilfreich ist, wenn Patientinnen in der Gruppe ernsthafte Probleme zur Sprache bringen. Inzwischen bitten wir sie, es im Wesentlichen bei Übungsbeispielen zu lassen, also bei Problemen leichter bis mittlerer Stärke auf einer hoffentlich gemeinsamen Gefühlsskala. Wir sagen ihnen, dass wir schweren Problemen in der Gruppe nicht gerecht werden können und dass es uns nicht darum geht, solche Probleme zu lösen. Wieder ist die schlechte Nachricht, dass es nicht um Inhalte geht, sondern um den Erwerb einer Haltung. Natürlich müssen wir dann mit der Reaktion leben: „Ich brauche ja nichts von mir zu erzählen, Sie interessieren sich ja eh nicht für meine Probleme."

In gewisser Weise stimmt dies und dies widerspricht den Erwartungen, die mindestens in Deutschland die Patienten gegenüber der Psychotherapie haben. Die Arbeit der Achtsamkeit erfüllt diese Erwartungen nur in geringem Maße, je stärker sie sich auf diese Arbeit beschränkt. Programme mit acht Doppelstunden und zwölf Teilnehmern sind im Wesentlichen mit „Teaching" ausgefüllt. In der DBT, in Einzeltherapien etc. ist dies weniger deutlich, aber das Problem bleibt, nur verdeckter. Mindestens für den Psychotherapeuten ist es natürlich notwendig, die therapeutische Beziehung und auch die Übertragungs- und Gegenübertragungselemente im Blick zu behalten, auch wenn die Arbeit mit Achtsamkeit weder der gestaltenden noch der deutenden Arbeit an den Prozessen zwischen Patient und Therapeut die entscheidende langfristige therapeutische Wirksamkeit zubilligt.

Transparenz und Commitment sind unentbehrlich für dieses Vorgehen. Transparenz macht der Patientin deutlich, dass ihr Gegenüber durchaus an ihr Anteil nimmt und dass er ihr helfen will. Der Hinweis auf Achtsamkeitstechniken wirkt schnell gefühllos und desinteressiert, als Schikane und Verweigerung von Hilfe und Zuwendung – ganz anders als explorierende, zur Expression anleitende oder einfühlsam deutende Interventionen. Wenn es gelingt, diese Missverständnisse zu vermeiden, ist viel gewonnen. Aber darüber hinaus muss in der Arbeit mit Achtsamkeit immer wieder die Frage nach dem Commitment gestellt werden. Das Commitment muss immer wieder neu gefestigt werden. Das Konzept der DBT legt besonders großen Wert auf diese Arbeit, weil sie mit besonders instabilen Patientinnen zu tun hat. Leider ist oft ein gewisses Misstrauen gegenüber dem Commitment angebracht, denn Patientinnen haben häufig nur ein Pseudocommitment, d.h. sie üben Achtsamkeitsskills (wie auch andere Fertigkeiten), weil sie (bewusst oder unbewusst) den Therapeuten nicht verlieren wollen, in der Gruppe bleiben wollen, sich Anerkennung und Zuwendung erhoffen. Bei dependenten Patientinnen ist dies ein großes Problem. Ich glaube, dass sich die geringe Wirkung der DBT bei einem erheblichen Prozentsatz der Patientinnen darauf zurückführen lässt, dass sie kein echtes Commitment für das Üben von Skills haben, obwohl sie vordergründig ausreichend kooperieren. Man kann ein Pseudocommitment u.a. daran erkennen, dass das Befinden der Patientin und der therapeutische Prozess nicht mit dem Erwerb von Fertigkeiten korrelieren, aber umso mehr mit dem Verhalten des Therapeuten (entsprechend der psychoanalytischen „Übertragungsheilung"). Das ist ineffektiv und gefährlich. Die Erwartungen sowohl der Patientin als auch des Therapeuten werden sehr wahrscheinlich enttäuscht werden.

Vielleicht wissen die Patientinnen selbst besser, was ihnen hilft, vielleicht ist es aber auch sinnvoll, ihren Wünschen nicht zu entsprechen. Es ist nicht leicht, die Bedeutung der therapeutischen Beziehung als Coaching gegenüber den emotionalen Bedürfnissen der Patientinnen hochzuhalten. Der Lohn ist vielleicht Effizienz, sicher aber auf Dauer eine Entlastung des Therapeuten und der therapeutischen Beziehung selbst. Eine explizite Beziehung nach dem Muster des Coaching und auf Augenhöhe lädt sehr viel weniger zu schwierigen Übertragungen und Gegenübertragungen z.B. „primitiven Idealisierungen" (O. Kernberg) – also der Idealisierung des Therapeuten als Retter und Beschützer – ein.[266] Man braucht Kompromisse und Lösungen für den Einzelfall. Aber es ist gut, die Probleme klar zu sehen. Um sie zu lösen, wäre es notwendig herauszufinden, was wem hilft, vor allem langfristig. Die Haltung der Achtsamkeit zu erwerben und zu erhalten ist eine lebenslange Aufgabe, aber eben auch eine lebenslange Lösung. Die therapeutische Beziehung ist demgegenüber kurz, auch wenn man sie noch so lange streckt. Natürlich soll sie auch auf verschiedene Weise nachhaltig wirken. Es käme darauf an, die Nachhaltigkeiten zu vergleichen.

Es ist auch die Frage, ob nicht gerade die Erfahrung einer eher partnerschaftlich-kooperativen therapeutischen Beziehung sowohl zu den Therapeuten als auch zu den Gruppenmitgliedern manchen Patientinnen hilft. Schließlich bieten auch die seminarartigen Gruppen neue Erfahrungen: eine unmittelbare Erfahrung der Multiperspektivität und damit der Relativierung der eigenen Sichtweise, viele Gelegenheiten für Verständnis, Aufwertung, Anerkennung, die Möglichkeit, selbst andere zu unterstützen usw.

7.1.5 Fokussierte Achtsamkeit in der Psychotherapie

Die achtsamkeitsorientierten Psychotherapien unterscheiden sich deutlich voneinander und diese Unterschiede sind interessant für die Weiterentwicklung des ganzen Arbeitsgebietes. Sie unterscheiden sich nicht nur in den Indikationen und in den vorgeschlagenen Techniken des Übens, sondern auch im Verständnis von Achtsamkeit. Dabei spielen die unterschiedlichen spirituellen Traditionen im Hintergrund ebenso eine Rolle wie die jeweiligen klinischen und therapeutischen Herausforderungen und die wechselseitigen Beeinflussungen. Ich glaube, dass die Unterscheidung der verschiedenen Formen der Achtsamkeit zur Klärung der Unterschiede beiträgt und dass eine in dieser Hinsicht differenzierte Betrachtung hilft, das Potential des Konzepts insgesamt auszuschöpfen. Ich möchte mit der fokussierten Achtsamkeit beginnen.

Die fokussierte Achtsamkeit ist unkompliziert, leicht zu erklären und umzusetzen, sofern man nur gelernt hat, Ablenkungen rechtzeitig zu bemerken. Sie ähnelt der „Konzentration" und ist deshalb vielen Patienten vertraut. Sie geht aber darüber hinaus, weil sie nicht-bewertend und absichtslos ist, was bei Konzentration nicht der Fall sein muss. Fokussierte Achtsamkeit ist wichtig für die Qualität der Wahrnehmungen und Beschreibungen und für die Orientierung auf die Gegenwart. Sie dient oft als Musterunterbrechung, also als Unterbrechung unerwünschter mentaler Aktivitäten und Handlungsmuster. Auf den Atem achten, den Körper spüren, Gegenstände beschreiben, bewusstes und konzentriertes Handeln, Sinnesreize nutzen – all das hebt aus eingefahrenen Gleisen und lenkt auf die Gegenwart. Solche Techniken werden gezielt gegen fixierte pathogene Deutungsmuster (ACT), pathogenes Grübeln (MBCT), Beschleunigung und Stress (MBSR) verwendet. Sie können aber auch gegen hyperemotionale Reaktionen in Form diffuser Spannungszustände (DBT) eingesetzt werden, sofern das Spannungsniveau nicht zu hoch ist. Ist es sehr hoch, ist der Einsatz starker Reize (Ammoniak, Eiswürfel) leichter und wirksamer. Bei diesen Skills ist die Intensität der Reize entscheidend, nicht die Haltung der Achtsamkeit, es sind daher keine Achtsamkeitstechniken (gefordert ist natürlich ausreichende Aufmerksamkeit). Im

Grunde ist es weder sinnvoll noch notwendig, Achtsamkeit als Skill bei hohem Spannungsniveau einzusetzen. Es würde nur funktionieren, wenn die Patientin in der Achtsamkeit sehr erfahren ist. Dann aber könnte sie die Achtsamkeit auch früher einsetzen und diese hohen Spannungszustände abwenden.[267]

Je dichter wir an dem fokussierten Pol der Achtsamkeit bleiben, umso verbreiteter und unkomplizierter ist ihr Einsatz in Psychiatrie und Psychotherapie. Problematisch kann fokussierende A. nur werden, wenn sie sich schwierigen Inhalten zuwendet und der therapeutische Kontext nicht stimmt: Lenkung der Achtsamkeit auf akute Angstzustände, traumatische Erfahrungen, Körperempfindungen, die solche Erfahrungen triggern, akute wahnhafte Erlebnisse usw. Dies kann natürlich sinnvoll sein – z.B. in Traumatherapien –, erfordert aber Vorbereitung, eine klare Motivation, eine gute therapeutische Beziehung und ein entsprechendes Know-how des Therapeuten.

7.1.6 Weite Achtsamkeit

Der Einsatz weiter Achtsamkeit in der Psychotherapie ist wesentlich schwieriger. Der entscheidende Unterschied liegt ja in der Öffnung für tendenziell alles, was sich in der Gegenwart abspielt. Aber was sich gerade abspielt und was es bedeutet, ist nicht absehbar. Nun ist dies kein Problem für einen Menschen, der ein einigermaßen freundliches Unbewusstes und gute Fähigkeiten hat, sich rasch wieder zu stabilisieren. In der Psychoanalyse, die traditionell mit einer relativ weiten Form der Aufmerksamkeit arbeitet, sind diese Kriterien immer schon für die Auswahl der Patienten entscheidend gewesen. Wer in weiter Achtsamkeit geübt ist, wird weniger Schwierigkeiten haben. Er ist weniger zu überraschen, vor allem aber findet er leicht zur weiten Achtsamkeit zurück. Denn es ist ja gerade der weiten Achtsamkeit entgegengerichtet, sich in seine eigenen Gefühle und mentalen Prozesse zu vertiefen. Weite Achtsamkeit lässt los, verfolgt nicht, „vertieft" nicht, sondern bleibt offen, präsent. Ist man weit achtsam, verlässt man die wunden Punkte ebenso schnell und leicht wie die erfreulichen Inhalte.

Diese Form der Achtsamkeit ist also eventuell problematisch für psychisch erheblich gestörte Menschen und solche, die wenig Erfahrung mit ihr haben. Entsprechend finden wir sie vor allem in der Arbeit mit psychisch stabilen oder stabilisierten Patienten. Wir finden sie in der MBSR, die sich vor allem mit Patienten beschäftigt, die unter Stress und psychosomatischen Beschwerden leiden, und in der MBCT, die nur zur Prävention der Depression gedacht ist, also für Patienten, die aktuell nicht krank sind. In beiden Verfahren geschieht die Erweiterung der Achtsamkeit zudem bedacht und gemäßigt – als ausführliche Beobachtung mentaler Prozesse und als Körperreise. Die Körperreise ist in MBSR und MBCT eine relativ weite Technik, denn die Aufmerksamkeit wandert durch den gesamten Körper, auch in gewöhnlich nicht gespürte Regionen und abschließend in eine ganzheitliche atemgeleitete Körperwahrnehmung.

In der DBT, die vor allem für akut und schwer erkrankte Patientinnen mit einer Borderline-Persönlichkeitsstörung entwickelt wurde, spielt weite Achtsamkeit eine ganz untergeordnete Rolle. Wir finden sie in der Übung des averbalen Wahrnehmens (das aber stark fokussiert bleibt) und in der Ausweitung der Achtsamkeit auf alle, auch die unangenehmen, Gefühle, die in der DBT betont und geübt wird. Ich denke aber, es ist sinnvoll, mit stabileren und in der Achtsamkeit erfahrenen Patientinnen auch erweiterte und weite Achtsamkeit zu üben. Mit fokussierter Achtsamkeit kommt die Patientin zwar in der Gegenwart an, aber diese Gegenwart kann für sie auch ein Käfig sein. Erst weite Achtsamkeit ermöglicht ihr, in einem umfassenderen Sinne neue, auch unberechenbare und überraschende Erfahrungen zu sammeln. Der Kontakt mit der Wirklichkeit wird umfassender. Genau das ist es aber, was persönlichkeitsgestörten Menschen fehlt.

Nehmen wir folgende Situation: Eine Patientin ist depressiv und grübelt sehr viel. Sie fühlt sich leer und gefühlsarm, erlebt die Umgebung als weit weg und bedeutungslos. Der Therapeut hört ihr zu und schlägt ihr dann vor, den Raum anzuschauen und sich in ihm einen Platz zu suchen: „Vielleicht gibt es doch einen Platz, der Sie mehr anspricht oder anzieht als andere. Lassen Sie sich Zeit ..." Die Patientin geht herum und lässt sich dann auf einer Matte an einer Wand nieder. „Versuchen Sie wahrzunehmen, wie Sie dort sitzen. Wenn Sie einen Impuls verspüren, Ihre Position zu verändern, nehmen Sie ihn wahr und wenn Sie wollen, folgen Sie ihm. Wenn Sie eine Decke haben wollen, nehmen Sie sich eine ... Schauen Sie, ob die Entfernung zu mir für Sie in Ordnung ist. Wenn nicht, schlagen Sie mir einen anderen Ort im Raum vor. ... O.k. ... Wie nehmen Sie diesen Abstand wahr?" Der Therapeut kann auch selbst die Distanz verändern und die Patientin fragen, was sie spürt etc.

Die Interventionen bestehen nur darin, die Patientin anzuhalten, achtsam zu bleiben und nicht an bestimmten Gedanken und Wahrnehmungen zu haften. Sie erweitern behutsam den Horizont. Es geht nicht um Ablenkung oder positive Erfahrungen. Es finden Miniaturexperimente statt, keine gezielten Veränderungen und keine Interpretationen. Bei der Patientin gibt es auch kein Verhalten, das beendet werden soll, keine Emotionen oder Spannungszustände, die gemildert oder kontrolliert werden sollen. Der Therapeut möchte, dass die Patientin qua Achtsamkeit Kontakt mit der dinglichen Umwelt (im weitesten Sinne), dem Therapeuten und sich selbst aufbaut. Dadurch erlebt sie die Situation als neu, einmalig, offen. Das widerspricht der depressiven Einstellung, dass die Zukunft geschlossen ist und sich nur noch als Wiederholung der schrecklichen oder sinnlosen Vergangenheit abspielen wird. Für depressive Menschen ist alles bereits festgelegt und gebahnt. Außerdem fühlen sich depressive Menschen klein und schwach und glauben nicht, dass sie die Zukunft nennenswert beeinflussen können. Die Prozessorientierung und die Betonung des jeweils nächsten – u.U. sehr kleinen – Schritts in einer nicht festgelegten Situation demonstrieren schlicht das Gegenteil. Die Patienten bekommen durch Achtsamkeit wieder eine gewisse Kontrolle über die Situation, finden eigene Interventionsmöglichkeiten.[268] Dies alles ist völlig unspektakulär, denn es geht um den Erwerb einer einfachen, undramatischen Haltung.

Der Sinn jeder Psychotherapie ist es, seelische Erstarrrungen wieder flüssig zu machen. Starrheit ist ein durchgehendes Merkmal psychischer Pathologie. Neurotische Symptome bestehen im Wesentlichen darin, dass Menschen stereotyp reagieren. Sie wollen mit dem Kopf durch die Wand, ohne es zu merken. Sie lassen sich nicht ausreichend auf die Situation ein, sondern gehen mit fertigen Konzepten auf die Umstände, andere Menschen und sich selbst los. Deshalb machen sie sich und anderen das Leben schwer, produzieren überflüssige Komplikationen und Probleme. Weil sie trotz des großen Aufwandes, den sie betreiben, oft keinen Erfolg haben, sind sie frustriert und erschöpft. Umgekehrt ist es ein Zeichen seelischer Gesundheit, wenn Menschen in unterschiedlichen Situationen auch unterschiedlich reagieren, unterschiedliche Gefühle und Stimmungen entwickeln, sie akzeptieren und durchleben.

Viele Patienten haben aber Angst, dass sie ihre schmerzlichen Erlebnisse oder Symptome verstärken, wenn sie ihnen mit Akzeptanz und Achtsamkeit begegnen. Diese Befürchtung ist nach meiner Erfahrung der häufigste Einwand der Patienten gegen den achtsamen Umgang mit Gefühlen. Deshalb ist es so wichtig, dass sie verstehen und erleben, dass die Erweiterung der Achtsamkeit in der Situation möglich ist. Dies geschieht dadurch, dass sie sich auf das einlassen, was gerade geschieht – also auf verschiedene Aspekte der Gegenwart, und schrittweise erleben, dass sie nicht nur die schmerzlichen Gefühle sind. Deshalb ist es sinnvoll, dass der Therapeut die Verfassung der Patientin nicht nur akzeptiert und vielleicht validiert (also sein Verständnis bekundet), sondern dass er sich auch achtsam mit der Patientin in der Situation bewegt, die er mit ihr teilt, und schrittweise seine und die gemeinsame Achtsamkeit erweitert. Der Therapeut kann es der Patientin erleichtern, angstfrei in der vielfältigen und unübersichtlichen, aber deswegen noch lange nicht bedrohlichen oder unerträglichen Gegenwart anzukommen. Dabei mag er oft einen Schritt voraus sein, aber die Patientin kann auch die Führung übernehmen. Der Prozess braucht eine wechselseitige Abstimmung.

Die psychotherapeutischen Erfahrungen mit weiter Achtsamkeit sind insgesamt relativ gering. Ein Therapeut, der mit weiter Achtsamkeit arbeitet, sollte sie selbst ausreichend geübt haben. Er sollte vor allem mit der Erfahrung der Leere umgehen können, die zunächst durch die Aufgabe vertrauter Konzepte und Aktivitäten auftreten kann. Dafür ist es notwendig, über die Erfahrung zu verfügen, dass die Auflösung vertrauter Deutungsmuster auf Dauer nicht in den Abgrund, sondern mit höherer Wahrscheinlichkeit in eine eher erfreuliche und entspannte Form des Daseins führt. Es ist hilfreich, wenn Therapeuten sich selbst relativ angstfrei auf weite Achtsamkeit einlassen können und nicht durch vorschnelle, überprotektive Aktivität den Patienten die

Chance nehmen, wirklich neue Erfahrungen zu machen. John Welwood hat diesen Aspekt treffend erläutert:

> „What will happen, if I let clients face their existential void? They might go over the edge! ... The real problem is how we react to those feelings and freeze into panic about them. This is like hitting an icy patch on the road and then slamming on the brakes, causing the car to go out of control. What is important is how people relate to their vulnerability and fear. And this is where meditation can be of particular value, especially for therapists. If therapists can learn to work directly with their own vulnerability and loss of identity, they are less likely to steer their clients away from their raw edges, out of their own anxiety."[269]

7.1.7 Äußere Achtsamkeit

Äußere Achtsamkeit fördert die Fähigkeit, die Umwelt genauer wahrzunehmen. Sie ist elementar für die Therapie neurotischer oder psychotischer Verzerrungen des Wirklichkeitsbezugs. Ich möchte an dieser Stelle aber noch einmal betonen, dass der Clou der Arbeit mit Achtsamkeit ist, dass sie eine Haltung und eine Kompetenz ist, dass sie also in den verschiedensten Situationen geübt wird, nicht erst in kritischen Situationen. Das ist ein großer Unterschied zu einem psychotherapeutischen Vorgehen, das sich auf problematische Situationen (Expositionen, Übertragungsprozesse, dysfunktionale Kognitionen, Erinnerungen) konzentriert. Es geht also zunächst einmal nicht um die gezielte Auflösung spezifischer Verzerrungen. Und es geht auch nicht um die häufig schwierige Fokussierung mentaler Prozesse, die nicht nur schwerer zu fassen sind, sondern auch häufig auf unübersehbare Weise vernetzt sind. Daher ist äußere Achtsamkeit das leichtere Übungsfeld. Sie hat in der Regel wenig unerwünschte Wirkungen. Gerade als Einstieg und als Musterunterbrechung sind Beschreiben, Tasten, Riechen, Kontakt (zu einem Menschen oder auch einem Objekt) hilfreich.

Äußere Achtsamkeit ist nicht nur einfach und effektiv. Auch für den Umgang mit Gefühlen ist äußere Achtsamkeit wichtig – genauso wichtig wie das Spüren und Fühlen. Die meisten Gefühle beziehen sich auf Situationen, Objekte, Menschen (und nicht zuletzt auch auf atmosphärische Eigenschaften von Situationen, also interaktive Prozesse) und sie können sich ändern, wenn Achtsamkeit ins Spiel kommt. Wenn Patientinnen genau hinschauen, bevor sie wütend werden, weglaufen oder sich abgelehnt fühlen, nimmt ihr Gefühlsleben eine andere Richtung. Besonders wichtig ist dafür die Achtsamkeit gegenüber anderen Menschen und dem, was sich in Beziehungen abspielt.

7.1.8 Relationale Achtsamkeit

Es gibt viele und hervorragende Untersuchungen der interaktiven Prozesse, die sich zwischen Menschen abspielen – in der phänomenologischen Philosophie, der anthropologischen Psychiatrie, der humanistischen Psychologie und der Psychoanalyse, hier vor allem im Rahmen der Objekt-Beziehungs-Theorie der Psychoanalyse, der Kleinkindforschung und im Rahmen der „relationalen Psychoanalyse".[270] Therapeutisch findet das interaktive Geschehen zwischen Mensch und Mensch in der psychoanalytischen und humanistischen Tradition der Psychotherapie schon lange Aufmerksamkeit. In der Praxis bedeutet diese Verschiebung des Interesses, dass der Therapeut und der Patient ihre Aufmerksamkeit auf das „szenische Geschehen" lenken, das sich zwischen ihnen entwickelt.[271] Aus Interaktionsmustern und Timing ergeben sich Stimmungen und Gefühle, „Nähe" und „Distanz", Vertrauen und Misstrauen, soziale Sicherheit und soziale Angst, Macht, Ohnmacht, Erotik usw. Es entwickeln sich zwischenmenschliche Atmosphären.[272] Und es ist leicht zu erkennen, wie stark auch das Verstehen eines anderen Menschen davon abhängt, wie gut wir zwischenmenschliche Atmosphären erfassen können. Nur so können wir verstehen, warum sich jemand zurückzieht, zur Annäherung ermutigt fühlt etc. Im besten Falle wirken innere, relationale und äußere Achtsamkeit in der Beziehung zu anderen Menschen zusammen.

Relationale Achtsamkeit hat in unseren alltäglichen Deutungsmustern kaum Raum. In Japan scheint dies z.B. ganz anders zu sein, die japanische Sprache ist reich an Begriffen für zwischenmenschliche Atmosphären (s.o. Abschnitt 6.2).[273] Ein stärkeres Interesse an den Interaktionen zwischen Mensch und nicht-menschlicher Umwelt könnte dazu führen, dass Therapeuten und Patienten Umgebungen bewusster gestalten und damit auch bewusst experimentieren – innerhalb wie außerhalb der Therapie. Es scheint so zu sein, dass Krankenhäuser und andere therapeutische und psychosoziale Einrichtungen zunehmend entdecken, wie wichtig die atmosphärische Gestaltung ist.[274]

In Psychotherapien wird sie natürlich geübt, vor allem wenn sie in diesem Sinne tiefenpsychologisch ausgerichtet sind und der Psychotherapeut mit szenischem Verstehen arbeitet. Auch in Supervisionen ist dieses szenische Verstehen eine gängige und sehr hilfreiche Herangehensweise an schwierige Interaktionen zwischen Patient und Therapeut. In der Musiktherapie, der Ergotherapie, der Konzentrativen Bewegungstherapie (KBT) wird relationale Achtsamkeit praktiziert. Die Möglichkeiten, gerade in der Musik-, Kunst- und Ergotherapie oder in Körpertherapien die Achtsamkeit auf Interaktionen, Bewegung im Raum, Spiel, Rhythmen, Synchronisierung und Desynchronisierung und Atmosphären zu lenken, sind hervorragend.

7.1.9 Innere Achtsamkeit

Innere Achtsamkeit ist *die* Technik der Psychotherapie. Schließlich geht es in der Psychotherapie nicht primär um eine Veränderung der Lebenssituation, sondern um eine Veränderung dessen, was Menschen selbst zu ihren Problemen beitragen. Psychotherapie arbeitet da, wo Menschen sich selbst im Wege stehen. Diesen Hindernissen müssen die Patienten und Therapeuten erst einmal auf die Spur kommen, und das geht nur, wenn sie die Selbstwahrnehmung verbessern. Dazu ist es sinnvoll, den mentalen Prozessen nachzugehen, Erinnerungen nachzuzeichnen, den Gefühlen nachzuspüren usw. Vor allem die tiefenpsychologischen und humanistischen Verfahren fordern in diesem Sinne zu Achtsamkeit auf und üben sie auch implizit im Rahmen der therapeutischen Arbeit und des therapeutischen Settings. Alle Psychotherapien wünschen sich für Therapeuten wie Patienten eine nicht-bewertende, rezeptive Offenheit.

Innere Achtsamkeit ist aber relativ kompliziert. Für viele Menschen, die nicht aus einem Milieu kommen, in dem explizite Einfühlung oder Selbsterfahrung großgeschrieben werden, ist sie ungewohnt. Aber sie ist auch deswegen kompliziert, weil sie mehr unerwünschte Wirkungen haben kann. Was gesunde Menschen an ihr gerade schätzen – die Möglichkeit, sich selbst neu zu sehen, die Intensivierung des Spürens und Fühlens –, ist für Patientinnen, die Schwierigkeiten im Umgang mit Gefühlen haben, gerade das Problem. Dies gilt insbesondere, wenn die Achtsamkeit viel Spielraum für das innere Erleben lässt, also auch für Assoziationen, Phantasien, Erinnerungen. Und es gilt noch mehr, wenn sie die Arbeit mit dem Körper, mit Bewegung, Ausdruck und Empfindungen einschließt. Schmerzhafte Gefühle wie Trauer oder Scham oder traumatische Erinnerungen werden auch ungewollt angestoßen. Auch Lust oder Freude können für Patientinnen problematisch werden. Ist der Umgang mit Gefühlen erheblich gestört, wie wir es bei Borderline-Patientinnen vermuten, so kann es sein, dass eine Patientin in diffuse Spannungszustände statt in differenzierte Gefühle gerät oder dass sie, statt sich mehr zu spüren, von ihren Gefühlen abrückt, sich immer weniger spürt und dissoziiert. Andererseits nimmt die Realität darauf auch keine Rücksicht und deshalb sind Rückzug und Vermeidung auf Dauer keine Lösung. Daher ist die therapeutische Arbeit mit dem Spüren und Fühlen so wichtig, wenn wir die Patientinnen nicht krankschonen wollen.

Äußere, relationale und innere Achtsamkeit tragen gleichermaßen dazu bei, dass zwischenmenschliche Beziehungen gelingen können. In den letzten Jahren hat die Fähigkeit, psychische Prozesse bei anderen Menschen, aber auch bei sich selbst zu erfassen, besondere psychotherapeutische Beachtung erfahren. Dieses Erfassen seelischer Vorgänge wird als „Mentalisierung"[275] bezeichnet. Wegen der Aktualität und der Tragweite dieses Konzepts und weil es so deutliche Überschneidungen mit „Mindfulness" aufweist, möchte ich der Beziehung zwischen Mentalisierung und Achtsamkeit einen kleinen Exkurs widmen.

Exkurs: Mentalisierung und Achtsamkeit

Unter „Mentalisierung" versteht man die Fähigkeit, psychische Prozesse zu erfassen. Das Konzept entstand im Rahmen der psychoanalytischen Kleinkind- und Bindungsforschung. Dort wurde untersucht, wie die Fähigkeit zu mentalisieren erworben wird und welche Folgen es für das weitere Leben hat, wenn sie unterentwickelt bleibt. Dadurch konnten interessante Hypothesen für die Entwicklung schwerer Persönlichkeitsstörungen entwickelt werden. Wer nicht weiß, was in anderen Menschen vorgeht, füllt sein Nichtwissen mit Annahmen, die mehr mit seiner eigenen – z.B. ängstlichen – Grundstimmung als mit der Wirklichkeit zu tun haben. Dadurch ergibt sich ein neues Verständnis von Projektionen als Folge eines Unvermögens. Besonders wichtig ist es zu betonen, dass Mentalisierung auch die kompetente Erfassung eigener psychischer Prozesse bedeutet. Man kann auch mit eigenen Anteilen von sich selbst oder dem, der man einmal war, empathisch sein und sich selbst mehr oder weniger gut verstehen.

„Mentalisierung" ist aber kein einfaches Konzept. Manchmal wird darunter vor allem die Fähigkeit verstanden, Hypothesen über innerpsychische Zusammenhänge bei anderen Menschen zu entwickeln, also etwas recht Kompliziertes, eine Art angewandte Alltagspsychologie. Manchmal ist aber auch das Erfassen von Ausdruck und Verhalten eines Menschen (mit)gemeint, das keine Hypothesen über die Entstehung enthält.[276] Mentalisierung als eine Art Metakognition, ein komplexes Erfassen psychologischer Zusammenhänge, ist wohl eine kognitivistische Verzerrung des alltäglichen Mentalisierens. Ein Verständnis von Mentalisierung, das sowohl das blitzschnelle Verstehen eines Gesichtsausdrucks oder einer Körperhaltung als auch die Bildung psychologischer Zusammenhänge umfasst, ist sicher realistischer.

Mentalisierung ist nicht nur, aber auch ein psychologisches Verstehen. „Er ist so schnell zu entmutigen, weil er sich so wenig zutraut." „Er traut sich so wenig zu, weil seine Eltern ihn so wenig respektiert haben." „Er ist wütend, weil er gekränkt wurde." Solche Mentalisierungen brauchen Lebenserfahrung und/oder psychologisches Wissen. Es ist nicht ausreichend, bei dem zu bleiben, „was gerade geschieht", wenn man psychologische Zusammenhänge verstehen will. Man muss Hypothesen entwickeln, nachfragen, Wissen sammeln usw.

Achtsamkeit ist daher einerseits viel mehr als Mentalisierung, weil sie sich nicht nur auf das Verstehen anderer Menschen bezieht, andererseits aber auch weniger, weil sie keine komplexen Hypothesen hervorbringt. Beide überschneiden sich, aber beide haben ihre eigene größere Reichweite. Die Überschneidung liegt darin, dass Achtsamkeit auch auf seelische Prozesse (eigene und fremde) angewandt werden kann und dass umgekehrt Mentalisierung auch Achtsamkeit braucht, weil es nicht nur um die Kombination mentaler Prozesse geht, sondern auch um ihre elementare Erfassung und um Empathie im Sinne eines Nachempfindens.

Die Psychoanalyse konvergiert in dem Mentalisierungskonzept mit übungszentrierten Ansätzen in der Psychotherapie. Mentalisierung wird als etwas verstanden, das nachgelernt werden kann – und zwar in vielen verschiedenen und nicht nur in problematischen Situationen. Allerdings scheint in der praktischen Arbeit die traditionelle Orientierung auf therapeutische Settings fortzubestehen. Aus psychoanalytischer Sicht soll Mentalisierung vor allem in therapeutischen Milieus – während langer stationärer Behandlungen – geübt werden.

In der DBT klingt die Mentalisierung in der „Validierung" an, die auch als interpersonelle Fertigkeit geübt wird. Der wesentliche Unterschied ist allerdings, dass Validierung die explizite Anerkennung der Subjektivität des anderen (im Falle der Selbstvalidierung der eigenen Subjektivität) meint. Es handelt sich um eine kommunikative Fertigkeit, die bereits die Fähigkeit zur Mentalisierung voraussetzt. Ich muss erst etwas verstehen können, bevor ich dem Anderen mitteilen kann, was ich verstanden habe. Diese Mentalisierung wird aber nicht eigens betont und geübt.

Die Unterbewertung der Mentalisierung hat auch mit den verhaltenstherapeutischen und den spirituellen Hintergründen der achtsamkeitsorientierten Verfahren zu tun. Die Verhaltenstherapie hat nicht so ein ausgefeiltes Verständnis zwischenmenschlicher Beziehungen und ihrer innerpsychischen Folgen wie die Psychoanalyse und interessiert sich auch weniger für die komplexen Prozesse zwischen Patient und Therapeut. Die Achtsamkeitspraktiken des Vipassana oder des Zazen sind ebenso solipsistisch wie Yoga-Übungen und Körperreisen. Zu Themen wie Einsamkeit oder Sexualität findet man in den etablierten Programmen der achtsamkeitsorientierten Therapien wenig. In der DBT werden Beziehungen eher als Problemfelder angesehen, das Thema, wie man Beziehungen herstellt und entwickelt, wird kaum thematisiert.

Das Konzept der Mentalisierung ließe sich aus meiner Sicht nahtlos in achtsamkeitsorientierte Psychotherapien einfügen und man könnte dies kreativ versuchen – durch Rollenspiele, vielleicht auch mit Text-, Bild- und Filmmaterial.[277] Sinnvoll wäre dies vor allem in der Behandlung narzisstischer, dissozialer und Borderline-Persönlichkeitsstörungen. Die Praxis der Mentalisierung könnte aber selbst auch von der Übung einer allgemeineren Haltung der Achtsamkeit profitieren. Denn Achtsamkeit fördert die genauere, detaillierte Wahrnehmung gerade auch sinnlicher Eindrücke, also auch averbaler Botschaften und die Offenheit gegenüber den sich ständig wandelnden Regungen, Empfindungen, Gedanken und eben Mitteilungen des Anderen. Achtsamkeit fördert die Skepsis gegenüber den eigenen Vorannahmen, Projektionen und Erwartungen. Techniken des „aktiven Zuhörens" lassen sich hier nahtlos anschließen. Diese Praxis ist im Umgang mit signifikanten Anderen nicht leicht. Etwas leichter ist sie im Umgang mit Menschen, die weniger Bedeutung für uns haben – eine gute Vorbereitung ist vielleicht, sie im Umgang mit Dingen und emotional unkomplizierten Situationen geübt zu haben. Insofern könnte die Übung der Achtsamkeit eine Vorbereitung für die Aufgabe der Mentalisierung sein.

7.1.10 Beobachtende Achtsamkeit

Eine ganz grundsätzliche und in jeder Psychotherapie genutzte Fähigkeit des Menschen besteht darin, zu Situationen, Ereignissen und sich selbst Abstand herzustellen, dies alles sozusagen aus der Ferne zu betrachten – mit Distanz und einer gewissen Neutralität. Alle psychotherapeutischen Richtungen nutzen diese Fertigkeit. Ohne eine ausreichende „therapeutische Spaltung" sind kein psychotherapeutisches Arbeitsbündnis und keine erfolgreiche Psychotherapie möglich.

In den achtsamkeitsorientierten Psychotherapien gibt es eine Präferenz für diese Form der Achtsamkeit, die oft als „Zeuge-sein" formuliert wird. Der Patient übernimmt dabei tendenziell die Rolle des beobachtenden, nicht-bewertenden Wissenschaftlers. Ich habe versucht, in den Abschnitten 1.4 und 1.8 die Grenzen dieser Sichtweise aufzuzeigen. Die humanistische Psychotherapie hatte sich demgegenüber stärker an der begleitenden Achtsamkeit orientiert.

Die Bevorzugung der beobachtenden Achtsamkeit gilt besonders für MBSR und MBCT, während die DBT, die aus einer Kombination verhaltenstherapeutischer und humanistischer Ansätze entstanden ist, versucht, beide Traditionen zu vereinbaren. Schaut man auf die spirituellen Traditionen, so spielt hier eine Rolle, dass der Einfluss des Zen-Buddhismus auf Gestalttherapie und DBT überwiegt und der Zen-Buddhismus eher an bewusster Teilnahme an der Wirklichkeit interessiert ist, während sich MBSR und MBCT an der Vipassana-Praxis und an buddhistischen Auslegungen orientieren, die Achtsamkeit eher als innere Beobachtung konzipieren. Allerdings gibt es auch in der DBT eine Neigung, das Distanzierungs-Potential der Achtsamkeit zu betonen. Das liegt sicher einerseits an einem Einfluss der MBSR und der kognitiven Verhaltenstherapie auf die Entstehungsgeschichte der DBT, andererseits hat es therapeutische Gründe.

Die Distanzierung auf der Basis von Achtsamkeitspraxis hilft vor allen Dingen Patienten, deren Pathologie auf einem zu starken Engagement, einer zu starken Verstrickung und einer zu vehementen Gefühlsdynamik beruht. Im Falle der DBT ist es die Hyperemotionalität der Borderline-Patientinnen, die eher diffus, undifferenziert und heftig ist, im Falle der MBCT ist es die kognitive Eigendynamik der Patienten, die sie bei negativer Stimmungslage oder bei belastenden Ereignissen in die pathogene Selbstverstärkung depressiver Ansätze und Gedanken treibt. Auch für das MBSR macht das einen gewissen Sinn, weil ja die emotionale und psychosomatische Reaktion des Patienten auf Stressfaktoren gebremst werden soll.

L. Reddemann hat darauf hingewiesen, dass viele traumatisierte Patientinnen von sich aus eine radikale Distanz zu unerträglichen Gefühlen und Körperempfindungen herstellen, „jedoch eher unbewusst und als Depersonalisation ... Wenn Achtsamkeit jedoch bewusst verwendet wird, hat dies andere Auswirkungen, als wenn die Patientin unbewusst ‚neben sich steht‘, obwohl der Mechanismus vermutlich ein ähnlicher, wenn nicht der gleiche ist."[278] In der DBT ist erkennbar, dass die Achtsamkeit als Distanzierung vor allem in der Anfangsphase der Therapie – also bei sehr instabilen – Patientinnen fruchtbar und notwendig ist. Eine wesentliche Stärke des Verfahrens liegt in der raschen Stabilisierung der Patientinnen und im Abbau selbstdestruktiver Verhaltensweisen. Je stabiler die Patientinnen werden, umso wichtiger ist es aber, den Aspekt der *Teilnahme* durch Achtsamkeit zu betonen. Man läuft sonst – ähnlich wie bei dem Überstrapazieren fokussierender Achtsamkeit – Gefahr, die Patientinnen zu unterfordern. Sie werden dann zwar stabiler, aber nicht lebendiger und beziehungsfähiger.

7.1.11 Begleitende Achtsamkeit

Für Patientinnen, deren Pathologie sich eher auf eine Form von Hypoemotionalität zurückführen lässt, ist es nicht sinnvoll, wenn sie sich zu stark auf beobachtende Achtsamkeit verlegen. Für sie ist es wichtig, begleitende Achtsamkeit zu entwickeln, also zu üben, sich bewusst und intensiver, als sie es gewohnt sind, auf die Wirklichkeit einzulassen – auf ihre Gefühle, andere Menschen, die Anmutungen und Zumutungen der Welt. Dies gilt sicher für Patientinnen mit depressiver und zwanghafter Symptomatik, Anhedonie, Depersonalisationserleben, autistischen oder narzisstischen Zügen. Das Potential der begleitenden Achtsamkeit wurde und wird eher in semitherapeutischen Welten umgesetzt, in denen nicht klinische Bilder, sondern „human growth", Selbstverwirklichung und Befreiung von äußeren und inneren Zwängen im Vordergrund standen und stehen – wie in den humanistischen Therapieformen und Selbsterfahrungsbewegungen. Sensory Awareness Training, Gestalttherapie, Neotantra, meditatives Tanzen orientieren sich in ihrer Übungspraxis eher an bewusster Lebendigkeit und Sinnlichkeit als an Selbstbeobachtung.

„Du bist nicht dein Gefühl!" – Schauen wir uns diese Botschaft noch einmal (s.o. Abschnitt 6.3) im psychotherapeutischen Kontext an:

Sie könnte die Rückfrage bewirken:
„Was denn noch?"
Klassische Antwort: „Du hast deine Gefühle, du kannst sie einfach nur beobachten. Dafür musst du nicht deine Gefühle sein. Wenn du ein Pferd hast, bist du ja auch kein Pferd."
„Gehört der Beobachter denn nicht zu mir?"
„Doch, er ist ein Teil von dir, aber er steht außerhalb deiner Gefühle."

„Wieso hat er keine Gefühle, wenn er doch zu mir gehört?"
„Weil man alle Gefühle immer beobachten kann und dann hat man sie eben und ist sie nicht. Das gilt auch für die Gefühle des Beobachters, wenn er denn welche haben sollte. Man kann auch sie wieder beobachten."
„Hmm."

Versuchen wir eine andere Formulierung dieser Botschaft:
Statt mit: „Du bist nicht dein Gefühl" starten wir mit:
„Du bist nicht nur dieses Gefühl!"
Das ergibt vielleicht folgenden Dialog:
„Was denn noch?"
„Beispielsweise jemand, der denkt und handelt."
„Und ein Beobachter!"
„Auch das, wenn du willst. Als Beobachter deiner Gefühle wirst du dich ruhig und souverän fühlen."
„Hm, was bin ich noch?"
„Vieles: Gedanken, Empfindungen, andere Gefühle. Deine Gefühle kommen und gehen. Auch das, was du jetzt fühlst, geht vorbei, wenn du es nicht festhältst. Deshalb bist du nicht nur dieses Gefühl."
„Und wenn ich ganz ohne Gefühl sein will?"
„Schwierig. Denken und Handeln sind auch mit Gefühlen verbunden. Du kannst versuchen, deine Gefühle und deinen Körper ganz abzuspalten oder die Außenwelt ganz weit von dir wegzurücken, aber eigentlich macht man das nur im Notfall."
„Also behauptest du, dass ich immer etwas fühle."
„Ja, aber du bist nie nur das Gefühl, das für dich gerade im Vordergrund steht. Wenn du mit mir sprichst, bist du auch mehr als nur mein Gesprächspartner – z.B. bist du jemand, der vor mir sitzt und atmet, auch wenn du gerade nicht darauf achtest."
„Also kann ich auch so bleiben, wie ich bin."
„Ja, es wird dir allerdings nicht gelingen."

In der Praxis führen beide Botschaften zu unterschiedlichen Schwerpunkten, die sich aber durchaus ergänzen können. Schauen wir uns zwei unterschiedliche Umgangsweisen mit dem „Craving", also dem suchtartigen Verlangen an. Das neue Manual der Dialektisch-behavioralen Therapie[279] empfiehlt eine Doppelstrategie:

1. Klassisches Vorgehen: Vermeide das Craving, indem du auslösende Situationen erkennst und vermeidest. Hier geht es um das Erkennen von Gefahren und eine Anpassung des Verhaltens.

2. Achtsamkeitsorientierte „Anti-Craving-Skills" wie das „Wellenreiten":

„Nehmen Sie das ‚Craving' als eine ‚Welle' wahr: Die Welle kommt und geht wieder, sie wird langsam größer, bis sie sich irgendwann bricht und allmählich ausläuft. Sie können diese Welle ‚abreiten', wie ein guter Wellenreiter. Er geht mit der Welle, er kämpft nicht dagegen an ... Achten Sie auf Ihren Körper ... Achten Sie auf Ihre Gedanken ... Achten Sie auf Ihre Gefühle ... Je stärker das Verlangen, desto stärker der Lerneffekt" (M. Bohus, M. Wolf).[280]

Man beachte, dass die Empfehlung darin besteht, bei dem Verlangen zu bleiben, es nicht abzuschwächen, nicht dagegen anzukämpfen, sondern es achtsam zu begleiten. Es wird sogar empfohlen, ein Craving-Protokoll anzufertigen. Dieses Vorgehen erfordert die Disziplin und Energie eines Surfers. Die Aufforderung könnte so verstanden werden: „Werde Beobachter oder Zeuge deines Cravings." Aber warum dann das Verlangen zulassen?

Nimmt man diese Aufforderung hinzu, lautet die Mitteilung an z.B. einen Menschen mit einem Alkoholproblem: „Lass deine Gefühle zu, nimm sie intensiv und bewusst wahr, aber greife nicht ein, manipuliere sie nicht. Das Craving bedeutet nicht, dass du handeln musst. Es ist nur ein Gefühl. Wenn du handelst und das Craving verschwindet, suggerierst du dir immer wieder, dass es nur verschwindet, wenn du Alkohol trinkst. Genau das stimmt aber nicht! Es verschwindet auch, wenn du nicht trinkst. Es ist eine Welle, sie kommt und geht, zunächst kommt sie vielleicht immer stärker, aber dann wird sie immer schwächer zurückkehren. So oder so ist sie nur ein Gefühl. Du bist dieses Gefühl, aber nicht nur." Mit dieser Erläuterung haben wir uns weit in Richtung begleitender Achtsamkeit bewegt. Dies ist früher oder später bei jeder Auseinandersetzung mit unangemessenen oder fehlgedeuteten Gefühlen notwendig. Nur wenn wir sie zulassen, können wir sie korrigieren. Das kann bedeuten, dass wir lernen, sie zu ertragen, sie als vergänglich zu betrachten, oder einfach wahrnehmen, dass sie schwächer werden, je häufiger sie auftreten. Es kann auch bedeuten, dass wir sie in den richtigen Kontext stellen bzw. aus einem falschen Kontext entfernen. Dazu müssen wir sie aber erleben, sonst findet dieses Umlernen nur in unserem Kopf statt. [281]

Zwei Probleme dieses Vorgehens sollen noch Erwähnung finden: Eine Voraussetzung für das zweite Vorgehen ist – wie schon so oft erwähnt –, dass der Patient Erfahrung mit Achtsamkeit haben sollte. Auch ein Surfer übt zunächst in flachem Wasser und bei schwachen Wellen. Berücksichtigt der Patient dies nicht, wird er vermutlich enttäuscht werden und den ganzen Ansatz als illusorisch verurteilen. Das zweite Problem ist der Widerspruch zwischen dem klassischen und dem achtsamkeitsorientierten Vorgehen. Es mag funktionieren, beide Techniken miteinander zu verbinden, aber es könnte auch verwirrend sein. Patienten stolpern durchaus über den Widerspruch. Die Botschaft des ersten Vorgehens ist: Vermeide die Konfrontation mit dem Alkohol. Die des zweiten: Vermeide sie nicht. Die Verhaltensanpassung bedeutet: Der Alkohol kann dich verführen, die Achtsamkeit will vermitteln: Alkohol kann dich in eine schwierige Gefühlslage bringen, mehr nicht. Wenn die achtsamkeitsorientierte Psychotherapie an Selbstbewusstsein gewinnt, wird sie vielleicht in Zukunft auf solche widersprüchlichen Mischungen verzichten. Allerdings geht es in der Psychotherapie um jeweils einzigartige Patienten, nicht um die Reinheit eines Verfahrens. Manche Patienten brauchen vielleicht beide Ansätze oder kommen mit der Widersprüchlichkeit zurecht, für andere mag es besser sein, konsequent einen bestimmten Weg zu gehen.

7.1.12 Zusammenfassung: Formen der Achtsamkeit und ihre Anwendung in der Psychotherapie

Zusammengefasst gibt es wesentliche Aspekte der Achtsamkeit, die in jeder achtsamkeitsbasierten Psychotherapie angewandt werden. Sie werden von allen Formen der Achtsamkeit geteilt. Alle zusammen unterscheiden Achtsamkeit ausreichend von allen verstehenden und verändernden Techniken. Es handelt sich um:

···⟩ Bewusstheit,
···⟩ Gegenwärtigkeit,
···⟩ Nicht-Bewerten,
···⟩ Akzeptanz,
···⟩ Defusion.

Darüber hinaus werden die verschiedenen Formen der Achtsamkeit ganz unterschiedlich gewichtet. Bisweilen werden nur einzelne Formen eingesetzt, manchmal alle. Dies betrifft auch die Definitionen und Messinstrumente der Achtsamkeit. In Theorie und Praxis spielt die spirituelle Herkunft ebenso eine Rolle wie die therapeutischen Erfordernisse. Was die psychotherapeutische Arbeit betrifft, lässt sich folgende Faustregel aufstellen:

Emotionale Instabilität	emotionale Stabilität
fokussierte	weite Achtsamkeit
äußere	innere Achtsamkeit
beobachtende	begleitende Achtsamkeit

Abb. 7: Formen der Achtsamkeit und emotionale Stabilität

Bei der Frage der emotionalen Stabilität spielt natürlich auch die Fähigkeit zum Krisenmanagement eine Rolle. Eine emotional instabilere Patientin mit guten Bewältigungsmechanismen (z.B. Stresstoleranz – Skills der DBT) kann wesentlich mehr riskieren als eine in solchen Situationen hilflose Patientin. Außerdem gilt, dass Achtsamkeit eine Haltung ist, die unter günstigen, sicheren Bedingungen (kurze Zeiten, vertraute Situation, Lehrer / Therapeut, der Sicherheit vermittelt etc.) geübt wird. Das relativiert die angegebene Regel und gibt einen größeren Spielraum.

In der achtsamkeitsbasierten Psychotherapie haben wir derzeit vorrangig mit folgenden Problemen zu tun:
- Unklarheit des Konzepts (verschiedene Definitionen, Praktiken, Messinstrumente),
- unklare Indikation (welche Symptomatik soll eigentlich behandelt werden?),
- Vermischung mit anderen Therapieformen (Synergie oder wechselseitige Behinderung?),
- Probleme der Evaluation,
- ein einseitiges Verständnis von Achtsamkeit als fokussierende, innere, beobachtende Achtsamkeit.

Das einseitige Verständnis von Achtsamkeit führt dazu, dass vorrangig Indikationen gesehen werden, die eine Art „Plussymptomatik" beinhalten, also Symptome, die ein Zuviel an Aktivität beinhalten:
- Hyperemotionalität, Spannungszustände,
- destruktives Verhalten,
- Grübeln,
- psychosomatische Symptome.

Es wären aber auch weitere Indikationen denkbar, für die vermutlich das Konzept der Achtsamkeit breiter und differenzierter ausgelegt werden müsste:
- *Achtsamkeit auf Interaktionen und Begegnungen:* narzisstische Störungen, Kommunikations- und Beziehungsstörungen, Derealisation, Realitätsverlust, Angststörungen;
- *begleitende Achtsamkeit:* Hypoemotionalität, Depersonalisation, Depressivität, Anhedonie;
- *weite Achtsamkeit:* Sucht/Dependenz, Depressivität, Zwangssymptome, narzisstische Störungen;
- *alle Formen der Achtsamkeit:* Prävention (auch über Lebenskunst und Spiritualität).

Das größte Problem in der psychotherapeutischen Arbeit mit Achtsamkeit besteht darin, dass die Patientinnen für sich alleine nicht üben. Hier eine Checkliste für diese Situation:
1. Hat die Patientin die Haltung der Achtsamkeit verstanden?
2. Hat die Patientin das Vorgehen und die therapeutische Rollenverteilung in dieser Arbeitsweise verstanden und akzeptiert? Will sie wirklich jetzt diese Form von Psychotherapie und nimmt sie die Nachteile in Kauf?
3. Sind die Übungen leicht und kurz genug? Fängt die Patientin wirklich mit einfachen Aufgaben an oder stürzt sie sich auf ihre Probleme?

4. Haben Therapeut und Patientin genug Geduld? Passen der Zeitrahmen und das Engagement zu den Erwartungen?
5. Stimmt die Indikation und passen die Übungsvorschläge zu der therapeutischen Problemstellung?
6. Sind Sie ausreichend von dieser Arbeit überzeugt, um sie zu versuchen?
7. Ist Ihre eigene Achtsamkeitspraxis ausreichend?

7.2 Achtsamkeitsorientierte Spiritualität und Psychotherapie

7.2.1 Zur Legitimität der Verbindung von Psychotherapie und Spiritualität

Beginnen wir noch einmal mit dem Unterschied zwischen therapeutischen und spirituellen Achtsamkeitsübungen:

- *Therapeutische Achtsamkeitsübungen* sind in Form, Zeit und Aufwand auf den Abbau von Krankheitssymptomen und den Erhalt von Gesundheit ausgerichtet.
- *Spirituell orientierte Achtsamkeitsübungen* (= achtsamkeitsorientierte Meditationen) sind Schritte auf dem Weg zu einer veränderten Lebenseinstellung im Sinne einer erweiterten Selbst- und Welterfahrung. Prinzipiell sind Zeit und Aufwand unbegrenzt, denn es geht einfach um eine andere Art und Weise zu sein.

Sollten diese beiden Formen von Achtsamkeitsübungen nun voneinander ferngehalten werden oder können sie sich sogar in irgendeiner Weise gegenseitig unterstützen? Häufig wird diese Frage so gestellt: „Dürfen Psychotherapeuten mit ihren Patienten in der Therapie meditieren?" Sie hat noch einen zweiten Teil: „Warum sollten sie es überhaupt tun?"

Die einfachste Antwort auf die erste Frage ist: „Warum nicht, wenn es den Therapiezielen dient?" Der Einwand, der dieser Antwort vermutlich folgen wird, ist folgender: „Weil der Patient durch spirituelle Botschaften und Praktiken weltanschaulich beeinflusst wird und das kann nicht Aufgabe eines Psychotherapeuten sein." Dabei reicht auch als Einwand, dass sich der Patient beeinflusst oder gar missioniert fühlen könnte. Dieser Einwand entspricht unserem Bild von Spiritualität, das stark von uns vertrauten religiösen Formen geprägt ist. Wir kennen die Figuren des Propheten, des Missionars, des Predigers, des Gottgesandten, des Botschafters einer religiösen Sache. Möglicherweise ist dieser Anspruch mit dem Anspruch der monotheistischen Götter auf Alleinvertretung in die Welt gekommen.[282]

Ein Gegentopos findet sich in vielen spirituellen Geschichten, in denen weder missioniert noch ein Auftrag erfüllt wird, sondern der spirituell Suchende einen weiten Weg zurück und ernsthafteste Demonstrationen seiner Motivation an den Tag legen muss, um von einem Lehrer als Schüler akzeptiert zu werden. In diesen Geschichten muss er auch danach Geduld zeigen und viele Dienstleistungen erbringen, bis er schrittweise des Wissens des Lehrers teilhaftig werden kann. Solche Geschichten finden sich vorwiegend im asiatischen Kulturkreis. Dort ist der spirituelle Meister alles andere als ein Missionar oder Prophet. Er wird eher als schwer erreichbar dargestellt. Er lebt zurückgezogen von der Gesellschaft, schweigsam, aber glücklicherweise doch irgendwann zu Mitteilungen bereit.

Damit soll nicht behauptet werden, dass es in der Geschichte des Hinduismus und des Buddhismus keine missionarischen Gurus und keine gewaltsamen Missionierungen gegeben hat. Es gab die gewaltsame Missionierung anderer religiöser Kulturen und es gab und gibt die aggressive innere Mission.[283] Zudem kennen auch spirituelle Lehrer aus diesen Kulturkreisen narzisstische, ökonomische und sonstige Interessen. Aber die Darstellungen ihrer Unwilligkeit zu lehren haben eine wichtige Botschaft. Sie vermitteln ein anderes Bild von Spiritualität: Ein Suchender vermutet ein Wissen bei einem anerkannten Meister und bittet um seine Mitteilung.

Nun können Psychotherapiepatienten zu Recht vermuten, dass ihr Therapeut einiges an Wissen besitzt, das er ihnen nicht mitteilt. Dies betrifft sein diagnostisches, methodisches und theoretisches Wissen. Dieses Wissen ist weder für den Therapeuten leicht formulierbar noch ist es immer gesichert. Es beinhaltet auch grundsätzliche Anschauungen über die „Psyche", über Werte, über das, was als Erkenntnis gelten soll, kurzum eine Menge weltanschaulicher und lebensanschaulicher Annahmen, die seine Ausrichtung der Therapie, seine Arbeitsweise und seine vielen mehr oder weniger expliziten Stellungnahmen zu den Problemen und Verhaltensweisen des Patienten prägen. Persönlichkeit, kultureller Hintergrund und auch methodische Sozialisation des Therapeuten spielen hier eine Rolle. Zu diesen hintergründigen Deutungsmustern gehören auch spirituelle, religiöse oder andere weltanschauliche Einstellungen. Ich habe in diesem Buch mehrfach versucht zu zeigen, welche spirituellen Traditionen z.B. in den achtsamkeitsbasierten Psychotherapien eine Rolle spielen. Aber spirituell oder nicht, weltanschauliche Prämissen finden sich in allen Psychotherapien. Es ist unüblich, sie offenzulegen und zu diskutieren. Aus gutem Grund. Der Therapeut muss sie nicht explizieren und mit dem Patienten diskutieren, weil diese Erklärungen Zeit, Energie und Aufmerksamkeit kosten. Aber wenn wir nach der Legitimität fragen, so spricht nichts dagegen, dass er expliziert, was ohnehin mitwirkt.

Das schließt die Möglichkeit ein, mit Ritualen, Metaphern und Legenden zu arbeiten. Alle diese Formen der Mitteilungen sind nicht per se irrational. Oft sind Metaphern, Rituale, Imaginationen und Erzählungen unersetzlich. Sie schaffen Erfahrungen, erschließen neue Welten und Lebensformen. All dies ist unproblematisch, nicht aber Irrationalität. Irrationale Botschaften im Rahmen einer wissenschaftlich orientierten Psychotherapie an Menschen heranzutragen ist meines Erachtens weder legitim noch hilfreich, weil es der rationalen Grundhaltung der Psychotherapie und ihrem Verständnis von seelischer Gesundheit widerspricht. Offensichtliche Irrationalität oder gar Irrationalismus passen nicht in wissenschaftliche Psychotherapien. Zum einen wäre es widersprüchlich und verwirrend, einerseits eine wissenschaftlich oder auf andere Weise rationale, andererseits eine irrationale oder gar irrationalistische Haltung zu vermitteln, zudem gibt es mehrere praktische Gründe wie die Unverständlichkeit oder die Unberechenbarkeit, auf die ich in den Kapiteln 3 und 4 eingegangen bin. Irrationale und irrationalistische Formen von Spiritualität (z.B. Channeling, magische

Praktiken, Wiedergeburtsglaube) in der Psychotherapie einzusetzen, scheint mir allenfalls legitim, wenn der Patient ohnehin schon an diese Dinge glaubt oder in diesem Sinne entsprechend gebunden ist.

Die Frage ist daher auch, wie der Psychotherapeut mit spirituellen Inhalten umgeht. Ist sein Anliegen Transparenz und seine Haltung Skepsis, so trägt er damit eher zur Emanzipation des Patienten bei als zu einer stärkeren Hierarchisierung der therapeutischen Beziehung und zu unerlaubter Einflussnahme auf den Patienten.

Bei der Frage der Einbeziehung spiritueller Aspekte in die Psychotherapie kommt es aber vor allem auf das Interesse des Patienten an. Es gibt Situationen in Therapien, in denen sich für manche Patienten existenzielle Fragen stellen oder in denen sie aus anderen Gründen (z.B. dem Wunsch nach Reflexion auf die Therapie selbst) mehr über das wissen wollen, was „hinter der Therapie" steckt oder was der Therapeut selbst über grundlegende Fragen des Lebens denkt. Natürlich können dabei Übertragungsphänomene, Vermeidungsstrategien usw. eine Rolle spielen, aber das ändert nichts an der prinzipiellen Legitimität des Interesses und der prinzipiellen Berechtigung des Therapeuten, darauf einzugehen. Letztlich muss der Therapeut entscheiden, ob dieses Vorgehen in der jeweiligen Therapiesituation oder -phase mit dem therapeutischen Prozess und den Therapiezielen zu vereinbaren ist oder nicht. Denn nur wenn es das tut, ist es berechtigt. Aus meiner Sicht sollten also folgende Eingrenzungen gelten:

1. Spirituelle Themen und Praktiken sollten in Psychotherapien nur Raum bekommen, wenn dies den Therapiezielen im weitesten Sinne oder der Aufklärung über die Therapie selbst dient.
2. Der Therapeut kann auf spirituelle Aspekte seiner Arbeit hinweisen und zurückhaltende Angebote machen, sie theoretisch und praktisch zu vertiefen. Mehr aber nicht. Die Motivation zu dieser Ausweitung der Therapie muss von dem Patienten kommen.
3. Der Therapeut sollte über eigene Motivation und über genügend Erfahrung mit der Spiritualität verfügen, die zur Diskussion steht.
4. In wissenschaftlich orientierten Psychotherapien ist die gesamte Arbeit rationalen Prinzipien verpflichtet. Es ist nicht sinnvoll, irrationale Inhalte oder gar eine irrationalistische Haltung in Psychotherapien einzubringen.
5. Der spezifische Charakter der Spiritualität sollte klar werden und die Funktion im Zusammenhang mit der Therapie (Klärung, Prävention) geklärt sein. Dies dient dem Schutz der Spiritualität, der Verhinderung einer Therapeutisierung aller Lebensbereiche und der Begrenzung der Patientenrolle.

Es kann sinnvoll sein, bei therapeutischen Angeboten – z.B. Gruppenangeboten – von vorneherein klarzustellen, dass Spiritualität thematisiert wird. Bei einer rationalen Grundeinstellung der Therapeuten würde dies bedeuten, dass sie genauso kritisch betrachtet werden darf und sollte wie therapeutische Angebote oder Beratung. Auch dies kann man von Anfang an klarstellen.

7.2.2 Chancen der Verbindung von Psychotherapie und Spiritualität

Wenn es nun mit diesen Vorgaben legitim sein soll, mit Patienten spirituelle Themen in die Psychotherapie einzubeziehen, so stellt sich die Frage: „Wozu überhaupt?" Wenn es stimmt, dass Lebenswelt, Therapie und Spiritualität gleichberechtigte Kontexte sind, die unterschiedlichen Rationalitäten folgen und sich eben nicht decken, so bleibt es fraglich, ob sich achtsamkeitsorientierte Spiritualität sinnvoll in den psychotherapeutischen Kontext einbringen lässt. Ich möchte noch einmal betonen, dass es bei dieser Fragestellung nicht um die Verwendung von Achtsamkeit zu therapeutischen Zwecken geht, die ich im vorherigen Kapitel diskutiert habe. Weder Patienten noch Therapeuten müssen sich für die spirituelle Dimension der Achtsamkeit interessieren, um die verschiedenen therapeutischen Möglichkeiten, die Achtsamkeit bietet, nutzen zu können.

In den letzten Jahren wird international zunehmend die Bedeutung der Spiritualität für die körperliche und seelische Gesundheit erforscht.[284] Diese Forschung erweist sich als kompliziert. Ein Problem liegt darin, dass in diesen Untersuchungen Spiritualität jeweils ganz unterschiedlich definiert wird. Mal ist so etwas wie die Praxis der Meditation, des Gebets oder sogar der Geistheilung gemeint, mal die Zugehörigkeit zu einer der großen Kirchen, mal auch zu kleinen religiösen Gemeinschaften, mal die Teilnahme an einem Programm einer achtsamkeitsorientierten Therapie, mal der Glaube an einen höheren Sinn, mal der Glaube an einen personalen Gott usw. Die Ergebnisse lassen sich entsprechend schwer vergleichen. Dazu kommt, dass kaum zu unterscheiden ist, was die spirituelle Erfahrung bewirkt und was eventuell der besondere Lebensstil religiöser und/oder spiritueller Menschen (kein Drogenkonsum, soziale Einbettung, Disziplin etc.) ausmacht. Unklar bleibt auch, ob eine Meditation gesundheitsfördernd wirkt, weil sie spirituell erlebt und verstanden wird oder weil sie lediglich eine klassische psychotherapeutische Funktion hat, z.B. zur Entspannung führt (und auf diese Weise z.B. den Blutdruck senkt). Wir wissen gegenwärtig auch noch nicht, welche Bedeutung Achtsamkeit selbst oder eine mögliche spirituelle Komponente für die Wirksamkeit der achtsamkeitsorientierten Therapien hat. Kurzum: Es ist noch schwieriger mit der Evaluation der psychotherapeutischen Wirksamkeit von Spiritualität als mit der Evaluation achtsamkeitsbasierter Psychotherapien.

Manche Schwierigkeiten sind aber vermeidbar. So sind oft schon die Benennungen der Interventionen unpräzise. Es ist verwirrend, eine achtsame Atemübung als eine „Atemmeditation" oder einen „Bodyscan" (eine Körperreise) als eine „Körpermeditation" zu bezeichnen. Es ist sinnvoll, die spirituelle von anderen religiösen Komponenten zu trennen. Es ist notwendig und möglich, zwischen Elementen, die alle spirituellen Erfahrungen miteinander teilen, und spezifischen Annahmen, die nur von manchen spirituell interessierten Menschen unterstützt werden, zu unterscheiden. Wer gerne meditiert, muss deswegen nicht an eine höhere Macht glauben.

Ich möchte trotz dieser unbefriedigenden Ausgangslage einige vorsichtige Überlegungen zu einem möglichen Einfluss einer achtsamkeitsorientierten Spiritualität auf die psychische Gesundheit anstellen. Dabei gehe ich von der Interpretation aus, die ich in diesem Buch vorgelegt habe. Sie versucht rationalen Kriterien so weit wie möglich gerecht zu werden, beinhaltet den Verzicht auf essentialistische Annahmen und akzeptiert den Pluralismus gleichberechtigter Diskurse und Lebensformen. Das ist z.B. ein wesentlicher Unterschied zu den meisten anderen spirituellen Artikulationen, in denen der Glaube an eine höhere Wahrheit oder an einen höheren Sinn eine wesentliche Rolle spielt. Gerade diesem Glauben wird oft eine heilsame oder präventive Wirkung zugeschrieben. Andererseits liefert auch die achtsamkeitsorientierte Spiritualität – auch wenn sie ohne solche Annahme auskommt – eine Orientierung und einen Bezugsrahmen. Aber die Erfahrungen der Offenheit, Gegenwärtigkeit, der Verbundenheit, der Daseinsfreude werden von jeder achtsamkeitsorientierten Spiritualität und wohl auch den meisten Formen von Spiritualität geteilt.

Sollen spirituelle Erfahrungen Einfluss auf die seelische Gesundheit nehmen, müssen sie irgendwie in den Alltag transferiert werden. Wie in Abschnitt 5.5 dargestellt, sind verschiedene Wege des Transfers achtsamkeitsorientierter spiritueller Erfahrungen in den Alltag möglich:
- eine Lebensgestaltung, die sie erleichtert und wiederholbar macht;
- die Überblendung spiritueller und alltäglicher Erfahrungen und
- die Veränderung alltäglicher Lebensformen unter dem Einfluss der Spiritualität (s. Kap. 6).

Der erste Weg würde bedeuten, dass spirituelle Erfahrungen erweitert werden und dass sie möglicherweise einen unmittelbaren Einfluss auf die seelische und vielleicht auch körperliche Gesundheit haben (z.B. durch physiologische Veränderungen während der Meditation). Dies ist möglich, scheint mir aber in unserer Gesellschaft für die meisten Menschen unwahrscheinlich, da diese Erfahrungen quantitativ keine entscheidende Rolle spielen. Diese Hypothese ist aber z.B. in Bezug auf Mönche und Nonnen interessant oder in Bezug auf die unmittelbare Wirkung von Retreats. Wichtiger scheinen mir die beiden anderen Wege, weil sie die Lebenseinstellung verändern und damit auch dann wirksam sind, wenn die Meditationspraxis begrenzter ist.

Spiritualität kann auf dem Weg der Überblendung und dem Weg der Lebensgestaltung sowohl zur sekundären Prävention beitragen als auch die „Resilienz"[285] fördern, also die Widerstandsfähigkeit gegenüber Belastungen, die zu seelischen oder psychosomatischen Erkrankungen führen können. Diese beiden Wege sind eng miteinander verbunden und natürlich schließen sich alle drei Wege nicht aus. Der dritte Weg kreuzt viele andere Formen der Spiritualität. So werden Verbundenheit, Freude, Dankbarkeit, Vertrauen, Liebe, Weisheit in verschiedensten Traditionen als spirituell geförderte Einstellungen genannt. Erst wenn wir genauer verstehen würden, welche spirituelle Praxis, Erfahrung und Auslegung welche Haltungen tatsächlich fördern, könnten wir auch rekonstruieren, wie Spiritualität auf diesem Wege die seelische Gesundheit beeinflusst.

Dennoch möchte ich für die achtsamkeitsorientierte Spiritualität einige Hypothesen riskieren. Dabei fasse ich die möglichen Wirkungen beider Wege, d.h. der Elemente der achtsamkeitsorientierten Spiritualität (Kap. 5), und der spirituell unterstützten und beeinflussten Lebensformen (Kap. 6) in einer Tabelle zusammen. Selbstverständlich ist diese Tabelle heuristisch, nicht empirisch gemeint. Deshalb ist sie auch nur auf Beispiele, nicht auf Vollständigkeit angelegt:

···> *Verbundenheit* versus narzisstische, autistische, schizoide Symptomatik, Derealisation

···> *Gegenwärtigkeit* vs. Angststörungen, Grübeln, Traumatisierungen, psychosomatische Symptome

···> *Daseinsfreude* vs. Sucht/Dependenz, Selbstwertstörung, Anhedonie

···> *Begegnung* vs. Dissozialität, Mentalisierungsschwäche

···> *Akzeptanz* vs. Wiedergutmachungswünsche, Vorwurfshaltung, Realitätsverlust

···> *Freiheit* vs. Zwangssymptome, Sucht/Dependenz, Depersonalisation, Angst, Depressivität

···> *Offenheit* vs. Depressivität, Zwangssymptome, Realitätsverlust

···> *Dankbarkeit* vs. Wiedergutmachungswünsche, Opferrolle, Vorwurfshaltung, Narzissmus

···> *Vertrauen* vs. Angststörungen, psychotische Entwicklungen, Bindungsstörungen

···> *Authentizität/Selbstakzeptanz* vs. Selbstunsicherheit

···> *Kreativität* vs. Depressivität

···> *Begehren als Begehren* vs. Sucht

···> *situationsbezogener Handlungsstil, Verlangsamung, Erweiterung des zeitlichen Horizonts* vs. Stresssymptomatik, Burn out

Abb. 8: Mögliche Wirkungen der achtsamkeitsorientierten Spiritualität auf psychische Störungen

Daneben gibt es möglicherweise unspezifische Auswirkungen spiritueller Achtsamkeit, die seelische Gesundheit fördern: Die Erfahrung der Selbstwirksamkeit, die Förderung von Frustrationstoleranz und Durchhaltevermögen, die Einbettung in eine reale oder virtuelle soziale Gemeinschaft, die größere Klarheit in existenziellen Fragen und vor allem die Bereitschaft, die Verantwortung für das eigene Leben in einem grundlegenden Sinne zu übernehmen. Wenn ich mich bereit erkläre, mich mit den existenziellen Grundlagen meines Lebens auseinanderzusetzen und sie sogar zu gestalten, bin ich wenig in der Gefahr, mich von anderen Menschen abhängig zu machen und ihnen die Verantwortung für meine Gesundheit oder mein weiteres Schicksal zu geben.

Dieser letzte Gesichtspunkt ist aus meiner Sicht psychotherapeutisch besonders relevant. Auf diesem Wege kann möglicherweise die Erweiterung der Psychotherapie um die spirituelle Dimension klassische Nebenwirkungen von Psychotherapie verhindern:

···⟩ sekundäre Krankheitsgewinne;
···⟩ Abhängigkeit von Therapeuten, therapeutischen Milieus oder Diskursen;
···⟩ Narzissmus in Form von Perfektionismus oder negativem Narzissmus;
···⟩ Entwicklung einer therapeutischen Pseudo-Identität (der Patient sieht sich vor allem unter diagnostischen und therapeutischen Gesichtspunkten);
···⟩ Überforderung der Therapie und des Therapeuten.

De facto passiert leider häufig das Gegenteil. Die Aufgabenfelder der Psychotherapie und der Spiritualität werden vermischt, indem die Psychotherapie ent-wissenschaftlicht und einer Spiritualität, die sich Irrationalität großzügig gestattet, angenähert wird.

Die Verwissenschaftlichung der Psychotherapie begann einmal mit der Psychoanalyse. Die klassische Psychoanalyse war und ist ein Hort der Skepsis: Skepsis gegenüber der Subjektivität des Patienten, Skepsis gegenüber dem Unbewussten, gegenüber der Gesundheit und dem Glück, Skepsis gegenüber der Gegenwart und der Zukunft. Mit dieser Einstellung ist die Psychoanalyse inzwischen gegenüber dem Glauben an das Gute und das Machbare ins Hintertreffen geraten. In einer Art „Psychotherapie light" wird heute oft das Unbewusste mit der guten Natur versetzt und mutiert zur Ressource. An die Stelle schwer verständlicher subjektiver Irrungen und Wirrungen sind selbstverständliche objektive Traumata getreten und an die Stelle unüberwindbarer Widersprüche das freie Spiel guter Energien.

Man kann der Psychoanalyse vorhalten, dass sie mehr an Erkenntnis als an therapeutischem Erfolg oder gar der psychotherapeutischen Versorgung der Bevölkerung interessiert war. Tatsächlich sind fast alle wichtigen therapeutischen Neuerungen der letzten Jahrzehnte außerhalb der Psychoanalyse entstanden. Aber das Festhalten an der Wahrheitssuche gegenüber der Nützlichkeit hat etwas Würdevolles. Der psychoanalytische Diskurs mag oft intellektualistisch gewesen sein, er war doch auch immer anspruchsvoll und kämpferisch. Er teilte die in den Human- und Geisteswissenschaften übliche Diskussionsfreudigkeit. Wie trostlos demgegenüber der aktuelle neu-spirituelle Diskurs, in dem es kaum Auseinandersetzungen oder Kritik gibt, aber jede Menge Spekulation und langweilige Toleranz auch des größten Unfugs, sofern er nur irgendwie zu nutzen scheint oder gut gemeint ist oder sich auf irgendeine spirituelle Tradition beruft!

Der psychoanalytischen Skepsis steht der Zeitgeist entgegen: Alles ist machbar, jeder kann sein Glück überall erreichen – wenn nicht, ist er selbst schuld. Erleuchtung, Glück und Gesundheit liegen auf der Straße, sie müssen nur aufgehoben werden. Missglückte Lebensläufe und Beschädigungen sind Unfälle, die bei ordnungsgemäßem Betrieb des Lebens nicht vorkommen sollten. Wer von einem solchen Unfall betroffen wurde, hat einen Anspruch auf Wiedergutmachung. Da niemand von solchen Fouls des Lebens verschont bleibt, sind wir alle Opfer und haben Anspruch auf Therapie. Aber wir sind nicht nur Opfer regelwidriger Fouls, sondern haben auch eine Verpflichtung, uns fit zu halten, alles aus uns herauszuholen, unser Bestes zu geben. Tendenziell kann sich daher jeder berechtigt und sollte sich sogar verpflichtet fühlen, Psychotherapie in Anspruch zu nehmen, wenn er an das Gute als universelles Prinzip glaubt und sich für genügend sensibel und gutwillig hält, um zu merken, dass er nicht als dessen Inkarnation durchgeht.

Achtsamkeitsorientierte Spiritualität könnte die Skepsis erneuern und Sand ins Getriebe werfen. Sie hat ausgesprochen wenig und auf den ersten Blick wenig Attraktives zu bieten. Gegenwärtigkeit, Absichtslosigkeit, Offenheit, Achtung vor dem Nicht-Sinn und Akzeptanz der Abgründigkeit des Lebens – das ist alles unspektakulär, ernüchternd und auch nicht wirklich kompliziert. Damit kann man auch keine Legionen von Helfern beschäftigen. Achtsamkeit führt recht verstanden nicht zu neuen Heilserwartungen, sondern sie fordert den Patienten, stärkt das Realitätsprinzip und entlastet die Mitarbeiter in therapeutischen Einrichtungen.

7.2.3 Gefahren der Spiritualität

Selbst wenn die achtsamkeitsorientierte Spiritualität und die von ihr geprägten Lebensformen präventiv wirken sollten, so ist damit natürlich nicht gesagt, dass sie ausreichend sind. Tatkraft, konstruktive Aggressivität, Gestaltungswille, Verbindlichkeit, Geschichtsbewusstsein, Voraussicht werden von achtsamkeitsorientierter Spiritualität nicht wesentlich gefördert und haben vielleicht eine ebenso wichtige präventive Bedeutung bei psychischen Störungen. Aber abgesehen davon, dass sie unzureichend ist und leicht überschätzt werden kann, bringt die Spiritualität – und auch achtsamkeitsorientierte Spiritualität – Gefahren für die seelische Gesundheit mit sich. Auf sie wurde schon oft hingewiesen.[286]

Ein spirituell suchender Mensch sollte in der Lage sein, spirituelle Erfahrungen zu integrieren. Er sollte zwischen den verschiedenen Formen, in der Welt zu sein, wechseln und sie im besten Falle überblenden oder miteinander verflechten können. Das ist nicht einfach und kann scheitern. Die größte Gefahr besteht in der Desintegration, also darin, dass ein Mensch sich auf seinem spirituellen Weg aus der alltäglichen Welt entfernt und nicht wieder zurückfindet bzw. zurückfinden will. Wir kennen die spirituelle Verzweiflung auf Grund beglückender Erfahrungen aus den Berichten vieler Mystiker. Hier ist der Grund der Verlust der mystischen Erfahrung, die als ein intensives Gefühl von Glück, Liebe, Verbundenheit mit Gott, als eine beglückende Vereinigung erlebt wird. Wenn sie dieses Gefühl nicht erreichen oder nicht halten konnten, gerieten Mystiker in Abgründe der Einsamkeit und der Verzweiflung.[287] Oft erlebten sie dies als Versagen und gerieten in Selbstzweifel wie es unglücklich Liebenden geschehen kann. Das Erleben der Aussichtslosigkeit, der eigenen Kleinheit, die Geschlossenheit der Zukunft (im Sinne eines Entweder-Oder), das Grübeln nach Gründen, vor allem aber das Festhalten an einer maßlosen Bedürftigkeit macht aus der Trauer um das Verlorene oder Unerreichbare eine Depression.

Für eine solche Desintegration alltäglicher und spiritueller Erfahrungen kann es viele Gründe geben. Ein wesentlicher Grund besteht in einer Überhöhung der spirituellen Erfahrung selbst und in der Abwertung des normalen Lebens. Dies geschieht so häufig, dass es schon gar nicht mehr auffällt. Ich habe in diesem Buch immer wieder auf diese Überhöhung hingewiesen. Sie zeigt sich in der Rede von einer höheren, tieferen oder absoluten Wahrheit, von einem höheren Bewusstseinszustand, der erreicht werden soll usw.

Dieses hierarchische Denken ist verbreitet und verständlich. Das Bekannte und Erreichte, also das Alltägliche verliert für viele Menschen an Wert und sicher gerade für diejenigen, die auf neue Erlebnisse, Erweiterung ihres Horizonts, Selbstverwirklichung und Ähnliches aus sind. Ist man erst einmal spirituell unterwegs, so sind außerdem Opfer, Geduld etc. notwendig und erhöhen den Wert des Ziels noch einmal. Wer etwas unter Mühen erreicht, möchte auch wissen und anerkannt wissen, dass es sich dabei um etwas Besonderes handelt. Opfer sollen nicht umsonst gewesen sein und das heroische Element in den Darstellungen spiritueller Suche ist unübersehbar. Große Entbehrungen und Opfer, Strapazen, weite Wege in dramatischen Landschaften, Risiken, Hindernisse, schwere Krisen, schier unendliche Zeiträume, charismatische Begegnungen und überwältigende Erfahrungen gehören zu spirituellen Erlebnisberichten und Legenden wie der Mord zu einem Krimi. Verführerinnen und Helfer begegnen dem Helden, bis dann irgendwann der oder die geheimnisvolle Weise in einem versteckten Winkel gefunden ist.[288] „Spirituelle Virtuosen"[289] meditieren im Schnee, brauchen keine Luft zum Atmen, leben von kalorienfreier „Lichtnahrung". Manche Suchende erzählen, über Monate nichts gegessen und sogar nichts getrunken zu haben. Meist sind es junge Männer, die ausziehen, das Fürchten zu lernen, und mangels natürlicher Feinde und unnatürlicher Walküren sich lieber gleich mit dem großen Ganzen oder wenigstens der Leere in Kopf und Magen herumschlagen. Selbst lakonische und humorvolle Bewegungen wie der Zen sind nicht davor gefeit, saß doch der legendäre Stammvater der Bewegung „Boddidharma" sieben Jahre vor einer Felswand und ließ seine Beine abfaulen. Anschließend trug er die Lehre in die Welt.

Aus welchen psychischen, ökonomischen oder sonstigen Strategien und vor welchem kulturellem Hintergrund er auch immer entstanden sein mag, der spirituelle Heroismus bedient heute erkennbar narzisstische Bedürfnisse. Auch die Idealisierung spiritueller Lehrer spricht dafür. Sie wird oft von ihnen selbst betrieben. Manchmal wird sie aber sogar gegen ihre explizite Selbstdarstellung aufrechterhalten.[290] Die Inszenierungen sind oft absurd. Nicht nur Personen, auch spirituelle Gemeinschaften nehmen leicht elitäre Züge an und werden wie Gurus narzisstische Objekte. Es gibt Initiationsriten, die Schüler erhalten neue Namen, werden Teil einer neuen, starken, überlegenen Gemeinschaft.

Der Narzissmus profitiert noch stärker, wenn der Weg nach innen favorisiert und Spiritualität hauptsächlich als Selbsterfahrung, Selbstsuche, Selbstverwirklichung verstanden wird.[291] Im Reich der Subjektivität ist die Freiheit zwar nicht grenzenlos, aber doch größer als in den Labyrinthen der Außenwelt und das macht den Weg nach innen zusätzlich anziehend für narzisstisch, schizoid oder autoritär strukturierte Menschen. Für sie ist die Vision faszinierend, das Glück in der Beschäftigung mit sich selbst zu finden, alle Abhängigkeiten abzulegen oder die vollständige Kontrolle ausüben zu können.

Auch die achtsamkeitsorientierte Spiritualität kann verführerisch wirken. Warum sich den alltäglichen Wahnsinn, die ganze Betriebsamkeit, das Gerede und die Auseinandersetzungen antun, wenn man in Gegenwärtigkeit verweilen kann? Diese Frage meine ich durchaus ernst, ich frage mich das oft. Emily Dickinson hat für diesen Zweifel an der Betriebsamkeit wunderbare Worte gefunden: „To live is so startling, it leaves but little room for other occupations."[292]

Gelingt es nicht, eine spirituelle Erfahrung als Hintergrundgefühl in das normale Leben mitzunehmen, entsteht eine Not und ein Verlangen, in diesen Zustand zurückzukehren. Es ist dann naheliegend, sich in spirituelle Welten zurückzuziehen, in Seminare, Klöster, Ashrams und andere passende Lebenswelten. Gerade in Lebenskrisen, nach Misserfolgen oder bei frustrierenden Lebensbilanzen ist die Verlockung groß, sie auf diese Weise zu bewältigen. Statt sich den Problemen zu stellen, kann man Spiritualität dazu benutzen, sie zu umgehen. John Welwood nennt dies *„spiritual bypassing".*[293]

Selbstentwertung und Selbstaufgabe finden nicht nur in traditionellen Religionen einen Nährboden, sondern auch in achtsamkeitsorientierter Spiritualität. Für Über-Ich-strukturierte Menschen kann die spirituelle Suche eine Gefahr sein, weil sie Perfektionismus und Zwanghaftigkeit fördern kann. Stetes Sich-Bemühen, stetes Sich-selbst-überwinden, Disziplin, bereitwilliges Leiden, Sich-opfern usw. werden oft als wesentlich für eine ernsthafte spirituelle Suche betrachtet. Dabei wird manchmal auch noch die Botschaft mittransportiert, dass das Ziel ohnehin nicht zu erreichen ist, dass alle diese Bemühungen letztlich vergeblich sind und dergleichen.[294] Wer diesen Darstellungen zum Opfer fällt, steht in der Gefahr der Selbstentwertung und der Depressivität. Zum Glück ist dies immer wieder durchschaut worden. Als Gegenmittel gegen diesen Geist der Selbstkasteiung sei z.B. Hans Baiers Sprüchesammlung über das „Nicht-Üben" empfohlen.[295] Eigentlich sollte es selbstverständlich sein, dass Achtsamkeit auch die eigenen Gefühle, Bedürfnisse und Grenzen einschließt. Achtsamkeitsorientierte Spiritualität kann und sollte ein realistisches Selbstbewusstsein fördern, aber unter ungünstigen äußeren und inneren Bedingungen kann sie auch dazu führen, dass das Selbstbewusstsein schwindet und Menschen sich unterordnen und verraten.

Spiritualität kann aber auch zur Konfliktscheu beitragen. Die rezeptive Grundhaltung kann schnell zu einem Quietismus werden, also zu einer Haltung der Gleichgültigkeit, Passivität und Akzeptanz von allem und jedem, zu einer „Buddha-Neurose" (C. Trungpa).[296] Dies kann als Toleranz oder als höhere Einsicht („Alles ist subjektiv") rationalisiert werden.

Die Gefahr von Psychosen und Angstzuständen durch eine forcierte Praxis weiter Achtsamkeit ist sicher gegeben. Ihr wird aber in spirituellen Kontexten in der Regel durch Ritualisierungen, klare Strukturen und Begrenzungen sowie eine schrittweise Hinführung begegnet.

Für alle genannten unerwünschten Wirkungen spiritueller Erfahrungen gilt natürlich: Sie werden erst pathogen, wenn sie auf eine entsprechende Persönlichkeitsstruktur treffen.[297] In einem psychotherapeutischen Rahmen wäre dies nicht weiter bedrohlich oder sogar erhellend, sofern Patient und Therapeut ein Gespür und ein Bewusstsein für solche Entwicklungen haben. Was in Psychotherapien zu Tage tritt, spontan oder evoziert, ist ja immer auch eine Chance zur Bearbeitung. In spirituellen Umgebungen bleibt zu hoffen, dass der Betroffene selbst, ein spiritueller Lehrer oder sonst ein Beteiligter eine Sensibilität für solche Probleme und den Mut hat, sie anzusprechen. Eine Konsequenz könnte eine vorrangige oder begleitende Psychotherapie sein. Nach meiner Erfahrung wird allerdings in spirituellen Seminaren nur auf massive Auffälligkeiten geachtet – verständlicherweise. Einfache neurotische Entwicklungen können dort nicht sichtbar werden. Wenn spirituelle Erfahrungen eine Bewältigungsstrategie neurotischer Entwicklungen sind oder von ihnen unterstützt werden, ist es schwierig, zu einer kritischen Selbstreflexion zu kommen. Ich betone hier „spirituelle Erfahrungen", denn schwieriger, als solche Erfahrungen zu machen, ist der Transfer in den Alltag. Erst bei diesem Transfer zeigen sich möglicherweise die Probleme. Was im psychodynamischen Sinne dysfunktional ist, mag in spirituellem Kontext funktional sein. Aber es kann wieder dysfunktional werden, wenn es sich im Alltag bewähren soll.

7.3 Überlegungen an den Grenzen der Psychotherapie

Trotz all dieser kritischen Betrachtungen denke ich, dass achtsamkeitsorientierte Spiritualität eine heilsame und präventive Wirkung auf seelische Erkrankungen haben kann. Sie kann vor allem auch nach einer erfolgreichen Psychotherapie hilfreich sein und den Patienten für schwierige Zeiten wappnen. Sie kann wahrscheinlich jeden Menschen krisenfester und durch Erweiterung seines existenziellen Horizonts stabiler machen.

Prävention ist ein Unternehmen, das sich erst langfristig auszahlt. Sie findet sicher in jeder Psychotherapie statt, aber sie bedeutet auch eine Ausweitung der Indikation. Aber eine enge Indikationsstellung ist wichtig, wenn man eine weitere Psychotherapeutisierung des Alltags[298] vermeiden will, keine Illusionen und keine Hilflosigkeit erzeugen und die psychotherapeutischen Kapazitäten für akut und schwer kranke Patienten schonen will. Wie passt das zu dem Anliegen der primären Prävention?

Eine Prävention, die nicht ihrerseits wieder pathologisiert, könnte einerseits längerfristig Psychotherapien überflüssig machen und könnte vor allem auch außerhalb teurer Psychotherapie betrieben werden. Es ist eher eine Frage, wie sie erfolgt und welche Prioritäten insgesamt gesellschaftlich gesetzt werden. Prävention psychischer Erkrankungen schneidet dabei schlecht ab. Das eklatanteste Beispiel scheint mir, dass es in den Schulen immer noch kein Standardfach „Lebenskunde" (oder wie man es nennen mag) gibt, in dem Fragen behandelt werden und Wissen gelehrt wird, das auf das eigene Leben angewandt werden kann: Kommunikations- und Konfliktbewältigungstraining, Selbstsicherheitstrainings, Fragen zu Beziehungen, Liebe und Liebeskunst, zu Familie und Umgang mit Kindern jeden Alters, zum Umgang mit alten Menschen, zu Gesundheitsfürsorge, Ernährung usw. Ein solcher Versuch wurde in Heidelberg durchgeführt und die positiven Erfahrungen wurden publiziert.[299] In dem dort so genannten „Schulfach Glück" spielt Achtsamkeit eine Rolle. Es gibt inzwischen zahlreiche Programme für Jugendliche und Familien, die mit Achtsamkeit arbeiten.[300] Aber wie viel Prophylaxe psychischer Erkrankungen geschieht wirklich in den Schulen oder Familien, an den Arbeitsplätzen, in Gefängnissen usw.?[301] Die enormen und zunehmenden Kosten psychischer Erkrankungen werden zwar immer wieder zur Kenntnis genommen[302], aber dennoch wird die Schulzeit verkürzt, die Arbeitszeit verlängert usw.

Achtsamkeit könnte auch auf verschiedene Weise zur Prävention des Burn-outs psychosozialer Mitarbeiter beitragen. Sie könnte das Stressmanagement und die Lebenseinstellung der einzelnen Mitarbeiter und die Arbeitsweise und die Atmosphäre des Teams beeinflussen.

Ich habe mehrfach Teams, die auf psychosomatischen Stationen unter anderem mit Achtsamkeit arbeiten, vorgeschlagen, in jeder Schicht eine Mitarbeiterin zu beauftragen, mehrere Stunden am Tag im Aufenthaltsraum zu verbringen, ohne etwas Sichtbares zu tun. Diese „Nichtstuerin" darf sich natürlich bewegen und Auskunft geben, aber sie liest nicht, spielt nicht, beschäftigt sich nicht. Sie ist wach, präsent, achtsam – das ist alles. Sie hat eine offizielle Funktion, alle – auch die Patienten – wissen Bescheid. Sie ist ansprechbar, sie gibt Auskunft, was sie tut. Und sie berät Patienten bei ihrer eigenen Achtsamkeitspraxis. Nennen wir sie also „Achtsamkeitsberaterin". Sie ist nicht neugierig und nimmt keine anderen Aufträge an.

Natürlich klingt das für chronisch überlastete Teams zynisch. Den Personalmangel will ich nicht wegreden, in manchen Berufsgruppen ist er eklatant. Aber er ist aus meiner Sicht nicht alles. Selten trifft man einen Mitarbeiter im psychosozialen Bereich, der sich nicht am Limit oder darüber hinaus fühlt. Entsprechend hoch ist der Krankenstand, die Belastung für die verbliebenen Mitarbeiter usw. Dabei besteht in der Regel Konsens darüber, dass die Mitarbeiter den Patienten nahebringen sollten, gut für sich zu sorgen. Aber die Mitarbeiter sorgen oft nicht gut für sich selbst, auch dann nicht, wenn sie mit Achtsamkeit arbeiten. Sie tun vor allen Dingen zu viel. Auch die Arbeit mit Achtsamkeit ist durchaus Arbeit und erfordert Geschick und Erfahrung. Und sicher braucht sie in der Regel viele zusätzliche therapeutische Überlegungen und Techniken. Aber in ihrer Konsequenz bedeutet sie oft, sich zu beschränken, d.h. weder nachzufragen noch zu deuten noch abzulenken noch irgendetwas gezielt zu verändern. Deshalb hat die Formulierung des „Nichtstuns" einen Sinn. Die Achtsamkeitsberaterin könnte ein wesentliches Ziel der Arbeit mit Achtsamkeit verkörpern, nämlich den dritten Zustand neben Betriebsamkeit und Zerstreuung, Arbeit und Erholung. Eine solche Mitarbeiterin ist einfach nur da, wach, aber dennoch nicht aktiv im üblichen Sinne. Nichtstun und Zeit-haben sind wesentliche Elemente von Achtsamkeit. Viele Patienten üben Achtsamkeit (und auch andere Skills) deswegen nicht, weil sie „keine Zeit haben". Teams in psychotherapeutischen Institutionen, die mit Achtsamkeit arbeiten, sollten vor allem Zeit haben, und das ganz offiziell.

Gegen den Vorwurf der Naivität und des Zynismus habe ich noch ein Argument: „Mit Achtsamkeit arbeiten" ist wirklich leichter als andere psychotherapeutische Arbeitsweisen. Und das ist kein Grund für ein schlechtes Gewissen, sondern rundum erfreulich. Diese Arbeit besteht ja vor allem darin, den Patienten die Haltung und die Fertigkeiten zu erklären, sie zum Üben zu motivieren und ansprechbar zu sein, wenn sie um Rat fragen. Die Hauptarbeit machen die Patienten und wenn sie es nicht tun, dann tut der Profi wiederum gut daran, an diesem Punkt zu bleiben und sich nicht mit anderen Anliegen der Patienten ablenken zu lassen. Diese Anliegen sind oft nachvollziehbar, aber therapeutisch nicht sinnvoll. Mitarbeiter in psychosozialen Teams fühlen sich oft in einem allgemeinen Sinne von den Patienten angesprochen. Sie wollen einfach, dass es ihren Patienten „besser geht". Dies ist eine allgemein menschliche Reaktion, die die Patienten wie alle anderen Menschen auslösen, wenn sie leiden und um Hilfe bitten oder sie einfordern. Es ist ausgesprochen schwierig, fordernden, aggressiven und verzweifelten Patienten mitzuteilen, dass es nichts zu tun gibt oder nur sehr wenig und dass sie das wenige nur selbst tun können. Oft ist Nicht-Handeln das langfristig Beste und das einzig Neue für den Patienten. Die Arbeit mit Achtsamkeit erfordert eher Geduld als Aktivität, ist langfristig angelegt und nicht auf rasche Besserung angelegt. Die Botschaft ist:

„Überlege nicht nur, was du tust, sondern ziehe in Erwägung, nichts zu tun. Lass es uns ohne Bedarfsarznei, Ablenkung, Handeln oder Planen versuchen. Vielleicht verändern sich die Verhältnisse von selbst, vielleicht werden sie mit der Zeit klarer, vielleicht gibt es später eine günstigere Gelegenheit zum Handeln. Du bist Teil der Situationen und veränderst dich auch dann, wenn du nicht handelst – vielleicht einfacher, reibungsloser und sogar schneller. Versuche eine andere Haltung. Handlungen mögen folgen oder nicht. Das ist möglicherweise erst einmal schwierig und frustrierend, aber auch diese Bewertungen kannst du lassen. Versuche diesen Weg. Es besteht eine begründete Hoffnung, dass du dadurch gesünder wirst, dass die Symptome, unter denen du leidest, schwächer werden. Und wenn du gesünder wirst, verbessern sich auch deine Chancen auf Erfolg und ein zufriedenes Leben."

In der konkreten Situation kommt es natürlich auf Fingerspitzengefühl und Kompromissbereitschaft, die Beziehungsgeschichte, den Grad der Störung und die Erfahrung der Beteiligten mit Achtsamkeit an. Damit die Teammitglieder Selbstvertrauen und Vertrauen in diese Vorgehensweise bekommen und diese auch weitergeben, ist es sinnvoll, dass sie selbst Achtsamkeit üben und praktizieren.

Auch wenn nie eine Achtsamkeitsberaterin ihre Arbeit aufnimmt, der Vorschlag scheint mir eine logische Konsequenz einer Entwicklung, die sich innerhalb der Psychotherapie abspielt. Die neuen achtsamkeitsorientierten Psychotherapien sind Prototypen eines neuen Verständnisses von Psychotherapie, das sich bereits in der Zunahme psychoedukativer Elemente in der Psychiatrie angekündigt hat. In der Behandlung schizophrener Patienten sind Psychoedukation und Skills-Trainings schon lange eingeführt. Psychotherapie versteht sich immer häufiger (auch) als Ort der Schulung und des Coaching. Die eigentliche Therapie wird in den Alltag verlagert, findet außerhalb der Therapie statt, und zwar in einer Weise, die über die klassische Exposition in vivo der Verhaltenstherapie hinausgeht. Der Lernprozess findet nicht in besonderen Situationen, sondern in allen möglichen Situationen statt.

In achtsamkeitsorientierter Psychotherapie geht es um Kompetenzen, die jeder mehr oder weniger erwerben kann, sodass der Unterschied zwischen Therapeut und Patient, Patient und gesundem Angehörigen relativiert wird. Therapeuten sollten die Fertigkeiten selbst lernen und auch Angehörigen werden sie angeboten. Das wertet den Patienten auf, verlangt aber mehr von ihm. Die Verantwortung für das Üben im Alltag und damit für den Erfolg der Therapie liegt bei dieser Arbeit bei dem Patienten.

Psychotherapien scheitern nach meiner Erfahrung vor allem an der Motivation der Patienten oder an pathogenen Milieus. Aus meiner Sicht folgt daraus eine weitere Konsequenz: Es ist gerade für übungsorientierte Verfahren wichtig, Patienten zu motivieren und zu beraten, ihre Lebensverhältnisse und ihre Lebensweise so zu gestalten, dass sie ihnen helfen, gesund zu werden oder zu bleiben. In der Praxis wissen wir oft nicht, wo die Grenzen der Psychotherapie sind. Diese Schwierigkeiten beginnen mit der Indikationsstellung und enden mit der Gestaltung eines guten Endes. Vor und hinter diesen Markierungen liegen die primäre und die sekundäre Prävention, und all dies findet auf dem Boden gesellschaftlicher Verhältnisse und konkreter Lebenssituationen statt, die vielleicht die entscheidende Rolle für die psychische Gesundheit des Einzelnen spielen. Wie viel Achtsamkeit möglich ist, hängt auch davon ab, ob es uns gelingt, unsere sozialen Visionen zu verwirklichen.

Danksagung

Ich möchte allen danken, die mich bei dieser Arbeit unterstützt haben. Die meisten von ihnen habe ich nie gesehen und nur manche von ihnen konnte ich erwähnen und zitieren. Insbesondere danke ich meinen Aikidolehrern in den 70er und 80er Jahren Gerard Hackner und Klaus Kizio. Sie haben mein Denken und meine Lebensphilosophie entscheidend geprägt. Gustav Roßler war mir schon damals ein Weggefährte und hat bis heute meine Arbeit an den Themen dieses Buches durch seine eigene intellektuelle Suche, aber auch durch detaillierte Kritik unterstützt. Wolfgang Svagat Westphal und Cornelia Yatro Werner haben mir in den letzten Jahren wichtige spirituelle Anregungen gegeben. Ich bewundere sie für ihren Mut, ihre „playfulness" und ihre Hingabe. Ulrike Taschner und Sabine Sauer danke ich für ihre Zuneigung und viele kritische Diskussionen.

Meine Kollegen im „Forsthaus" in Darmstadt-Eberstadt und in unserem DBT-Projekt haben mit mir in freundschaftlicher Atmosphäre die therapeutische Arbeit entwickelt, die diesem Buch zu Grunde liegt. Maria Rave-Schwank, Martin Bohus, Friederike Mayer-Bruns, Gesine Heetderks, Hans Gunia, Simone Saurgnani, Gisela Jünger, Johannes Fischer, Christin Frank, Karin Brück und Renate Seefuß haben diesen Text beeinflusst, indem sie bereit waren, mir etwas beizubringen, mit mir an den Themen dieses Buches zu arbeiten oder das Manuskript vorab kritisch zu lesen. Renate Seefuss danke ich außerdem für die Covergestaltung und das Bild, das sie eigens für dieses Buch geschaffen hat. Die Teilnehmer unserer „Meditationswerkstatt" haben mich und dieses Buchprojekt über Jahre hinweg begleitet und unterstützt.

Ich habe mich sehr gefreut, dass meine Kinder Mania und Arkadi sich für diesen Text interessiert und ihn mit Anmerkungen und Fragen versehen haben. Meiner Frau Farideh danke ich nicht nur für viele Korrekturvorschläge, sondern auch für ihre Verbundenheit in allen Lebenslagen. Harry Brittnacher bin ich verpflichtet, weil er es immer für ziemlichen Unsinn gehalten hat, dass ich mich mit diesem Thema beschäftige. Er hat mir dennoch Hinweise gegeben und seine Skepsis war eine Herausforderung.

Patienten und Teilnehmer der Workshops und Gruppen, die ich in den letzten Jahren geleitet habe, haben dieses Buch durch ihre persönlichen Mitteilungen, Kritik und Fragen ganz wesentlich geprägt. Ich habe zudem viel von den Teams gelernt, die mir in Supervisionen Einblick in ihre Arbeit und ihre Probleme gegeben haben. Der Verlagsleiter des Junfermann Verlages, Gottfried Probst, hat diese Publikation sehr engagiert und großzügig unterstützt. Ich danke ihm und allen Mitarbeitern des Verlags.

Anmerkungen

1   McEwan 1992, S. 52 f.
2   Gundert (Hg.) 1983.
3   Es handelte sich um einen Text frei nach Ken Wilber, *The Eye of Spirit* mit dem Titel: „Das Ende der Großen Suche".
4   Zum Therapieverfahren s. Linehan 1996, zu unserem Projekt: Gunia & Huppertz 2007.
5   Huppertz 2003a, 2003d.
6   Trungpa 1991, S. 144.
7   Wilber 2001, S. 21 ff. oder Merzel 2008.
8   Trungpa ist ein ausgesprochen komplexer und interessanter Autor. Biographisch wie intellektuell pendelte er zwischen zwei Welten. Er war ein sehr offener und kreativer Denker, der leider sehr früh verstorben ist. Bei ihm finden sich viele Überlegungen, in denen er über die Einbettung des Menschen in Situationen nachdenkt und Spiritualität als einen interaktiven Prozess versteht. Aber er formuliert seine Metaphysik und seine Metapsychologie gleichzeitig als Textexegese in der Tradition und der Begrifflichkeit des tibetischen Buddhismus.
9   Der Begriff wurde nach Schlitz et al. (2008, S. 445) erstmals von Agustino Steuco 1540 verwendet. Populär wurde er durch Huxley 1987 (1945); s.a. Albert 1996.
10 Trungpa 1991, S. 144. Kritisch zu diesem holistischen Anspruch: Margreiter 1998, S. 450.
11 z.B. folgendermaßen: „Unter Spiritualität verstehe ich den bewussten Umgang des Bewusstseins mit sich selbst" (v. Brück 2008, S. 132).
12 Eine interessante Erklärung der Entstehung des spirituellen Wegs nach innen als Verinnerlichung ursprünglich sozialer Rituale findet sich bei Heestermann 1997.
13 z.B. Ramana Maharshi oder Alfassa (The Mother), s. Belschner 2000. Zur vedischen Philosophie s. Bsteh 1997; Sellmer 2005; Schönherr 2008; Kakar 2008. Zu Maharshi, einem in spirituellen Kreisen populären Vertreter dieser Denkweise s. Maharshi & Godman 1990. Zu einer differenzierten Sicht der „hinduistischen" Erkenntnistheorie s. Kakar 2008, S. 151.
14 Bayda 2005. Zur Philosophie des Zen-Buddhismus s. Izutsu 1979; Ohashi (Hg.) 1990; Thich Nhat Hanh 1997; Dogen 1983 (13. Jh.).
15 Beide Annahmen werden in der Regel aneinandergekoppelt: das reine Bewusstsein ist mitfühlend, weil es ohnehin universell ist.
16 Beispiel: „Sogar ein hartgesottener Krimineller würde ein schreiendes Baby aus einem brennenden Haus retten" (Kornfield 2008, S. 44). Wirklich? Die Geschichte spricht dagegen. Dabei ist J. Kornfield niemand, der die Augen vor den leidvollen Seiten des Lebens verschließt. Erklärbar sind solche Äußerungen durch systematische Probleme der Theorie.
17 Wilber 2001, S. 43 f.
18 Dieser Konflikt wird in der spirituellen Szene selbst dadurch ein wenig entschärft, dass sich dort eine Art Parallelwelt entwickelt hat, in der abseits der Diskussionen in den Geistes- und Humanwissenschaften eigene Theorien und Begrifflichkeiten aufgestellt wurden und werden. Eigentlich gab es das schon immer, man denke an die Anthroposophie oder das New Age. Ein aktuelles Beispiel ist Ken Wilber, der in spirituellen Kreisen sehr populär ist, obwohl oder weil er es vermeidet, sich auf die geisteswissenschaftlichen Fragestellungen der letzten 200 Jahre einzulassen. Stattdessen konstruiert er eine Mischung aus Glasperlenspiel und Heilsversprechen.
19 Das ist z.B. das Thema bei Walach 2008 oder Goleman 2008. Der von Goleman herausgegebene Reader spiegelt die starke Tendenz aktueller spiritueller Autoren, den Schulterschluss mit popularisierten Naturwissenschaften, insbesondere den Neurowissenschaften, zu suchen. Eine Auseinandersetzung mit den Human- und Kulturwissenschaften, z.B. der Religionsphilosophie, findet kaum statt.
20 Für viele: Bolz 2008.
21 Eine ausführliche Diskussion dieses Problems findet sich in: Katz (Hg.) 1978, s.a. Tugendhat 2003.
22 Waldenfels 2004, S. 22 f und S. 72.
23 An dieser Stelle besonderer Dank an Karin Brück, die immer Wert darauf legt, dass die Leichtigkeit in der Übung der Achtsamkeit nicht zu kurz kommt.
24 Hayes et al. 2004. Damit schließe ich mich nicht den philosophischen Positionen des Konzepts an.
25 Ich möchte eine Einengung auf „mentale Ereignisse" oder „thoughts" vermeiden und halte den Begriff auch offen für Gefühle und elementarere kognitive Prozesse.
26 Huppertz 2002.
27 James 1997 (1901/2).
28 Darauf wurde schon früh hingewiesen, s. z.B. v. Weizsäcker 1950 (1940); Merleau-Ponty 1976 (1942).

29   In der Dialektisch-behavioralen Therapie (DBT) für Borderline-PatientInnen – s.u. Kap. 7 – gelten diese Pa-
     tientinnen als besonders eifrige und vehemente Bewerterinnen; entsprechend stark wird in dieser Therapie
     die Fähigkeit des Nicht-Bewertens betont. Aber auch andere Patientinnen bewerten rasch und gewohnheits-
     mäßig auch da, wo es nicht notwendig ist. Bei gleichartigen Übungen zum Nicht-Bewerten in Workshops
     mit Psychotherapeuten neigen nach meiner Erfahrung Psychotherapeuten weniger zu Bewertungen und ge-
     hen neugieriger und verspielter z.B. mit zufällig gewählten Gegenständen um.

30   Huppertz 2003c.

31   Metzger 1999. In der angelsächsischen Philosophie spricht man von „tertiären Qualitäten", s. De Sousa 1997.

32   Ich danke Florian Leihener und Gesine Heetderks für hilfreiche Diskussionen über diesen Punkt.

33   Taylor 1999.

34   Der Begriff der „Artikulation" spielt derzeit in der Religionsphilosophie eine große Rolle (s. Izutsu 1979;
     Taylor 1992, S. 84; Jung 1999; Joas 2004; Schlette & Jung 2005, dort auch mehr zur Begriffsgeschichte seit
     W.v. Humboldt). Dieser Begriff ist auch für den vorliegenden Text wichtig. Schlette, Jung, Taylor und Joas
     verstehen „Artikulation" als *Wechselspiel* zwischen Erfahrungen und ihren symbolischen Verarbeitungen. Ar-
     tikulationen schließen für sie auch nicht-sprachliche Handlungen ein. Schlette und Jung konzentrieren sich
     dabei auf die Leistungen der beteiligten Subjekte, während Joas betont, dass sich die verschiedenen Deu-
     tungsebenen auch auf „Vorfälle, Ereignisse, Situationen richten, die ebenfalls ihren eigenen Charakter wider-
     ständig ins Spiel bringen" (S. 61 f). Dies sei auch wichtig, um zu verstehen, wie Neues entstehen kann. Latour
     (2001) schreibt dem Begriff der „Artikulation" gar die „positive Eigenschaft" zu, „dass er niemals in den in-
     zwischen überlebten Streit zwischen Subjekt und Objekt hineingezogen worden ist" (S. 121). Für ihn sind
     Artikulationen keine Leistungen von Subjekten, sondern von Kollektiven, die sich aus menschlichen und
     nicht-menschlichen Wesen zusammensetzen. Ich verwende den Begriff im Sinne eines „Wechselspiels zwi-
     schen erlebter Situation, präreflexiver Erfahrung, individueller Artikulation und kulturellem Vorrat an Deu-
     tungsmustern" (Joas 2004, S. 62) unter Einschluss nicht-sprachlicher Handlungen und nicht-menschlicher
     symbolischer und nicht-symbolischer Prozesse.

35   Blankenburg 1971; Huppertz 2000, weitere Literatur dort.

36   Dewey 2001 (1929).

37   Jullien 1999; Suzuki 1958.

38   Ulenbrook 1979.

39   Den Begriff „relationale Achtsamkeit" übernehme ich von Surrey 2005 („relational mindfulness"). Die Redeweise
     von einer „inneren" und „äußeren" Achtsamkeit ist ziemlich unpräzise, hat sich aber so eingebürgert. Genau ge-
     nommen müsste es heißen, dass sich die Achtsamkeit auf innere, relationale und äußere Prozesse bezieht.

40   Diese Kritik ist ein zentrales Thema der Philosophie des 20. Jahrhunderts. Sie zieht sich durch die Geschichte
     der Lebensphilosophie, der Phänomenologie, der Sprachphilosophie, des Strukturalismus, der Kognitions-
     wissenschaften und der Wissenschaftsphilosophie.

41   Nagel 1981, allgemeiner zur Bedeutung des Spürens: Pothast 1998. Die Unhintergehbarkeit des „affektiven Be-
     troffenseins" hat aber vor allem H. Schmitz immer wieder betont und ausgearbeitet, s. z.B. Schmitz 1998 (1969).

42   Stern 1994.

43   Wittgenstein 1990 (1949-1951).

44   s. Varela 1995; Clark 1997; Seibt 2005; Huppertz 2006, weitere Literatur dort.

45   s. Mitchell 1988; Knoblauch 1995; Dornes 2000; Huppertz 2000a; Stern 2005.

46   Langer 1989.

47   Varela et al. 1995.

48   Nabokov 1989 (1923), S. 89 f.

49   Kabat-Zinn 2004, S. 107.

50   Genauere Darstellungen finden sich in Buchhold & Walach 2001; Piron 2003.

51   Grossmann 2004, S. 73.

52   Störig 1992, S. 699 f.

53   Waldenfels 2004.

54   Germer 2005, S. 9; ähnlich Siegel 2007, S. 36 bzw. Epstein 1998, S. 52.

55   Langer 1989, S. 124.

56   Schleiermacher 1977 (1799). Eine andere Position vertreten Otto 1979 (1917) und Schmitz 2005.

57   Stufkens 2002.

58   James 1997 (1901/2).

59   E. Langer sieht in der Sicherheit der Spielsituation den Grund dafür, dass wir im Spiel sowohl achtsam als auch
     bereit sind, stets neue Varianten zu versuchen und dabei Risiken einzugehen: „Ironically, although work may of-
     ten be accomplished mindlessly, with a sense of certainty, play is almost always mindful. People take risks and in-
     volve themselves in their play. Imagine making play feel routine, it would not be playful. In play, there is no rea-
     son not to take some risks. In fact, without risk, the pleasure of mastery would disappear" (1989, S. 144).

60   s. Clément & Kakar 1993. Sehr behutsam geht auch Werfel 1962 (1941) mit diesem Thema um.
61   Clark 2006, S. 370.
62   Landmann 1988, S. 160.
63   Welsch 1996.
64   Habermas 1981; Rescher 1993; Brandom 2000, 2001; Kettner 1995, 1996 – mit kritischen Einwänden auch Schnädelbach 1992a.
65   Kopperschmidt 2000.
66   Welsch 1996.
67   Schnädelbach 1992b.
68   Gamm 1994; Huppertz 2006a, weitere Literatur dort.
69   Neuweg 1999; Huppertz 2006a, weitere Literatur dort.
70   s. den Begriff der „heuristischen Kompetenz" bei Dietrich Dörner (1994). Er versteht darunter die Fähigkeit, auf neue Herausforderungen mit eigenen neuen Ideen zu reagieren. Alleine schon das Wissen um diese Kompetenz hat einen großen Einfluss darauf, wie man sich in unübersichtlichen Situationen fühlt und verhält (zur psychopathologischen Bedeutung s.a. Huppertz 2000).
71   s. z.B. Roßler 2008, weitere Literatur dort.
72   Schildknecht 1999, 2003.
73   Mc Dowell 2001; Seel 2006.
74   Seibt 2005. Aus phänomenologischer Sicht ganz ähnlich Waldenfels 2004.
75   Wittgenstein 1970 (1949-1951).
76   s. Wittgenstein 1990; Searle 1996.
77   Dewey 2001 (1929), S. 140.
78   Rescher 1993, S. 148.
79   Clark 2006, S. 373.
80   Mc Dowell 2001; Seel 2006.
81   Seel 2002, S. 51.
82   Seel 2002, S. 64.
83   Nagel 1981.
84   Stern 1994.
85   Schnädelbach 1992a, S. 77, s.a. Schnädelbach 2007, S. 140 f.
86   s. z.B. Rorty 1991.
87   Dewey 1998 (1929), S.105.
88   Will man den Begriff „Rationalität" für eine bewusste Orientierung an Standards reservieren, so spricht man hier von „abgeleiteter Rationalität", vgl. Schnädelbach (1992b) im Anschluss an Habermas.
89   Cherniak 1990; Rescher 1993; Kettner 1996.
90   Vgl. Schnädelbach 1992b, S. 102 f.
91   Gustafsson 1983, S. 110.
92   Schütz 1974 (1932).
93   Habermas 1981.
94   Davidson 1990 (1963); Brandom 2001. Ich entscheide mich hier allerdings bewusst für eine vorsichtige Formulierung, weil aus meiner Sicht das Verstehen stark irrationaler Systeme wie z.B. psychotischer Erlebniswelten zwar schwierig und aufwendig, aber doch möglich ist (s. Huppertz 2000a und die dort referierte psychiatrische Literatur).
95   Marquard 1981b, S. 18.
96   Nietzsche 1999, S. 415.
97   Victoria 1997.
98   Fromm 1972 (1947), s.a. Safranski 1993.
99   Trungpa 1991, S. 144.
100   Jäger 2004, S. 145.
101   Ein gutes Gefühl für die Differenz der Diskurse zeigte Paul Kanjorski, der Vorsitzende eines Ausschusses des amerikanischen Repräsentantenhauses. Der Ausschuss hatte die Börsenaufsicht SEC vorgeladen, um ihr Versagen in der Finanzkrise zu beleuchten. Als ein führender Repräsentant der SEC meinte: „Ich glaube, ich spreche für alle, wenn ich sage, dass wir Betrug hassen", antwortete Kanjorski: „Ihr Job ist es, Betrug zu verhindern, nicht zu hassen" (FAZ v. 6.2.2009, S. 21).
102   Ausführlich in Kornfield 2008.
103   Für eine lehrreiche Diskussion dieses Punktes danke ich Sabine Sauer.
104   Habermas 2001, S. 29; für viele: Belschner 2000; Jäger 2004; Bolz 2008.
105   in Kornfield 2004, S. 108.
106   Belletristisch wird dieses Motiv durchgespielt in Salzman 2000.

107 Jäger 2004, S. 23.
108 s. Gamm 1994, S. 321.
109 Jullien 2001, S. 60; s.a. Izutsu 1979.
110 s. Margreiter 1998.
111 s. auch Jung 1999, S. 172 ff.
112 Taylor 1992, S. 84 ff.
113 Taylor 1992. S. 84, s. a. Anm. 36 zum Begriff der „Artikulation".
114 Impliziert ist immer der „generalized other", durch den sich Sprache konstituiert (Mead 1973/1934), s.a. Taylor 1992, S. 67 ff.
115 Ich nutze hier Überlegungen, die Seel (2002) für Utopien angestellt hat.
116 „Wenn wir mit starken subjektiven Wertungen Stellung beziehen, nehmen wir Stellung nicht allein zu den Möglichkeiten unseres Lebens und Handelns, sondern zugleich zu vielen der evaluativen Überzeugungen, denen wir bis dahin verpflichtet waren" (Seel 2002, S. 293).
117 Kapleau S. 61ff.
118 Rilke 1987, S. 710.
119 Timmerberg 2008, S. 238.
120 Koepf 2004; Baier 2006. Zur Geschichte und Vieldeutigkeit des Begriff s.a. Martin 2005.
121 Koepf 2004, S. 1591.
122 Knoblauch 2005, S. 123.
123 Knoblauch 2005, S. 123.
124 Knoblauch 2005, S. 123.
125 Ebertz 2005.
126 Schmid 2000.
127 Gadamer 1975.
128 Einige der folgenden Elemente habe ich andernorts ausführlich am Beispiel des Films „Die große Stille" und einer Form meditativen Tanzes („Fünf Rhythmen") erläutert (Huppertz 2007). In diesem Text bin ich auch auf Unterschiede zwischen traditionellen und „neuen" spirituellen Atmosphären eingegangen.
129 Eine Darstellung dieser Geschichte findet sich in Piron 2003.
130 Ich danke Luise Reddemann für eine kontroverse Diskussion über diesen Punkt. Die Verstärkung erwünschter Gefühle ist ein Anliegen der „Positiven Psychologie" (Seligman). Ein Überblick über Grundannahmen dieser Arbeitsweise und ein Versuch, Achtsamkeit konzeptuell in sie zu integrieren, findet sich bei Styron 2005. Er versucht es durch eine essentialistische Darstellung der Entwicklung der buddhistischen Lehre. Ohne essentialistische Annahmen sehe ich auch keine konzeptuelle Verbindung.
131 An dieser Stelle ausdrücklichen Dank an S.W. Westphal und Y.C. Werner für Idee und Begriff sowie viele andere Anregungen zu diesem Thema.
132 McEwan 1992, S. 52 f.
133 van de Wetering 1981, S. 20.
134 Schaeffler (2006, S. 74 f) nennt eine solche Erfahrung, die einen Menschen als Verheißung begleitet, „anagogisch".
135 van de Wetering 1981, S. 50.
136 Horn 1997; Baier 2001.
137 Thich Nhat Hanh 1977; Bayda 2005; Siegel 2007.
138 Huppertz 2000, 2004, 2006a, weitere Literaturhinweise dort.
139 s. Seel 2002, S. 98 f.
140 Csikszentmihalyi 1985.
141 Levine 1999.
142 Zur Struktur der Sorge, s. Heidegger (1979/1927), zu Alternativen Bollnow 1995 (1956) und Binswanger 1953.
143 Bieri 1972.
144 Huppertz 2003c. Ich verstehe diesen Begriff als Weiterentwicklung des Begriffs der „gelebten Zeit" (Minkovski 1971/1933).
145 Carlson et al. 2009, S. 384, sprechen von „posttraumatic growth".
146 Der Begriff wird selten und wenn, dann unsystematisch verwendet. Eine Erläuterung in meinem Sinne habe ich gefunden bei Siebert 1973, S. 103 ff. Er übersetzt „laetitia" bei Th.v. Aquin als „Daseinsfreude", die „ein neues Daseinsbefinden und entsprechendes Gestimmtsein" ausdrücke (102).
147 Levi 2004 (1945), S. 239.
148 Kazantzakis 1966 (1947). In dem Roman spielt der Buddhismus übrigens eine wichtige Rolle.
149 Herrigel 2002 (1951), S. 67.
150 Seel 2003, S. 56.
151 Seel 2003, S. 55.
152 Seel 2003, S. 96.

153 Seel 2003, S. 147 f.
154 Pessoa 2004 (1913-1915), S. 109.
155 Seel 2003, S. 94.
156 Buber 1974 (1923), S.11.
157 Buber 1974 (1923), S. 25 (für „Beziehung" steht manchmal auch „Begegnung", S. 19).
158 Buber 1974 (1923), S. 10.
159 Buber 1974 (1923), S. 41 f.
160 Buber 1978, S. 11.
161 Levinas 1992, S. 224.
162 Levinas 1992, S. 225.
163 Bayda 2005, S. 164 ff.
164 Bharati 1977.
165 Solomon 2002, S.78.
166 Solomon 2002, S. 77.
167 Hennigs 2005, S. 82.
168 Hennigs 2005, S. 86.
169 Marquard 1981a, S. 14.
170 Solomon 2002, S. 78.
171 Sonntag 1981; Solomon 2002.
172 Trungpa 1991, S. 47.
173 Kornfield 2004.
174 Trungpa 1991; Aitken 1997.
175 Rosa 2005, S. 148.
176 Ta Hui 1977, S. 68 f.
177 Dies wird ausführlich dargestellt in Izutsu 1979.
178 De Sousa 1997.
179 Arendt 2002 (1958), S. 312.
180 Izutsu 1979.
181 Heidegger 1960, S. 40.
182 Horn 1997, S. 192 f.
183 Strindberg 1957 (1902), S. 48.
184 s. Langer 1989, S. 76 f.
185 s. Styron 2005, S. 269.
186 Hegel 1973 (1807).
187 Böhme 2007; Kimura 1980, 1985; Huppertz 2000a.
188 „Schlaflos in Seattle", Spielfilm 1993 (Regie: Nora Ephron).
189 s. Jellouschek 2006.
190 s. Nussbaum 2001. Martha Nussbaum hält den „kognitiv-evaluativen" Charakter der Gefühle sogar für ihre wesent-
     liche Eigenschaft. Dies sichert sie ab, indem sie einerseits einen sehr weiten Begriff von Kognition verwendet und an-
     dererseits Stimmungen nicht als Gefühle ansieht. Eine Gegenposition nimmt Hermann Schmitz ein, der sich ganz
     an den Stimmungen orientiert und vor allem den situativen Charakter und das leibliche Betroffensein betont.
191 s. Solomon 2002, S. 161 ff.
192 Bollnow 1995 (1956); Schmitz 1992.
193 Solomon 2002; Roberts 2008.
194 Simmel 2000 (1912).
195 Luhmann 1973; Solomon 2002.
196 Luhmann 1973.
197 Jeru Kabbal betont dies in seinen „Quantum Light Breath"-Meditationen (Audio CDs, The Clarity Project).
198 De Sousa 1997; Foucault 1986; Luhmann 1996; Gay 1998; Nussbaum 2002.
199 Binswanger 1953.
200 Huppertz 2000b.
201 Tugendhat 2004.
202 McEwan 2006, S. 406.
203 Schumann 2005, S. 134.
204 McEwan 2006, S. 412 f.
205 Mt 8,2-4 (Stuttgarter Erklärungsbibel 1992, S. 1226).
206 Fischer 2007.
207 Anand 2000; Long 2001; Richardson 2002; Odier 1997, 2002. Durch einen kritischen Ansatz zeichnet sich
     aus: Szabo et. al. 2000. Zum traditionellen Tantra: Bharati 1977.

208 s. aber auch Ferrer, 2007.
209 Herrigel 2002 (1951); Deshimaru-Roshi 1978.
210 Herrigel 2002 (1951), S. 87 f.
211 Narita 2007, S. 153.
212 Tolstoi 1996 (1869).
213 s. Jullien 1999.
214 Jullien 1999, S. 63 ff.
215 Jullien 1999, S. 77.
216 Jullien 1999, S. 162.
217 Huppertz 2006, weitere Literatur dort.
218 auch wenn sie nicht linear verlaufen, s. Dörner 1989. Dazu auch v. Brück 2008, S. 145.
219 Julien 1999.
220 Jullien 1999, S. 262.
221 Thich Nhat Hanh 1988, S. 85.
222 Bronkhorst 2000, S. 48; s. aber auch Baier 2000 sowie der Kommentar von Schmithausen in: Bsteh 2000, S. 76 ff und bereits Oldenburg 1959 (1881).
223 Stern 1994.
224 Auch wenn Siegel von einem spirituellen „selbstseienden Selbst" spricht, setzt er eine solche Kernselbsterfahrung voraus. Es „behält ein Gefühl bei, ausführendes Organ zu sein" (Siegel 2007, S. 136).
225 Epstein 1998, S. 129 f.
226 s. z.B. Weis 1998; Welwood 2002; Hennigs 2005, S. 86; Trungpa 2007.
227 Langer 1989, S. 163 f.
228 Langer 1989, S. 169 f.
229 „Pollock", Film/DVD 2000 (Regie: Ed Harris).
230 Maslow 1985.
231 Koestler 1966.
232 Marquard 1981b, S. 67.
233 Suzuki 1976.
234 Bieri 2001.
235 Hayes et. al. 2004.
236 „Die sieben Samurai", Film 1954 (Regie: Akira Kurosawa).
237 Sennett 1986, S. 16.
238 Inoue 1988, S. 20 f.
239 Scharfetter 1997; Weis 1998; Epstein 1998; Welwood 2002; Bucher 2007, weitere Literatur dort.
240 Brooks 1997 (1974).
241 Ein Beispiel für diese Übungsorientierung: Stevens 1966 (1971).
242 s. Huppertz 2003.
243 Einen ausführlichen Überblick über diese Verfahren bieten Heidenreich & Michalak (Hg.) 2004; eine knappe, aber sehr klare Zusammenfassung Baer & Krietemeyer 2006.
244 Das Verfahren wurde in den 70er Jahren durch Kabat-Zinn u.a. (1998) entwickelt.
245 Das Verfahren wurde von Hayes et al. in den frühen 80er Jahren entwickelt, s. Hayes et al. 2004.
246 Entwickelt in den 80er Jahren von Linehan u.a., manualisiert 1993, s. Linehan 1996.
247 Entwickelt von Teasdale et al. 2000.
248 Bohus & Wolf (im Druck)
249 McKay, Wood & Brantley 2008.
250 Aktuellen Überblick über den Stand der Dinge in den USA liefern Baer 2006 sowie Didonna 2009.
251 s. Heidenreich, Junghanns-Royack & Michalak 2007; Baer 2009.
252 Kocovski, Segal & Battista 2009, weitere Literaturhinweise dort.
253 s. die Reader von Heidenreich & Michalak (Hg.) 2004; Germer, Siegel & Fulton (Ed.), 2005; Baer (Ed.) 2006; Anderssen-Reuster (Hg.) 2007; Didonna (Ed.) 2009; ferner die Themenhefte „Achtsamkeit und Akzeptanz" der Zeitschrift „Psychotherapie im Dialog" Nr. 3 (9/2006) und „Mindfulness und Psychotherapie" der „Zeitschrift für Psychiatrie, Psychologie und Psychotherapie" Nr. 4 (10/2006); zur ADHS im Sinne der DBT: Hesslinger et al. 2004.
254 s. Lazar 2005; Michalak, Heidenreich & Bohus 2006.
255 Boden & Rolke 2008.
256 Carson et al. 2006.
257 s. die anregende Darstellung von McBee 2009.
258 Rathus et al. 2006.
259 s. Brokuslaus 2002.

260 Gardner-Nix 2009.
261 s. Kocovski, Segal & Battista 2009.
262 s. Gunia 2009 (im Druck).
263 s. Podvoll 1994 sowie der Film „someone beside you" 2006 (Regie: Edgar Hagen).
264 Stern 1998, 2005.
265 s. z.B. Grepmair & Nickel 2007; Surrey 2005. Aber nicht zwangsläufig, s. z.B. Bundschuh-Müller 2004, S. 442 f, die aus der Perspektive des Focusing und der Achtsamkeit eine „andere Beziehungsgestaltung" für erforderlich hält, in der die Therapeutin zur Moderatorin und die Patientin zu ihrer eigenen Therapeutin wird.
266 s. Huppertz 2006c.
267 Für Leser, die sich in der DBT gut auskennen: Auch die „radikale Akzeptanz" hat sich aus meiner Sicht in die Stresstoleranz bei hohem Spannungsniveau verlaufen. Sie ist ein Teil von Achtsamkeit. Patientinnen, die unter hoher Spannung sind, können besser mit verändernden Techniken (Situation verändern, Aktivität, Ablenken, Sinnesreize etc.) arbeiten als mit Achtsamkeit.
268 Langer 1989.
269 Wellwood 2002, S. 161.
270 Mitchell 1988; Knoblauch 1995.
271 s. Argelander 1970; Mitchell 1988; Knobloch 2000.
272 Kimura 1980, 1995; Böhme 2007; Huppertz 2000a.
273 Kimura 1995.
274 s. Debus & Posner 2007; Trungpa 2007, S. 212 ff über die „Maitri Space Awareness"-Experimente (S. 212 ff), die auch von Olvedi filmisch dargestellt wurden (Olvedi 2006).
275 Allen & Fonagy (Ed.) 2006.
276 Allen 2006.
277 Der Einsatz von Bildern zur Verbesserung der sozialen Kompetenz findet sich bereits in einem Fertigkeitentraining mit schizophrenen Patienten, s. Roder, Brenner & Kienzle 2002.
278 Reddemann 2007.
279 Bohus & Wolf (im Druck).
280 Bohus & Wolf (im Druck).
281 Bohus & Huppertz 2006.
282 Assmann 2003.
283 Siehe die Missionierung der Mongolei. Aber auch die Rekrutierung von Kindermönchen kann man meines Erachtens getrost als eine gewaltsame Form der inneren Mission bezeichnen. Kürzlich wurde in einem Fernsehbericht die chinesische Regierung nicht nur völlig zu Recht wegen der Verletzung der Menschenrechte und der Religionsfreiheit im Tibet angegriffen, sondern auch wegen ihres Verbots des Kindermönchstums (das im Tibet nicht eingehalten wird). Was würden die Autoren zu deutschen Kindermönchen sagen?
284 Zur Rolle des indischen Gurus s. Clément & Kakar 1993, S. 187-216. Einen guten Überblick über den Stand der Dinge bietet ein Handbuch von Bucher (2007); s. aber auch Hauser 2004, S. 531 ff sowie Utsch 2005.
285 s. Welter-Enderlin & Hildenbrand (Hg.) 2006.
286 s. z.B. Scharfetter 1997; Horn 1997; Weis 1998; Jaeggi & Möller 2000; Welwood 2000; Galuska & Galuska 2006; Bucher 2007.
287 James 1997 (1901/2); Trungpa 2007, S. 157 ff.; Galuska & Galuska 2006.
288 Ein klassisches Beispiel ist Odier 1997.
289 Riesebrodt 2007 in Anlehnung an M. Weber. Riesebrodt referiert zahlreiche Berichte von spirituellen Heldentaten aus verschiedensten spirituellen Welten.
290 Gute Beispiele sind die Lebensgeschichte von Krishnamurti und die autobiographischen Berichte von Bhagwan Shree Rajneesh (Osho 2001).
291 s. Weis 1998.
292 zitiert nach Germer 2005, S. 3.
293 Welwood 2000, S. 11 ff., 207 ff.
294 Kritisch dazu: Horn 1997.
295 Baier 2001.
296 Trungpa 2007, S. 175 ff.; ähnlich Epstein 1998, S. 108.
297 s.a. Hennigs 2005, S. 81 ff.
298 Rieff 1968.
299 Fritz-Schubert 2008.
300 s. u.a. Goodman 2005; Kabat-Zinn & Kabat-Zinn 2006; Siegel 2007; Mosch, Lörcher & Kappmeyer 2007.
301 Der Anteil psychischer Erkrankungen an den Fehlzeiten nahm laut BEK (und in Übereinstimmung mit der DAK) in den letzten fünf Jahren um gut 50 Prozent zu auf jetzt 17 Prozent aller Fehlzeiten, s. „Die Tageszeitung" v. 6.3.2009, S. 18.

Literatur

Aitken, R.: *Der Pfad des Zen.* München: Eugen Diederichs; 1997.

Albert, K.: *Einführung in die philosophische Mystik.* Darmstadt: Wissenschaftliche Buchgesellschaft; 1996.

Allen, J.G. & Fonagy, P. (Ed.): *Handbook of Mentalization – Based Treatment.* Chichester: Wiley; 2006.

Allen, J.G.: Mentalizing in Practice. In: Allen, J.G. & Fonagy P. (Ed.): *Handbook of Mentalization – Based Treatment.* Chichester: John Wiley & Sons; 2006.

Anand, M.: *Tantra oder die Kunst der sexuellen Ekstase.* München: Goldmann; 2000.

Anderssen-Reuster, U. (Hg.): *Achtsamkeit in Psychotherapie und Psychosomatik.* Stuttgart: Schattauer; 2007.

Arendt, H.: *Vita activa oder vom tätigen Leben.* München, Zürich: Piper; 2002 (1958).

Argelander, H.: *Das Erstinterview in der Psychotherapie.* Darmstadt: Wissenschaftliche Buchgesellschaft; 1970.

Assmann, J.: *Die Mosaische Unterscheidung.* München, Wien: Carl Hanser; 2003.

Baer, R.A. (Ed.): *Mindfulness-Based Treatment Approaches.* Burlington, San Diego, London: Elsevier; 2006.

Baer, R.A. & Krietemeyer, J.: Overview of Mindfulness and Acceptance Based Treatment Approaches. In: Baer, R.A. (Ed.): *Mindfulness-Based Treatment Approaches.* Burlington, London: Elsevier; 2006.

Baer, R.A.: Assessment of Mindfulness. In: Didonna F. (Ed.): *Clinical Handbook of Mindfulness.* New York: Springer; 2009.

Baier, K.: Der Mensch als Person und Anatman. Überlegungen zu einer Grundfrage im buddhistisch-christlichen Dialog. In: *Labyrinth. Int. Journal for philosophy, feminist theory an cultural hermeneutics.* Vol 2; 2000.

Baier, K.: *Nicht-Üben.* Obergrafendorf: Diotima-Presse; 2001.

Baier, K.: Unterwegs zu einem anthropologischen Begriff der Spiritualität. In: Baier, K. & Sinkovits, J. (Hg.): *Spiritualität und moderne Lebenswelt.* Berlin: LIT-Verlag; 2006.

Bayda, E.: *Zen sein – Zen leben.* München: Goldmann; 2003.

Bayda, E.: *Zen Leben* (orig.: At Home in the Muddy Water). München: Goldmann; 2005.

v. Baeyer, W.: Der Begriff der Begegnung in der Psychiatrie. In: Straus, E. & Zutt, J. (Hg.): *Die Wahnwelten.* Frankfurt/M.: Akademische Verlagsgesellschaft; 1963.

Belschner, W.: Integrale Gesundheit. Zur Integration einer Transpersonalen Psychologie in die Akademische Psychologie. In: Belschner, W. & Gottwald, P.: *Gesundheit und Spiritualität.* Oldenburg: BIS-Verlag; 2000.

Bharati, A.: *Die Tantra-Tradition.* Freiburg: Aurum-Verlag; 1977.

Bieri, P.: *Zeit und Zeiterfahrung.* Frankfurt/M.: Suhrkamp; 1986.

Bieri, P.: *Das Handwerk der Freiheit. Über die Entwicklung des eigenen Willens.* München: Carl Hanser; 2001.

Binswanger, L.: *Grundformen und Erkenntnis menschlichen Daseins.* Zürich: Niehans; 1953.

Blankenburg, W.: *Der Verlust der natürlichen Selbstverständlichkeit.* Stuttgart: Enke; 1971.

Boden, M. & Rolke, D.: *Krisen bewältigen, Stabilität erhalten, Veränderung ermöglichen.* Bonn: Psychiatrie-Verlag; 2008.

Böhme, G.: *Atmosphäre.* Frankfurt/M.: Suhrkamp; 1995.

Böhme, G.: *Anmutungen. Über das Atmosphärische.* Ostfildern: Ed. Tertium; 1998.

Böhme, G.: Atmosphären in zwischenmenschlicher Kommunikation. In: Debus, S. & Posner, R. (Hg.): *Atmosphären im Alltag.* Bonn: Psychiatrie-Verlag; 2007.

Bohus, M. & Huppertz, M.: Wirkmechanismen achtsamkeitsbasierter Psychotherapie. In: *Zeitschrift für Psychiatrie, Psychologie und Psychotherapie;* 4/2006.

Bohus, M. & Wolf, M.: *Interaktives Therapieprogramm für Borderline-Patienten.* Stuttgart, New York: Schattauer (im Druck).

Bollnow, O.F.: *Das Wesen der Stimmungen.* Frankfurt/M.: Klostermann; 1995 (1956).

Bolz, N.: *Das Wissen der Religion.* München: Wilhelm Fink; 2008.

Brandom, R.: *Expressive Vernunft.* Frankfurt/M.: Suhrkamp; 2000.

Brandom, R.: *Begründen und Begreifen.* Frankfurt/M.: Suhrkamp; 2001.

Brokuslaus, I.: Körpertherapie bei Patientinnen mit einer Borderlinestörung. In: *Praxis Klinische Verhaltensmedizin und Rehabilitation;* 59/2002.

Bronkhorst, J.: *The two traditions of meditation in ancient India.* Stuttgart: Steiner; Wiesbaden; 1986.

Bronkhorst, J.: Die buddhistische Lehre. In: H. Bechert (Hg.): *Die Religionen der Menschheit Bd. 24: Der Buddhismus I. Der indische Buddhismus und seine Verzweigungen.* Stuttgart: Kohlhammer; 2000.

Brooks, C.: *Erleben durch die Sinne.* Paderborn: Junfermann; 1997 (1974).

v. Brück, M.: Spirituell leben in einer auf kurzfristige Effizienz ausgerichteten Welt. In: Hüther G. et al. (Hg.): *Damit das Leben Sinn bekommt. Spiritualität, Vernunft und Selbsterkenntnis.* Freiburg: Herder; 2008.

Bsteh, A. (Hg.): *Der Hinduismus als Anfrage an christliche Theologie und Philosophie.* Mödling: St. Gabriel; 1997.

Buber, M.: *Ich und Du.* Heidelberg: Lambert Schneider; 1974 (1923).

Buber, M.: *Urdistanz und Beziehung.* Heidelberg: Lambert Schneider; 1978.

Bucher, A.: *Psychologie der Spiritualität.* Weinheim, Basel: Beltz; 2007.

Buchheld, N. & Walach, H.: Achtsamkeit in Vipassana-Meditation und Psychotherapie. In: Belschner, W. u.a. (Hg.): *Perspektiven transpersonaler Forschung.* Oldenburg: BIS-Verlag; 2001.

Buchner, H. (Hg.): *Japan und Heidegger.* Sigmaringen: Jan Thorbecke; 1989.

Bundschuh-Müller, K.: Es ist was es ist sagt die Liebe ... Achtsamkeit und Akzeptanz in der Personenzentrierten und Experientiellen Psychotherapie. In: Heidenreich, T. & Michalak J. (Hg.): *Achtsamkeit und Akzeptanz in der Psychotherapie.* Tübingen: Dgvt; 2004.

Cambell, J.: *Göttinnen, Dakinis und ganz normale Frauen. Weibliche Identität im tibetischen Tantra.* Berlin: Theseus; 1996.

Carlson, L., Labelle, L., Garland, S., Hutchins, M. & Birnie, K.: Mindfulness-Based Interventions in Oncology. In: Didonna F. (Ed.): *Clinical Handbook of Mindfulness.* New York: Springer; 2009.

Carson, J., Carson, K., Gil, K. & Baucom, D.: Mindfulness-Based Relationship Enhancement (MBRE) In Couples. In: Baer, R.A. (Ed.): *Mindfulness-Based Treatment Approaches.* Burlington: Elsevier; 2006.

Cherniak, C.: *Minimal Rationality.* Cambridge, MA: MIT Press; 1990.

Clark, A.: *Being There. Putting Brain, Body and World Together Again.* Cambridge, MA: MIT Press; 1997.

Clark, A.: Language, embodiment and the cognitive niche. In: *Trends in Cognitive Science,* Vol. 10, Issue 8, 2006, S. 370-374.

Clément, C. & Kakar, S.: *Der Heilige und die Verrückte. Religiöse Erfahrung und psychische Grenzerfahrung.* München: C.H. Beck; 1993.

Csikszentmihalyi, M.: *Das Flow-Erlebnis.* Stuttgart: Klett-Cotta; 1985.

Davidson, D.: Handlungen, Gründe und Ursachen. In: Davidson, D.: *Handlung und Ereignis.* Frankfurt/M.: Suhrkamp; 1990.

Debus, S. & Posner, R. (Hg.): *Atmosphären im Alltag.* Bonn: Psychiatrie-Verlag; 2007.

De Sousa, R.: *Die Rationalität des Gefühls.* Frankfurt/M.: Suhrkamp; 1997.

Deshimaru-Roshi, T.: *Zen in den Kampfkünsten Japans.* München: Knaur; o. J. (1978).

Dewey, J.: *Die Suche nach Gewissheit.* Frankfurt/M.: Suhrkamp; 1998 (1929).

Didonna, F. (Ed.): *Clinical Handbook of Mindfulness.* New York: Springer; 2009.

Dörner, D.: *Die Logik des Misslingens.* Reinbek: Rowohlt; 1989.

Dörner, D.: *Lohhausen. Vom Umgang mit Unbestimmtheit und Komplexität.* Bern: Huber; 1994.

Dogen Zenji's: *Shobogenzo,* Bd. I u II, Zürich: Theseus; 1983 (orig. 13. Jh.).

Dornes, M.: *Die emotionale Welt des Kindes.* Frankfurt/M.: Fischer; 2000.

Dreyfus, H.L.: *Die Grenzen künstlicher Intelligenz.* Königstein: Athenäum; 1985 (1972).

Ebertz, M.: „Spiritualität" im Christentum und darüber hinaus. Soziologische Vermutungen zur Hochkunjunktur eines Begriffs. In: *Zeitschrift für Religionswissenschaft;* 13/2005.

Epstein, M.: *Gedanken ohne den Denker. Das Wechselspiel von Buddhismus und Psychoanalyse.* Frankfurt: Fischer; 1998.

Evangelische Kirche in Deutschland (Hg.): *Stuttgarter Erklärungsbibel.* Deutsche Bibelgesellschaft; 1992.

Ferrer, J.: Verleiblichte Spiritualität – Embodied Spirituality. In: Belschner, W. u. a. (Hg.): *Achtsamkeit als Lebensform.* Hamburg: LIT-Verlag; 2007.

Fischer, J.: Vier Ebenen der Narrativität. Die Bedeutung der Erzählung in theologisch-ethischer Perspektive. In: Joisten, K. (Hg.): *Narrative Ethik.* Berlin: Akademie-Verlag; 2007.

Foucault, M.: *Der Gebrauch der Lüste. Sexualität und Wahrheit 2.* Frankfurt/M.: Suhrkamp; 1986.

Fritz-Schubert, E.: *Schulfach Glück. Wie ein neues Fach die Schule verändert.* Freiburg: Herder; 2008.

Fromm, E.: *Die Furcht vor der Freiheit.* Frankfurt/M.: Europäische Verlagsanstalt; 1972 (1947).

Fuchs, T.: *Leib, Raum, Person. Entwurf einer phänomenologischen Anthropologie.* Stuttgart: Klett-Cotta; 2000.

Gadamer, H.G.: *Wahrheit und Methode.* Tübingen: J. C. B. Mohr; 1975.

Galuska, D. & Galuska, F.: Krisen auf dem religiösen und spirituellen Weg. In: Seitlinger, M. (Hg.): *Was heilt uns? Zwischen Spiritualität und Therapie.* Freiburg: Herder; 2006.

Gamm, G.: *Flucht aus der Kategorie.* Frankfurt/M.: Suhrkamp; 1994.

Gardner-Nix, J.: Mindfulness-Based stress Reduction for Chronic Pain Management. In: Didonna, F. (Ed.): *Clinical Handbook of Mindfulness.* New York: Springer; 2009.

Gay, P.: *Die zarte Leidenschaft. Liebe im bürgerlichen Zeitalter.* München: C.H. Beck; 1998.

Gebhardt, W. et al.: Die Selbstermächtigung des religiösen Subjekts. Der „spirituelle Wanderer" als Idealtypus spätmoderner Religiosität. In: *Zeitschrift für Religionswissenschaft;* 13/2005.

Germer, C.K. et al.: *Mindfulness and Psychotherapy.* New York: Guilford Press; 2005.

Germer, C.K. Mindfulness: What Is It? What Does It Matter? In: Germer, C.K., Siegel, R.D. & Fulton, P.R. (Ed.): *Mindfulness and Psychotherapy.* New York: Guilford Press; 2005.

Goldner, C.: *Dalai Lama – Fall eines Gottkönigs.* Aschaffenburg: Alibri-Verlag; 1999.

Goldner, C.: *Die Psycho-Szene.* Aschaffenburg: Alibri-Verlag; 2000.

Goleman, D.: Vorwort. In: Trungpa, C.: *Achtsamkeit, Meditation und Psychotherapie. Einführung in die buddhistische Psychologie.* Freiamt: Arbor; 2007.

Goleman, D.: The Brain's Melody. In: Goleman, D. (Ed.): *Measuring the Immeasurable. The Scientific Case for Spirituality.* Boulder: Sounds True; 2008.

Goodman, T.: Working with Children: Beginner's Mind. In: Germer, C.K., Siegel, R.D. & Fulton, P.R. (Ed.): *Mindfulness and Psychotherapy.* New York, London: Guilford Press; 2005.

Grepmair, L. & Nickel, M.: *Achtsamkeit des Therapeuten.* Wien, New York: Springer; 2007.

Grossman, P.: Das Üben von Achtsamkeit: Eine einzigartige klinische Intervention für die Verhaltenswissenschaften. In: Heidenreich, T. & Michalak, J. (Hg.): *Achtsamkeit und Akzeptanz in der Psychotherapie.* Tübingen: Dgvt; 2004.

Großheim, M.: Der Situationsbegriff und seine Anwendung in der Psychiatrie. In: Schmoll, D., Kuhlmann, A. (Hg.): *Symptom und Phänomen.* Freiburg, München: Karl Alber; 2005, S. 114-149.

Gustafson, L.: Die Flüchtigen entdecken, dass sie nichts wussten. In: *Erzählungen von glücklichen Menschen.* München, Wien: Carl Hanser; 1983.

Gundert, W. (Hg.): *Bi-Yän-Lu. Meister Yüan-wu's Niederschrift von der Smaragdenen Felswand.* Frankfurt/M.: Ullstein; 1983.

Gunia, H. & Huppertz, M.: Das Darmstädter Modell. In: *Psychotherapie im Dialog;* 4/2007.

Gunia, H.: Wie verändern sich die DBT-Therapeuten durch die dialektisch-behaviorale Therapie (DBT)? In: *Verhaltenstherapie & Verhaltensmedizin;* 2/2009 (im Druck).

Habermas, J.: *Theorie des kommunikativen Handelns.* Frankfurt/M.: Suhrkamp; 1981.

Habermas, J.: *Die Einheit der Vernunft und die Vielheit ihrer Stimmen. In: ders.: Nachmetaphysisches Denken.* Frankfurt/M.: Suhrkamp; 1988.

Habermas, J.: *Glauben und Wissen.* Frankfurt/M.: Suhrkamp; 2001.

Hauser, J.: *Vom Sinn des Leidens.* Berlin: Königshausen & Neumann; 2004.

Hauskeller, M.: *Atmosphären erleben.* Berlin: Akademie-Verlag; 1995.

Hayes, S.C. et al.: *Akzeptanz und Commitment Therapie.* München: CIP-Medien; 2004.

Hegel, G.: *Phänomenologie des Geistes.* Frankfurt/M.: Suhrkamp; 1973 (1807).

Heidegger, M.: *Sein und Zeit.* Tübingen: Max Niemeyer; 1979 (1927).

Heidegger, M.: *Der Ursprung des Kunstwerks.* Stuttgart: Reclam; 1960 (1936).

Heidenreich, T. & Michalak, J. (Hg.): *Achtsamkeit und Akzeptanz in der Psychotherapie.* Tübingen: Dgvt; 2004.

Heidenreich, T. et al.: Achtsamkeitsbasierte Therapieansätze: Stand der empirischen Forschung. In: Anderssen-Reuster, U. (Hg.): *Achtsamkeit in Psychotherapie und Psychosomatik.* Stuttgart: Schattauer; 2007.

Heestermann, J.C.: Die Interiorisierung des Opfers und der Aufstieg des Selbst (atman). In: Bsteh, A. (Hg.): *Der Hinduismus als Anfrage an christliche Theologie und Philosophie.* Mödling: St. Gabriel; 1997.

Hennigs, U.: *Paratrisika. Die höchste Gottheit der Drei. Spiritualität und transzendente Bewusstseinszustände am Beispiel eines Tantras.* Norderstedt: Books on Demand GmbH; 2005.

Herrigel, E.: *Zen in der Kunst des Bogenschießens.* Bern: O.W. Barth; 2002 (1951).

Hesslinger, B., Philipsen, A. & Richter, H.: *Psychotherapie der ADHS im Erwachsenenalter: Ein Arbeitsbuch.* Göttingen: Hogrefe; 2004.

Horn, K.P.: *Die Erleuchtungsfalle. Vom Sinn und Unsinn spiritueller Suche.* Niedertaufkirchen: Connection Medien GmbH; 1997.

Horn, K.: Problematische Facetten von Spiritualität. Erleuchtungsfalle und spiritueller Materialismus. In: Belschner, W. & Gottwald, P.: *Gesundheit und Spiritualität*. Oldenburg: BIS-Verlag; 2000.

Huppertz, M.: *Schizophrene Krisen*. Bern: Huber; 2000a.

Huppertz, M.: Rilkes Szenario der Liebe. In: Brittnacher, H.R. u. a. (Hg.): *Poetik der Krise*. Berlin: Königshausen & Neumann; 2000b.

Huppertz, M.: Mystische Erfahrung und Trance. In: Amthor W., Brittnacher, H. & Hallacker, A. (Hg.): *Profane Mystik?* Berlin: Weidler; 2002; S. 23-50.

Huppertz, M.: Die Bedeutung des Zen-Buddhismus für die Dialektisch-Behaviorale Therapie. In: *PPmP*, Jahrgang 53, Heft 9/10, Sept./Okt.; 2003a.

Huppertz, M.: Die Kunst der Wahrnehmung in der Psychotherapie. In: Hauskeller, M. (Hg.): *Die Kunst der Wahrnehmung*. Zug, Schweiz: Prof. Dr. Alfred Schmid Stiftung; 2003b.

Huppertz, M.: Musik und Gefühl. In: *Musik & Ästhethik*; 26/2003c, S. 5-41.

Huppertz, M.: *Was ist dialektisch an der DBT?* (Vortrag, DBT-Netzwerktreffen Lübeck; 2003d).

Huppertz, M.: Schizophrenie und Wirklichkeitserfahrung. In: Dörner, K. & Bock, T.: *Anstöße. Zu einer anthropologischen Psychiatrie*. Bonn: Psychiatrie-Verlag; 2004.

Huppertz, M.: Wissen und Können in der Psychotherapie. In: Kühn R. & Witte, K.H. (Hg.): *Psycho-Logik. Jahrbuch für Psychotherapie, Philosophie und Kultur 1*. Freiburg: Karl Alber; 2006a, S. 176-195.

Huppertz, M.: Achtsamkeit in der DBT. In: *Zeitschrift für Psychiatrie, Psychologie und Psychotherapie*; 4/2006(b).

Huppertz, M.: Voraussetzungen, Probleme und Vorteile ambulanter DBT. In: Reicherzer, M. & Kräemer, S. (Hg.): *Psychotherapie für die Praxis: Borderline-Störung*. München: CIP-Medien; 2006c.

Huppertz, M.: Spirituelle Atmosphären. In: Debus, S. & Posner, R. (Hg.): *Atmosphären im Alltag*. Bonn: Psychiatrie-Verlag; 2007.

Huxley, A.: *Die ewige Philosophie. Texte aus drei Jahrtausenden*. München: Piper; 1987/1945.

Huxley, A.: *Himmel und Hölle*. München: Piper; 1957.

Inoue, Y.: *Das Jagdgewehr*. Frankfurt/M.: Suhrkamp; 1988.

Izutsu, T.: *Philosophie des Zen-Buddhismus*. Reinbek. Rowohlt; 1979.

Jaeggi, E. & Möller, H.: Die Energie muss fließen. In: *Psychologie Heute*, Januar; 2000.

Jäger, W.: *Wiederkehr der Mystik. Das Ewige im Jetzt erfahren*. Freiburg: Herder; 2004.

James, W.: *Die Vielfalt religiöser Erfahrungen*. Frankfurt/M., Leipzig: Insel; 1997 1901/2.

Joas, H.: *Braucht der Mensch Religion?* Freiburg: Herder; 2004.

Jellouschek, H.: Spiritualität als therapeutische Kraft in der Psychotherapie. In: Seitlinger, M. (Hg.): *Was heilt uns? Zwischen Spiritualität und Psychotherapie*. Freiburg: Herder; 2006.

Jullien, F.: *Über die Wirksamkeit*. Berlin: Merve; 1999.

Jullien, F.: *Über das Fade – eine Eloge*. Berlin: Merve; 1999.

Jullien, F.: *Der Weise hängt an keiner Idee: das Andere der Philosphie*. München: Fink; 2001.

Jung, M.: *Erfahrung und Religion. Grundzüge einer hermeneutisch-pragmatischen Religionsphilosophie*. Freiburg: Karl Alber; 1999.

Jung, M.: Qualitative Erfahrung in Alltag, Kunst und Religion. In: Mattenklott, G. (Hg.): *Ästhetische Erfahrung im Zeichen der Entgrenzung der Künste*. Hamburg: Felix Meiner; 2004.

Kabat-Zinn, J.: *Gesund durch Meditation (orig.: Full Catastrophe Living)*. Frankfurt/M.: O.W. Barth; 2001.

Kabat-Zinn, J.: Achtsamkeitsbasierte Interventionen im Kontext: Vergangenheit, Gegenwart und Zukunft. In: Heidenreich, T. & Michalak, J.: *Achtsamkeit und Akzeptanz in der Psychotherapie*. Tübingen: Dgvt; 2004.

Kabat-Zinn, M. & Kabat-Zinn, J.: *Mit Kindern wachsen: Die Praxis der Achtsamkeit in der Familie*. Freiamt: Arbor; 2006.

Kakar, S.: *Freud lesen in Goa*. München: C.H. Beck; 2008.

Kapleau, P.: *Die drei Pfeiler des Zen. Lehre – Übung – Erleuchtung*. Bern, München: O.W. Barth; 1994.

Katz, S. (Hg.): *Mysticism and philosophical analysis*. New York: Oxford University Press; 1978.

Kazantzakis, N.: *Alexis Sorbas*. Reinbek: Rowohlt; 1966 (1947).

Kettner, M.: Habermas über die Einheit der praktischen Vernunft. Eine Kritik. In: Wüstehube, A. (Hg.): *Pragmatische Rationalitätstheorien*. Würzburg: Könighausen und Neumann; 1995.

Kettner, M.: Gute Gründe, Thesen zur diskursiven Vernunft. In: Apel, K.O. & Kettner, M. (Hg.): *Die eine Vernunft und die vielen Rationalitäten*. Frankfurt/M.: Suhrkamp;1996.

Kimura, B.: Phänomenologie des Zwischen – zum Problem der Grundstörung der Schizophrenie. In: *Z. f. Klein. Psych. Psychother. 28* (1980), Heft 1.

Kimura, B.: *Zwischen Mensch und Mensch.* Darmstadt: Wissenschaftliche Buchgesellschaft; 1995.

Knoblauch, H.: Einleitung: Soziologie der Spiritualität. In: *Zeitschrift für Religionswissenschaft;* 13/2005, S. 123-132.

Knoblauch, S.: *The musical edge of therapeutic dialogue.* Hillsdale, New York, London: MIT press; 1995.

Koepf, U.: Stichwort „Spiritualität" (I und II). In: Betz, H.D. (Hg.): *Religion in Geschichte und Gegenwart,* 4. Aufl., Bd. 7; 2004, S. 1589-1593.

Koestler, A.: *Der göttliche Funke.* Bern: Scherz-Verlag; 1996.

Kocovski, N.L., Segal, Z.V. & Battista, S.R.: Mindfulness and Psychopathology: Problem Formulation. In: Didonna, F. (Ed.): *Clinical Handbook of Mindfulness.* New York: Springer; 2009.

Kopperschmidt, J.: *Argumentationstheorie.* Hamburg: Junius; 2000.

Kornfield, J.: *Das Tor des Erwachens.* Berlin: Ullstein; 2004.

Kornfield, J.: *Das weise Herz. Die universellen Prinzipien der buddhistischen Psychologie.* München: Goldmann; 2008.

Landmann, S.: *Der jüdische Witz. Soziologie und Sammlung.* Olten: Walter; 1988.

Langer, E.J.: *Mindfulness.* Cambridge MA: Da Capo Press; 1989.

Latour, B.: *Das Parlament der Dinge.* Frankfurt/M.: Suhrkamp; 2001.

Lazar, S.W.: Mindfulness Research. In: Germer, C.K., Siegel, R.D. & Fulton, P.R. (Ed.): *Mindfulness and Psychotherapy.* New York, London: Guilford Press; 2005.

Lenk, H. & Spinner, H.F.: Rationalitätstypen, Rationalitätskonzepte und Rationalitätstheorien im Überblick. Zur Rationalismuskritik und Neufassung der „Vernunft heute". In: Stachowiak, H. (Hg.): *Pragmatik Bd. 3.* Hamburg: Meiner; 1989.

Levinas, E.: *Die Spur des Anderen.* Freiburg, München: Alber; 1992.

Levine, R.: *Eine Landkarte der Zeit. Wie Kulturen mit Zeit umgehen.* München: Piper; 1999.

Linehan, M.: *Dialektisch-Behaviorale Therapie der Borderline-Persönlichkeitsstörung (Handbuch und Manual).* München: CIP-Medien; 1996.

Long, B.: *Sexuelle Liebe auf göttliche Weise.* Saarbrücken: MB-Verlag; 2001.

Luckmann, T.: *Die unsichtbare Religion.* Frankfurt/M.: Suhrkamp; 1991.

Luhmann, N.: *Vertrauen. Ein Mechanismus der Reduktion sozialer Komplexität.* Stuttgart: Enke; 1973.

Luhmann, N.: *Liebe als Passion. Zur Codierung der Intimität.* Frankfurt/M.: Suhrkamp; 1996.

Maharshi, R. & Godman, D.: *Sei, was Du bist! Ramana Maharshis Unterweisungen über das Wesen der Wirklichkeit und den Pfad der Selbstergründung.* Bern: O.W. Barth; 1990.

Margreiter, R.: *Erfahrung und Mystik – Grenzen der Symbolisierung.* Berlin: Akademie-Verlag; 1998.

Marquard, O.: Abschied vom Pinzipiellen. In: Marquard, O.: *Abschied vom Prinzipiellen.* Stuttgart: Reclam; 1981b.

Marquard, O.: Ende des Schicksals? Einige Bemerkungen über die Unvermeidlichkeit des Unverfügbaren. In: Marquard, O.: *Abschied vom Prinzipiellen.* Stuttgart: Reclam; 1981b.

Martin, A.: *Sehnsucht – der Anfang von allem. Dimensionen zeitgenössischer Spiritualität.* Ostfildern: Schwabenverlag; 2005.

Maslow, A.: *Psychologie des Seins. Ein Entwurf.* Frankfurt/M.: Fischer; 1985.

McBee, L.: Mindfulness – Based Elder Care: Communicating Mindfulness to Frail Elders and Their Caregivers. In: Didonna, F. (Ed.): *Clinical Handbook of Mindfulness.* New York: Springer; 2009.

McDowell, J.: *Geist und Welt.* Frankfurt/M.: Suhrkamp; 2001.

McEwan, I.: *Abbitte.* Zürich: Diogenes; 2002.

McEwan, I.: *Schwarze Hunde.* Zürich: Diogenes; 1992.

McKay, M., Wood, J.C. & Brantley J.: *Starke Emotionen meistern. Dialektische Verhaltenstherapie in der Praxis.* Paderborn: Junfermann Verlag; 2008.

Mead, G.H.: *Geist, Identität und Gesellschaft.* Frankfurt/M.: Suhrkamp; 1973 (1934).

Merleau-Ponty, M.: *Die Struktur des Verhaltens.* Berlin: De Gruyter; 1976 (1942).

Merleau-Ponty, M.: *Phänomenologie der Wahrnehmung.* Berlin: De Gruyter; 1966 (1945).

Merzel, D.G.: *Big Mind. Großer Geist – Großes Herz.* Bielefeld: Aurum-Verlag; 2008.

Metzger, W.: *Gestalt-Psychologie. Ausg. Werke aus den Jahren 1950-1982.* Frankfurt/M.: W. Kramer; 1999.

Michalak, J., Heidenreich T. & Bohus, M.: Achtsamkeit und Akzeptanz in der Psychotherapie: Gegenwärtiger Forschungsstand und Forschungsentwicklung. In: *Z. Psychiatr. Psychol. Psychother.;* 4/2006, S. 241-254.

Minkowski, E.: *Die gelebte Zeit.* Salzburg: Müller; 1971/1972 (1933).

Mitchell, S.: *Relational concepts in psychoanalysis.* Cambridge, MA, London: Harvard University Press, 1988.

Mosch, C., Lörcher, B. & Kappmeyer, G.: Achtsamkeit und Erziehung – Living Values. In: Belschner, W. u. a. (Hg.): *Achtsamkeit als Lebensform.* Hamburg: LIT-Verlag; 2007.

Müller-Schneider, T.: Subjektivität und innengerichtete Modernisierung. Erlebniskultur in der Metamorphose. In: Hillebrandt, F., Kneer, G. & Kraemer, K. (Hg.): *Verlust der Sicherheit?* Opladen, Wiesbaden: Westdeutscher Verlag; 1998.

Nabokov, V.: Götter. In: Zimmer, D.E. (Hg.): *Gesammelte Werke Bd. XIII.* Reinbek: Rowohlt; 1989 (1923).

Nagel, T.: Wie es ist eine Fledermaus zu sein. In: Bieri, P. (Hg.): *Analytische Philosophie des Geistes.* Königstein: Athenäum, Hain, Hanstein; 1981.

Narita, S.: *Kôrindô-Aikidô.* Norderstedt: Book on Demand; 2007.

Neuweg, G.H.: *Könnerschaft und implizites Wissen.* Münster: Waxmann; 1999.

Nietzsche, F.: Die fröhliche Wissenschaft. In: Colli, G. & Montinari, M. (Hg.): *Kritische Studienausgabe, Bd. 3.* München: dtv; 1999.

Nussbaum, M.: *Upheavals of Thought. The Intelligence of Emotions.* Cambridge: Cambridge University Press; 2001.

Nussbaum, M.: *Konstruktion der Liebe, des Begehrens und der Fürsorge.* Stuttgart: Reclam; 2002.

Obert, M.: Horizont und Zeitlichkeit in der Heremneutik des chinesischen Huayan-Buddhismus. In: Elm, R. (Hg.): *Horizonte des Horizontbegriffs.* Sankt Augustin: Academia-Verlag; 2004.

Odier, D.: *Tantra. Eintauchen in die absolute Liebe. Eine Initiation im Himalaya.* Bergisch-Gladbach: Lübbe; 1997.

Odier, D.: *Begierde, Leidenschaft & Spiritualität. Der tantrische Weg des Erwachens.* Köln: Innenwelt-Verlag; 2002.

Ohashi R.: *Die Philosophie der Kyoto-Schule. Texte und Einführung.* Freiburg, München: Alber; 1990.

Oldenburg, H.: *Buddha.* Stuttgart: Klett-Cotta; 1959 (1881).

Olvedi, U.: *Einführung in die Buddhistische Psychologie (DVD).* München: Video-commerz; 2006.

Osho: *Autobiographie eines Provokateurs.* München: Econ; 2001.

Otto, R.: *Das Heilige.* München: C.H. Beck; 1979 (1917).

Pessoa, F.: *Alberto Caeiro. Poesia – Poesie.* Frankfurt/M.: Fischer; 2004 (1913-1915).

Pessoa, F.: *Das Buch der Unruhe.* Frankfurt/M.: Fischer; 2006 (1914-1935).

Piron, H.: *Meditation und ihre Bedeutung für die seelische Gesundheit.* Oldenburg: BIS-Verlag; 2003.

Podvoll, E.M.: *Verlockung des Wahnsinns. Therapeutische Wege aus entrückten Welten.* München: Irisiana; 1994.

Pothast, U.: *Lebendige Vernünftigkeit.* Frankfurt/M.: Suhrkamp; 1998.

Rathus, J., Cavuoto, N. & Passarelli, V.: Dialectic Behavior Therapy (DBT): A Mindfulness – Based Treatment For Intimate Partner Violence. In: Baer, R.A. (Ed.): *Mindfulness – Based Treatment Approaches.* Burlington, San Diego, London: Elsevier; 2006.

Reddemann, L.: Wozu Achtsamkeit in der Psychotherapie? In: Belschner, W. u. a. (Hg.): *Achtsamkeit als Lebensform.* Hamburg: LIT-Verlag; 2007.

Rescher, N.: *Rationalität. Eine philosophische Untersuchung über das Wesen und die Begründung der Vernunft.* Würzburg: Königshausen & Neumann; 1993.

Richardson, D.: *Zeit für Liebe. Sex, Intimität und Ekstase in Beziehungen.* Köln: Innenwelt-Verlag; 2002.

Riesebrodt, M.: *Cultus und Heilsversprechen.* München: C.H. Beck; 2007.

Rieff, P.: *The Triumph of the Therapeutic. Uses of Faith after Freud.* New York: Harper; 1968.

Rilke, R.M.: Siebente Duineser Elegie. In: Zinn, E. (Hg.): *Sämtliche Werke Bd. I.* Frankfurt/M.: Insel; 1987.

Roberts, R.C.: *The Emotional Structure and Dynamics of Generosity and Gratitude. Vortrag auf der Tagung: Emotionen. Ihre Bedeutung in Ethik, Religion und Therapie.* Zürich, 14./15.3.2008.

Roder, V., Brenner, H.D. & Kienzle, N.: *IPT: Integriertes Psychologisches Therapieprogramm für schizophrene Patienten.* Weinheim: Beltz; 2002.

Rorty, R.: *Kontingenz, Ironie und Solidarität.* Frankfurt/M.: Suhrkamp; 1991.

Rorty, R.: Antiklerikalismus und Atheismus. In: Rorty, R. & Vattimo, G.: *Die Zukunft der Religion.* Frankfurt/M.: Suhrkamp; 2006.

Rosa, H.: *Beschleunigung. Die Veränderungen der Zeitstruktur in der Moderne.* Frankfurt/M.: Suhrkamp; 2005.

Roßler, G.: Kleine Galerie neuer Dingbegriffe. In: Kneer, G., Schroer, M. & Schüttpelz, E. (Hg.): *Bruno Latours Kollektive.* Frankfurt/M.: Suhrkamp; 2008.

Ryle, G.: *Der Begriff des Geistes.* Ditzingen: Reclam; 1985 (1949).

Safranski, R.: *Wieviel Wahrheit braucht der Mensch? Über das Denkbare und das Lebbare.* Frankfurt/M.: Fischer; 1993.

Salzman, M.: *Lying Awake.* New York: Random House; 2000.

Schäfer, J.: *Katharina von Siena, Ökumenisches Heiligenlexikon,* 2008, www.heiligenlexikon.de.

Schaeffler, R.: Die Gegenwart des Zukünftigen. Oder: das anagogische Bedeutungsmoment der Erfahrung. In: Drewsen, M. & Fischer, M. (Hg.): *Die Gegenwart des Gegenwärtigen.* Freiburg, München: Karl Alber; 2006, S. 73-89.

Scharfetter, C.: *Der spirituelle Weg und seine Gefahren.* Stuttgart: Enke; 1997.

Schildknecht, C.: *Aspekte des Nichtpropositionalen.* Bonn: Bouvier; 1999.

Schildknecht, C.: Anschauungen ohne Begriffe? Zur Nichtbegrifflichkeitsthese von Erfahrung. In: *DZPhil,* 51; 2003.

Schleiermacher, F.: *Über die Religion.* Stuttgart: Reclam; 1977 (1799).

Schlette, M. & Jung, H. (Hg.): Einleitende Bemerkungen zu einer Anthropologie der Artikulation. In: Schlette M. & Jung, H. (Hg.): *Anthropologie der Artikulation.* Würzburg: Königshausen & Neumann; 2005.

Schlieter, J.: Überlegungen zu Äquivalenzen des erkenntnistheoretischen Horizontverständnisses in der indisch-buddhistischen Tradition. In: Elm, R. (Hg.): *Horizonte des Horizontbegriffs.* Sankt Augustin: Academia-Verlag; 2004.

Schlitz, M.M., Vieten, C. & Amorok, T.: Living deeply. In: Goleman, D. (Ed.): *Measuring the Immeasurable. The Scientific Case for Spirituality.* Boulder: Sounds True; 2008.

Schmid, G.: *Sehnsucht nach Spiritualität. Neue religiöse Zentren der Gegenwart.* Stuttgart: Kreuz-Verlag; 2000.

Schmitz, H.: *Leib und Gefühl.* Paderborn: Junfermann; 1992.

Schmitz, H.: *System der Philosophie III, 1, Der leibliche Raum.* Bonn: Bouvier; 1977.

Schmitz, H.: *System der Philosophie III, 2, Der Gefühlsraum.* Bonn: Bouvier; 1998 (1969).

Schmitz, H.: *System der Philosophie III, 4, Das Göttliche und der Raum.* Bonn: Bouvier; 2005.

Schnädelbach, H.: Über Rationalität und Begründung. In: Schnädelbach, H.: *Zur Rehabilitation des animal rationale.* Frankfurt/M.: Suhrkamp; 1992a.

Schnädelbach, H.: Rationalität und Normativität. In: Schnädelbach, H. *Zur Rehabilitation des animal rationale.* Frankfurt a. M.: Suhrkamp; 1992b.

Schnädelbach, H.: *Vernunft.* Stuttgart: Reclam; 2007.

Schönherr, C.: Beiträge der vedantischen Tradition zu einer „Psychologie des Bewusstseins". In: Reiter A. & Bucher, A. (Hg.): *Psychologie – Spiritualiät – interdisziplinär.* Eschborn: Dieter Klotz; 2008.

Schubart, W.: *Religion und Eros.* München: C.H. Beck; 2001 (1944).

Schumann, H.W.: *Buddhismus. Stifter Schulen und Systeme.* München: Diederichs; 2005.

Schütz, A.: *Der sinnhafte Aufbau der sozialen Welt.* Frankfurt/M.: Suhrkamp; 1974 (1932).

Schulze, G.: *Die Erlebnisgesellschaft.* Frankfurt/M., New York: Campus; 1992.

Searle, J.R.: Bewusstsein, Intentionalität und der Hintergrund. In: Searle, J.R.: *Die Wiederentdeckung des Geistes.* Frankfurt/M.: Suhrkamp; 1996.

Seel, M.: *Sich bestimmen lassen.* Frankfurt/M.: Suhrkamp; 2002.

Seel, M.: *Ästhetik des Erscheinens.* Frankfurt/M.: Suhrkamp; 2003.

Seel, M.: Kenntnis und Erkenntnis. Zur Bestimmtheit in Sprache, Welt und Wahrnehmung. In: Bertram, G.W. u. a. (Hg.): *Die Artikulation der Welt.* Frankfurt/M.: Humanities online; 2006.

Segal, Z., Williams, J. & Teasdale, J.: *Mindfulness-Based Cognitive Therapy for Depression.* New York: Guilford Press; 2002.

Seibt, J.: Kognitive Orientierung als epistemisches Abenteuer. In: Stegmaier, W. (Hg.): *Orientierung.* Frankfurt/M.: Suhrkamp; 2005.

Sellmer, S.: *Formen der Subjektivität. Studien zur indischen und griechischen Philosophie.* Freiburg, München: Karl Alber; 2005.

Sennett, R.: *Verfall und Ende des öffentlichen Lebens. Die Tyrannei der Intimität.* Frankfurt/M.: Fischer; 1986.

Siebert, H.J.: *Freude und Trauer bei Thomas von Aquin (Dissertation).* Universität Bonn: Philosophische Fakultät; 1973.

Siegel, D.: *Das achtsame Gehirn.* Freiamt: Arbor; 2007.

Simmel, G.: Die Religion. In: Simmel, G.: *Gesamtausgabe, Bd. 10.* Frankfurt/M.: Suhrkamp; 2000 (1912).

Solomon, R.: *Gefühle und der Sinn des Lebens.* Frankfurt/M.: Zweitausendundeins; 2000.

Solomon, R.: *Spirituality for the Skeptic.* Oxford, New York: Oxford University Press; 2002.

Sontag, S.: *Krankheit als Metapher.* Frankfurt/M.: Fischer; 1981.

Steinkellner, E.: Der Mensch im Buddhismus. In: Bsteh, A. (Hg.): *Der Buddhismus als Anfrage an christliche Theologie und Philosophie.* Mödling: St. Gabriel; 2000.

Stern, D.: *Die Lebenserfahrung des Säuglings.* Stuttgart: Klett-Cotta; 1994.

Stern, D.: *Der Gegenwartsmoment. Veränderungsprozesse in Psychoanalyse, Psychotherapie und Alltag.* Frankfurt/M.: Brandes & Apsel; 2005.

Stevens, J.O.: *Die Kunst der Wahrnehmung.* Gütersloh: Kaiser; 1996 (1971).

Störig, H.J.: *Kleine Weltgeschichte der Philosophie.* Frankfurt/M.: Fischer; 1992.

Strindberg, A.: *Ein Traumspiel. Drama.* Stuttgart: Reclam; 1957 (1902).

Stufkens, H.: *Der siebenfache Pfad des Franz von Assisi.* Bielefeld: Aurum-Verlag; 2002.

Styron, C.W.: Positive Psychology: Awakening to the Fullness of Life. In: Germer, C.K., Siegel, R.D. & Fulton, P.R. (Ed.): *Mindfulness and Psychotherapy.* New York, London: Guilford Press; 2005.

Surrey, J.L.: Relational Psychotherapy, Relational Mindfulness. In: Germer, C.K., Siegel, R.D. & Fulton, P.R. (Ed.): *Mindfulness and Psychotherapy.* New York, London: Guilford Press; 2005.

Suzuki, D.T.: *Zen und die Kultur Japans.* Reinbek: Rowohlt; 1958.

Suzuki, D.T.: *Die große Befreiung. Einführung in den Zen-Buddhismus.* Bern: Scherz-Verlag; 1976.

Szabo, E., Schröter, A.P. & Tenhövel, G.: *Verführung zur Ekstase. Gespräche über Liebe, Leid und Lust.* Freiburg: Hans Nietsch; 2000.

Ta Hui: *Swampland Flowers. Letters and Lectures of Zen Master Ta Hui.* New York: Grove Press; 1977.

Taylor, C.: *Quellen des Selbst. Die Entstehung der neuzeitlichen Identität.* Frankfurt/M.: Suhrkamp; 1994.

Taylor, C.: Bedeutungstheorien. In: Taylor, C.: *Negative Freiheit?* Frankfurt/M.: Suhrkamp; 1992.

Taylor, C.: *Die Formen des Religiösen in der Gegenwart.* Frankfurt/M.: Suhrkamp; 2002.

Thich Nhat Hanh: *Das Wunder der Achtsamkeit.* Zürich, München: Theseus; 1988.

Thich Nhat Hanh: *Schlüssel zum Zen.* Freiburg: Herder; 1997.

Timmerberg, H.: *In 80 Tagen um die Welt.* Berlin: Rowohlt; 2008.

Tolstoi, L.: *Krieg und Frieden.* München: Insel; 1996 (1869).

Tugendhat, E.: *Egozentrizität und Mystik.* München: C.H. Beck; 2003

Trungpa, C.: *Das Buch vom meditativen Leben.* Reinbek: Rowohlt; 1991.

Trungpa, C.: *Aktive Meditation. Lebenssituationen klar erkennen und geschickt damit umgehen (or.: Meditation in Action).* Aitrang: Windpferd Verlagsgesellschaft; 2006.

Trungpa, C.: *Achtsamkeit, Meditation und Psychotherapie. Einführung in die buddhistische Psychologie.* Freiamt: Arbor; 2007.

Ulenbrook, J.: *Haiku. Japanische Dreizeiler.* München: Heyne Verlag; 1979.

Utsch, M. (Hg.): *Religiöse Fragen in der Psychotherapie.* Stuttgart: Kohlhammer; 2005.

Van de Wetering, J.: *Der leere Spiegel. Erfahrungen in einem japanischen Zen-Kloster.* Reinbek: Rowohlt; 1981.

Varela, F., Thompson, E. & Rosch, E.: *Der mittlere Weg der Erkenntnis.* München: Goldmann; 1995.

Victoria, B.: *Zen, Nationalismus und Krieg. Eine unheimliche Allianz.* Berlin: Theseus; 1997.

Walach, H.: Spiritualität und Wissenschaft. In: Hüther, G., Roth, W. & v. Brück, M. (Hg.): *Damit das Leben Sinn bekommt. Spiritualität, Vernunft und Selbsterkenntnis.* Freiburg: Herder; 2008.

Waldenfels, B.: *Phänomenologie der Aufmerksamkeit.* Frankfurt/M.: Suhrkamp; 2004.

Weis, H.: *Exodus ins Ego. Therapie und Spiritualität im Selbstverwirklichungsmilieu.* Zürich: Benziger; 1998.

v. Weizsäcker, V.: *Der Gestaltkreis.* Stuttgart: Thieme; 1950 (1940).

Welsch, W.: *Vernunft. Die zeitgenössische Vernunftkritik und das Konzept der transversalen Vernunft.* Frankfurt/M.: Suhrkamp; 1996.

Welter-Enderlin R. & Hildenbrand, B. (Hg.): *Resilienz – Gedeihen trotz widriger Umstände.* Heidelberg: Carl Auer; 2006.

Welwood, J.: *Toward a psychology of awakening.* Boston, London: Shambala; 2002.

Werfel, F.: *Das Lied von Bernadette.* Frankfurt/M.: Fischer; 1962 (1941).

Wilber, K.: *Integrale Psychologie.* Freiamt: Arbor; 2001.

Wittgenstein, L.: *Über Gewissheit.* Frankfurt/M.: Suhrkamp; 1990 (1949-1951).